Colección Lippincott

Enfermería

un enfoque práctico y conciso

Enfermería cardiovascular

3.ª edición

Colección Lippincott

Enfermería

un enfoque práctico y conciso

Enfermería cardiovascular

3.ª edición

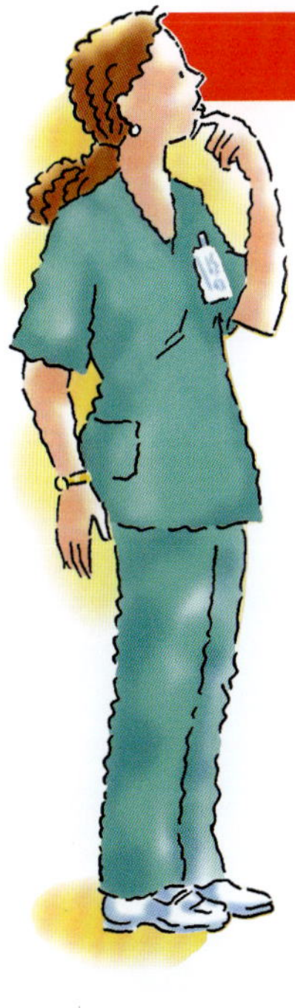

Editor clínico

Mary Ann Siciliano McLaughlin, Ed.D., RN

Assistant Professor and Program Director
Accelerated BSN Program (Philadelphia campus)
Gwynedd Mercy University
Gwynedd Valley, Pennsylvania

Wolters Kluwer

Philadelphia • Baltimore • New York • London
Buenos Aires • Hong Kong • Sydney • Tokyo

Wolters Kluwer

Av. Carrilet, 3, 9.ª planta, Edificio D - Ciutat de la Justícia
08902 L'Hospitalet de Llobregat
Barcelona (España)
Tel.: 93 344 47 18 Fax: 93 344 47 16 e-mail: lwwespanol@wolterskluwer.com

Revisión científica
María Guadalupe Paredes Balderas
Licenciada en Enfermería y Obstetricia, Enfermera Cardiológa, Maestra en Administración de Organizaciones de la Salud. Editora Ejecutiva de la *Revista Mexicana de Enfermería Cardiológica* 2014-2016 y 2018-2020. Miembro del Colegio Mexicano de Licenciados en Enfermería. Directora Técnica de la Escuela de Enfermería del Instituto Nacional de Cardiología.

Traducción
Néstor Zumaya Cárdenas
Médico cirujano por la Universidad Nacional Autónoma de México, México

Dirección editorial: Carlos Mendoza
Editora de desarrollo: Núria Llavina
Gerente de mercadotecnia: Juan Carlos García
Cuidado de la edición: Doctores de Palabras
Diseño de portada: Juan Esteban Mendoza
Impresión: C&C Offset Printing Co. Ltd / Impreso en China

ISBN de la edición en español: 978-84-17033-99-6
Depósito legal: M-12295-2018
Edición en español de la obra original en lengua inglesa *Cardiovascular Care Made Incredibly Visual,* 3.ª ed., editada por Mary Ann Siciliano McLaughlin, publicada por Wolters Kluwer

Two Commerce Square
2001 Market Street
Philadelphia, PA 19103
ISBN de la edición original: 978-14-96363-37-4

CCS0518

Dedicatoria

"Las personas que aman lo que hacen se desviven haciéndolo, incluso olvidan comer y asearse".

Marco Aurelio, Meditaciones

Quisiera dedicar este libro a mis tres hijos: Erica, Elena y JJ McLaughlin. Espero que amen lo que hagan cada día en su profesiones futuras. En verdad amo ser una enfermera y enseñar esta disciplina. Mi esperanza es que durante su vida encuentren una pasión similar a la que yo tengo por la enfermería.

Con todo mi amor,
Mamá

Colaboradores

Diane M. Allen, PhD, ANP, BC, CLS
Adult Nurse Practitioner
Womack Army Medical Center
Fort Bragg, North Carolina

Madelyn Danner, RN, MSN, CCRN, CEN
Associate Professor of Nursing
Harford Community College
Bel Air, Maryland

Angela Kelly, DNP, RN, APN, WHNP-BC, RNC-OB
Clinical Assistant Professor
Rutgers School of Nursing–Camden
Camden, New Jersey

Jaime Mendiola, RN, MSN, CCRN, ACNP
Professor of Nursing
Bakersfield College
Bakersfield, California

Shafeah Morrison, DNP, ARNP, APN-C, FNP-BC
Family Nurse Practitioner, Optum Health
Faculty, Simmons College of Nursing, Online; South University
Pembroke Pines, Florida

Lynn M. Simko, PhD, RN, CCRN
Clinical Associate Professor
School of Nursing
Duquesne University
Pittsburgh, Pennsylvania

Colaboradores de la edición anterior

Diane M. Allen, RN, MSN, ANP, BC, CLS

Ellen Cummings, MSN, RN, CNRN

Madelyn Danner, RN, MSN, CCRN, CEN

Sophia Dixon, BSN, MS, CVN

Nancy Emma, RN, MSN

Margaret J. Malone, RN, MN, CCRN

Jaime Mendiola, RN, MSN, CCRN, ACNP

Lynn M. Simko, PhD, RN, CCRN

Dawn Zwick, RN, MSN, CRNP

Contenido

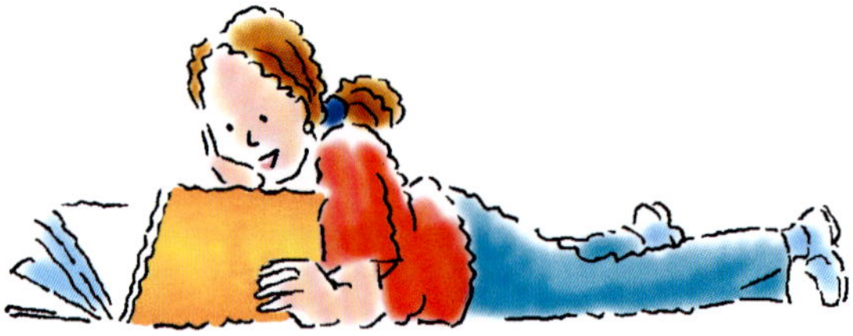

Capítulo 1

Anatomía y fisiología

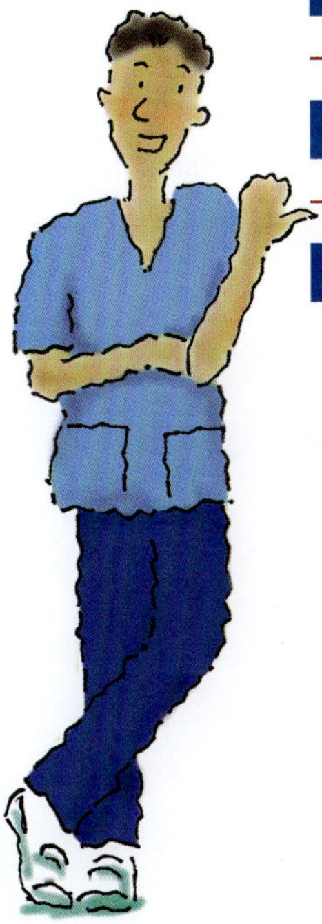

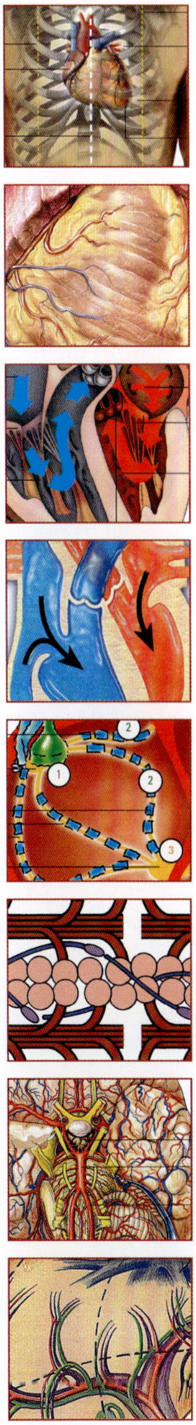

Localización del corazón

El corazón se encuentra entre los pulmones y debajo del esternón, dentro del mediastino, o caja torácica. El *mediastino* es la parte "media" de la cavidad torácica que contiene los tejidos y los órganos, y separa las dos cavidades pleurales. En la mayoría de las personas, dos terceras partes del corazón se extienden a la izquierda de la línea media del cuerpo, cerca de la línea medioclavicular izquierda. En el interior del cuerpo, el corazón se encuentra inclinado de tal forma que su parte más ancha, la *base*, se posiciona en la parte superior derecha, mientras que la parte más angosta, el *ápice*, está en la parte inferior izquierda. El ápice representa el punto de máximo impulso (PMI), donde los ruidos cardíacos son más audibles.

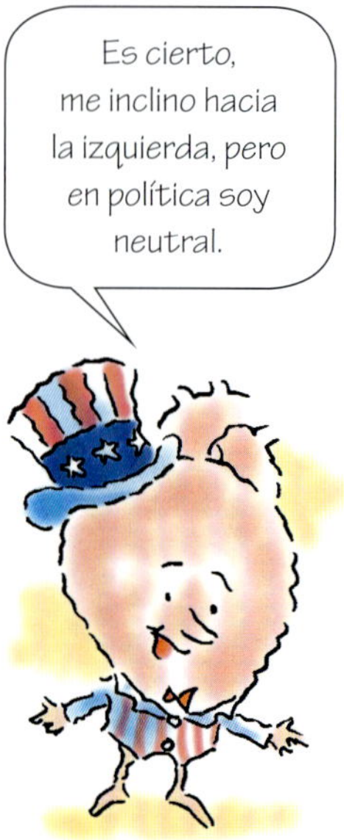
Es cierto, me inclino hacia la izquierda, pero en política soy neutral.

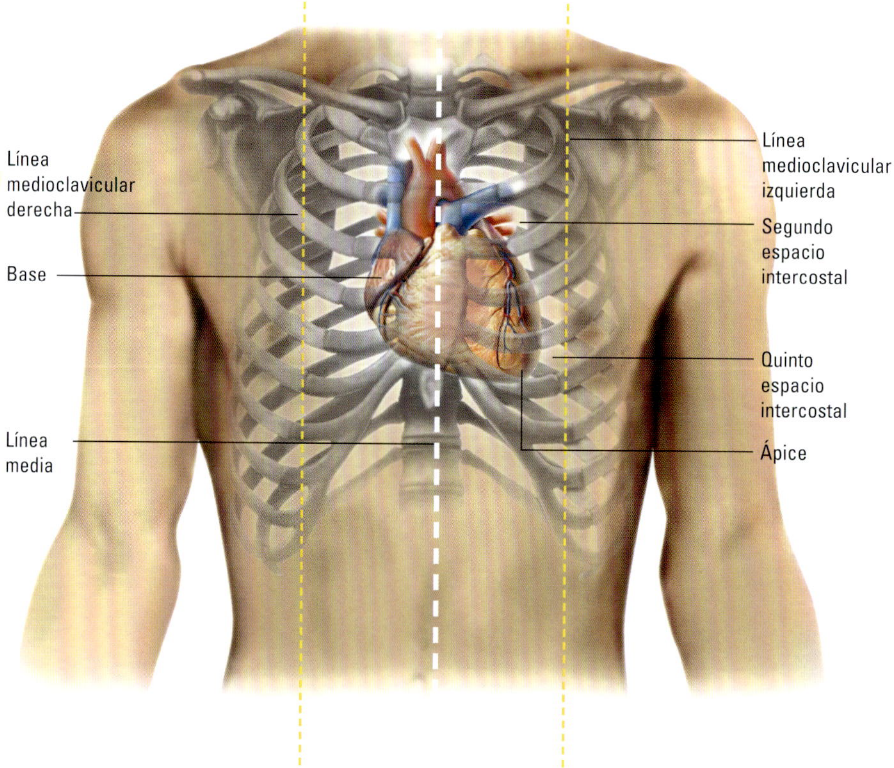

Estructuras cardíacas

Capas de la pared del corazón

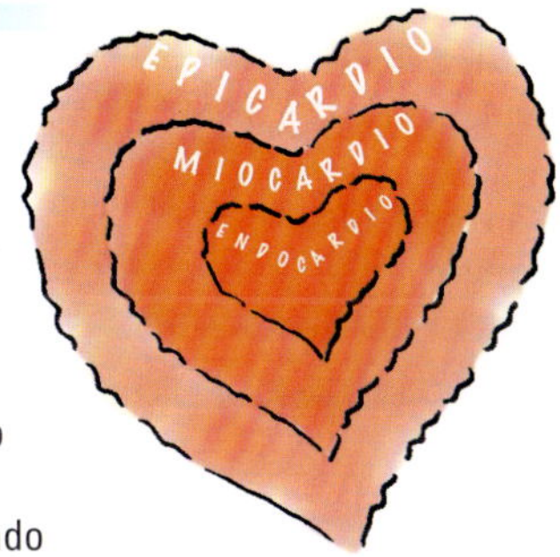

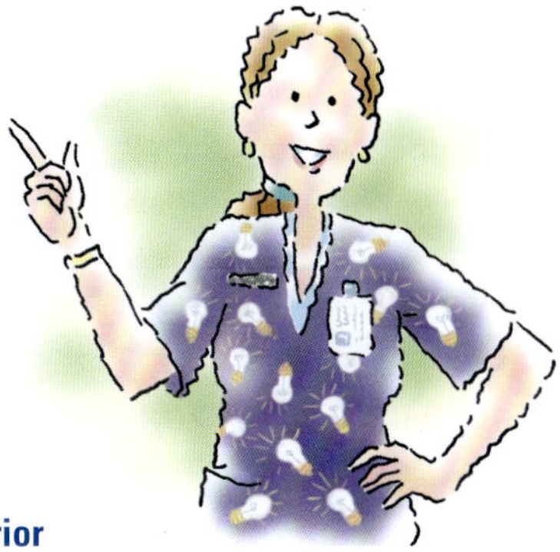

- El *epicardio*, la capa externa, está formado por células epiteliales planas sobre el tejido conjuntivo y funciona como capa protectora.
- El *miocardio*, la capa intermedia, se compone de fibras musculares estriadas y forma la mayor parte de la pared cardíaca. Esta capa de músculo hace que el corazón se contraiga.
- El *endocardio*, la capa interna, está conformado por tejido endotelial con vasos sanguíneos pequeños y fibras de músculo liso.

Vista anterior

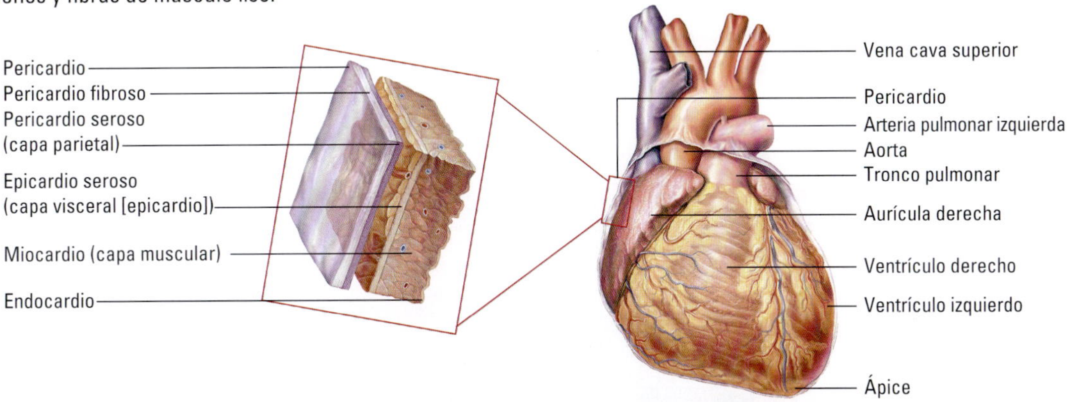

Una bolsa llamada *pericardio* envuelve al corazón y el origen de los grandes vasos. Consta de dos capas, a saber: pericardio fibroso (tejido fibroso blanco y resistente) y pericardio seroso (porción interna delgada y lisa). El pericardio seroso también tiene dos capas: la parietal (reviste el interior del pericardio fibroso) y la visceral (se adhiere a la superficie del corazón).

Entre el pericardio fibroso y el seroso se encuentra el espacio pericárdico. Este espacio contiene el líquido pericárdico, el cual lubrica las superficies del espacio y permite que el corazón se mueva con facilidad durante la contracción.

Vista posterior

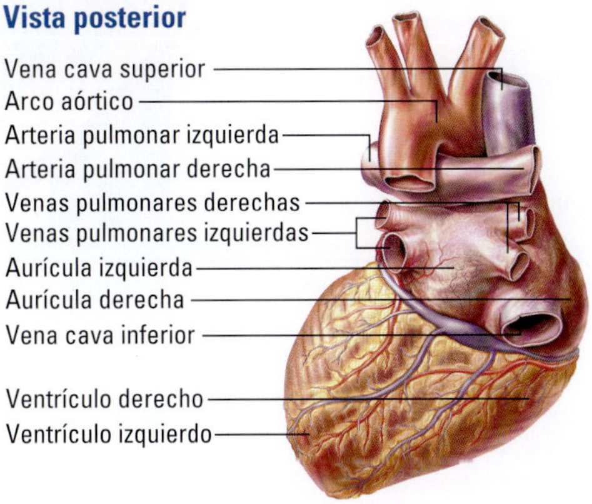

Cavidades del corazón

Dentro del corazón se encuentran cuatro cavidades (dos aurículas [o atrios] y dos ventrículos):

- Las aurículas derecha e izquierda sirven como almacén de la sangre que se envía a los ventrículos.
- El tabique interauricular divide las aurículas y ayuda a que se contraigan para enviar sangre hacia los ventrículos que se encuentran debajo.
- Los ventrículos funcionan como cavidades de bombeo del corazón.
- El tabique interventricular separa los ventrículos y también los ayuda a bombear la sangre.

¡Enciende la bomba!

El espesor de la pared de la cavidad depende de la cantidad de presión con la que trabaja:

- Debido a que las aurículas sólo deben bombear sangre hacia los ventrículos, sus paredes son relativamente delgadas.
- Las paredes del **ventrículo derecho** son más gruesas porque bombea sangre en contra de la resistencia de la circulación pulmonar.
- Las paredes del **ventrículo izquierdo** son las más gruesas de todas porque bombean sangre en contra de la resistencia de la circulación sistémica.

Dentro de un corazón normal

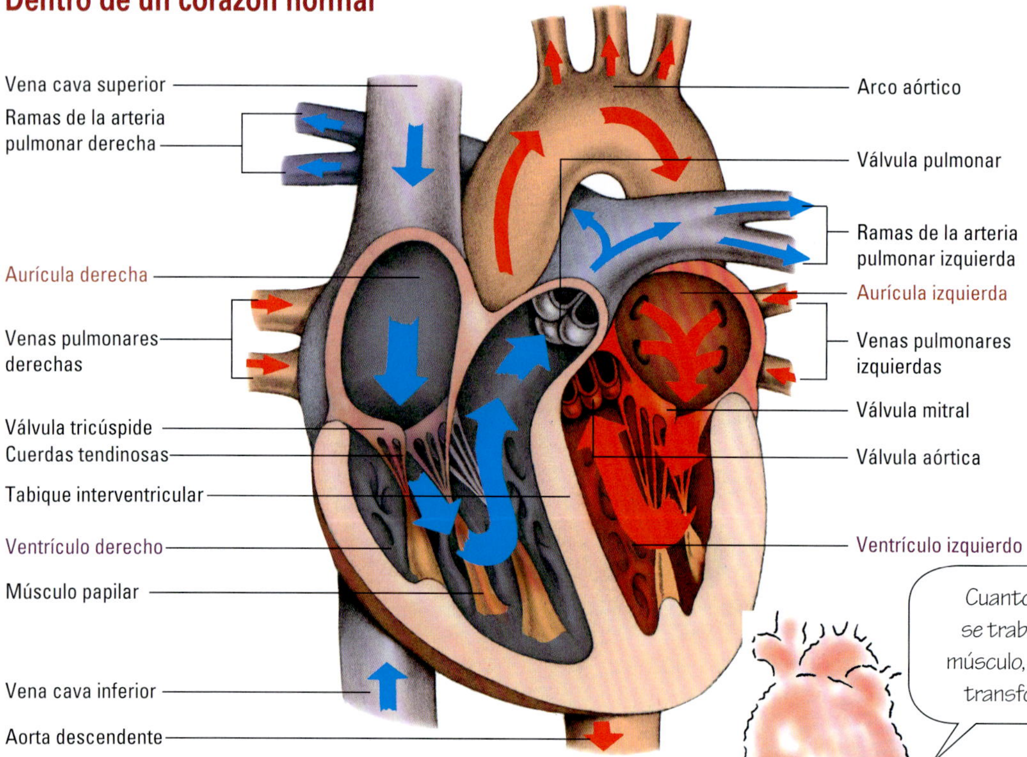

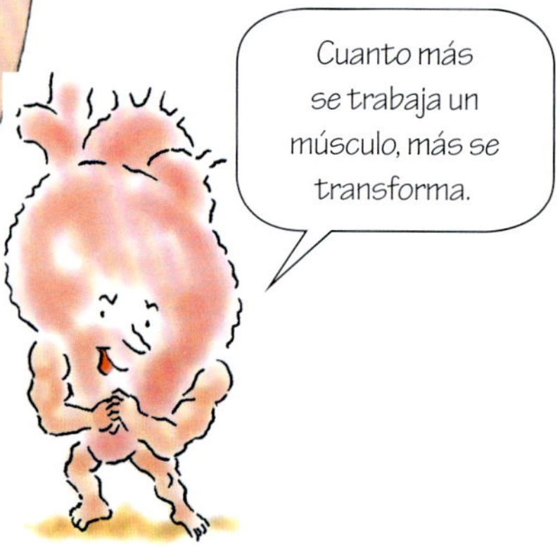

Válvulas cardíacas

El corazón contiene cuatro válvulas: dos válvulas auriculoventriculares (AV) (mitral y tricúspide) y dos válvulas semilunares (pulmonar y aórtica). Las válvulas son unidireccionales y permiten el flujo anterógrado de la sangre por el corazón, y previenen el flujo retrógrado. El flujo sanguíneo dentro del corazón debe ser en un solo sentido. Las válvulas se abren y cierran como respuesta a los gradientes de presión dentro de las cavidades. Una vez que el gradiente de presión aumenta, la válvula se abre para permitir el paso de la sangre en movimiento, y se cierra una vez que el gradiente de presión disminuye. La válvula tricúspide, o *válvula AV derecha*, previene el retroceso de sangre desde el ventrículo derecho hacia la aurícula derecha. La válvula mitral, conocida como *bicúspide* o *AV izquierda*, evita el flujo retrógrado desde el ventrículo izquierdo hacia la aurícula izquierda. La válvula pulmonar, una de las dos válvulas semilunares, previene el flujo en retroceso desde la arteria pulmonar hacia el ventrículo. La otra válvula semilunar es la válvula aórtica, la cual impide el retroceso de sangre desde la aorta hacia el ventrículo izquierdo.

Vista superior

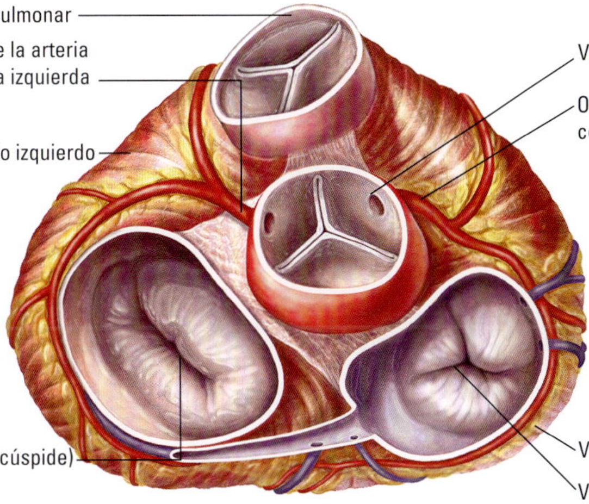

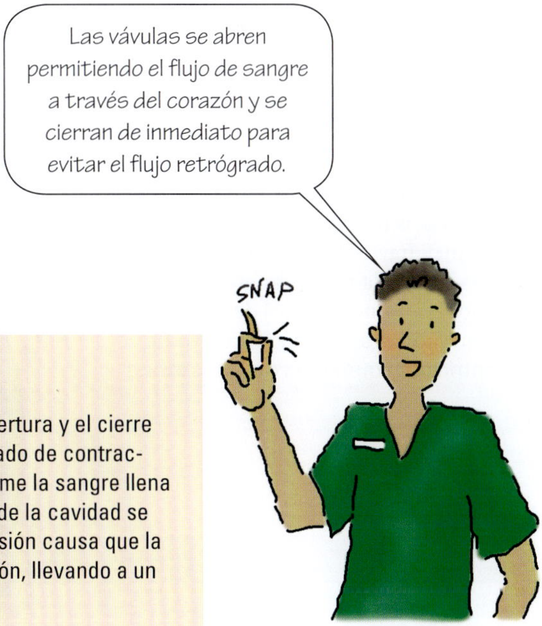

Las vávulas se abren permitiendo el flujo de sangre a través del corazón y se cierran de inmediato para evitar el flujo retrógrado.
SNAP

Bajo presión

Los cambios en la presión dentro del corazón afectan la apertura y el cierre de las válvulas. La cantidad de sangre en la cavidad y el grado de contracción de la pared determinan la presión. Por ejemplo, conforme la sangre llena la cavidad, aumenta la presión; entonces, cuando la pared de la cavidad se contrae, la presión se eleva más. Este incremento en la presión causa que la válvula se abra y la sangre pase a una zona de menor presión, llevando a un equilibrio de la presión.

Circulación de sangre a través del corazón

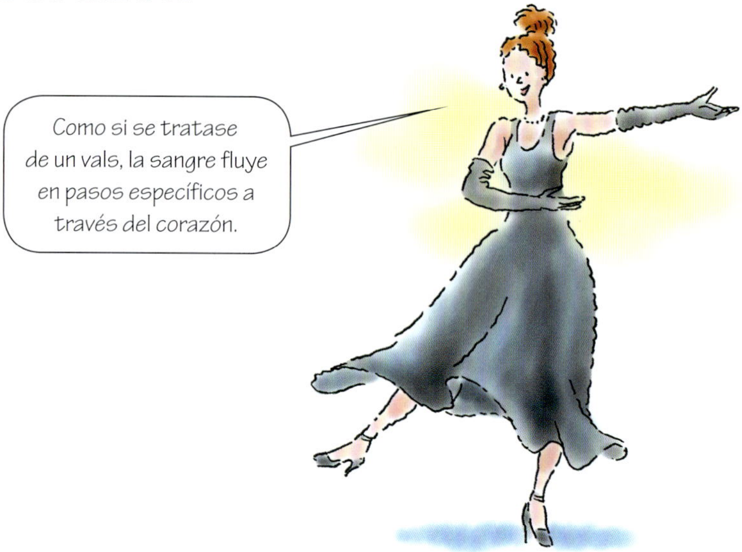
Como si se tratase de un vals, la sangre fluye en pasos específicos a través del corazón.

Paso 1

La sangre llena todas las cavidades cardíacas.

La aurícula derecha recibe sangre sin oxígeno que regresa desde el cuerpo a través de las venas cavas inferior y superior, y desde el corazón a través del seno coronario. La aurícula izquierda recibe sangre oxigenada desde los pulmones a través de las cuatro venas pulmonares. El llenado pasivo de los ventrículos comienza con la diástole.

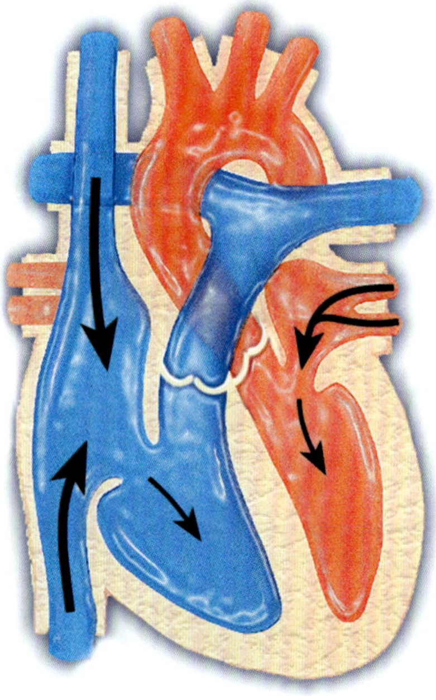

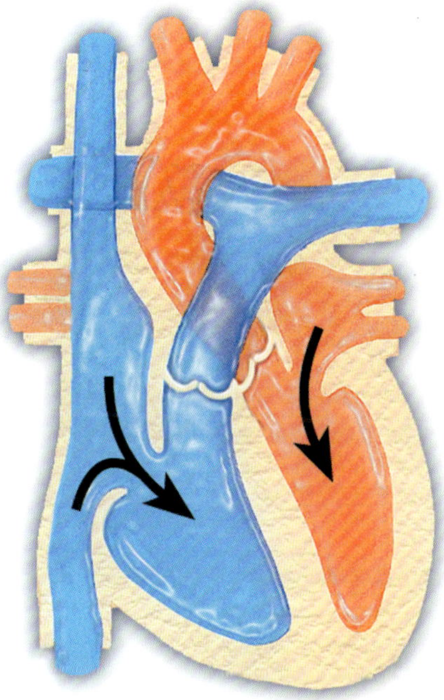

Paso 2

Las aurículas se contraen. La sangre restante entra en los ventrículos.
Las aurículas bombean la sangre a través de ambas válvulas AV (mitral y tricúspide) hacia el ventrículo respectivo.

Para recordar

SDD:SOI

Utiliza esta mnemotecnia para recordar el flujo de la sangre:

Sangre **D**esoxigenada entra por la **D**erecha.

Sangre **O**xigenada sale por la **I**zquierda.

Paso 3

Los ventrículos se contraen. La sangre entra en la aorta y la arteria pulmonar.
El ventrículo derecho bombea sangre a través de la válvula pulmonar hacia las arterias pulmonares y, posteriormente, a los pulmones. La sangre oxigenada regresa a la aurícula izquierda, completando la circulación pulmonar.

El ventrículo izquierdo bombea sangre a través de la válvula aórtica hacia el interior de la aorta y después al cuerpo. La sangre desoxigenada regresa a la aurícula derecha para completar la circulación sistémica.

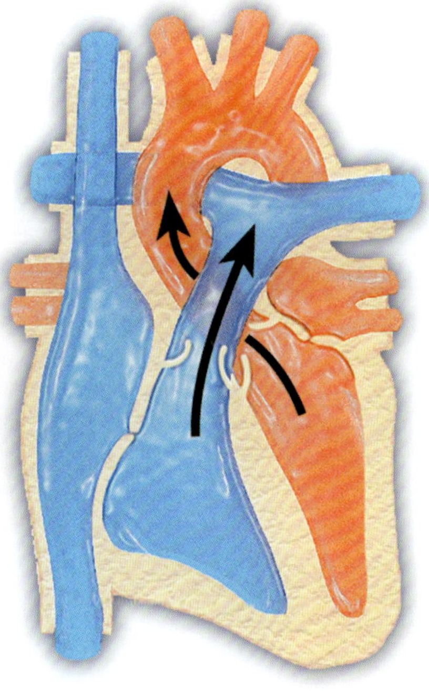

Conducción cardíaca

El sistema de conducción del corazón comienza con el marcapasos de este órgano, el nodo sinoauricular (SA). Cuando un impulso sale del **nodo SA**, viaja a través de las aurículas por el **haz de Bachmann (tracto interauricular)** y las **vías internodales** para llegar al nodo AV. Después de que el impulso pasa por el **nodo AV**, viaja hacia los ventrículos por medio del **haz de His**, las **ramas derecha e izquierda** y, finalmente, las **fibras de Purkinje**.

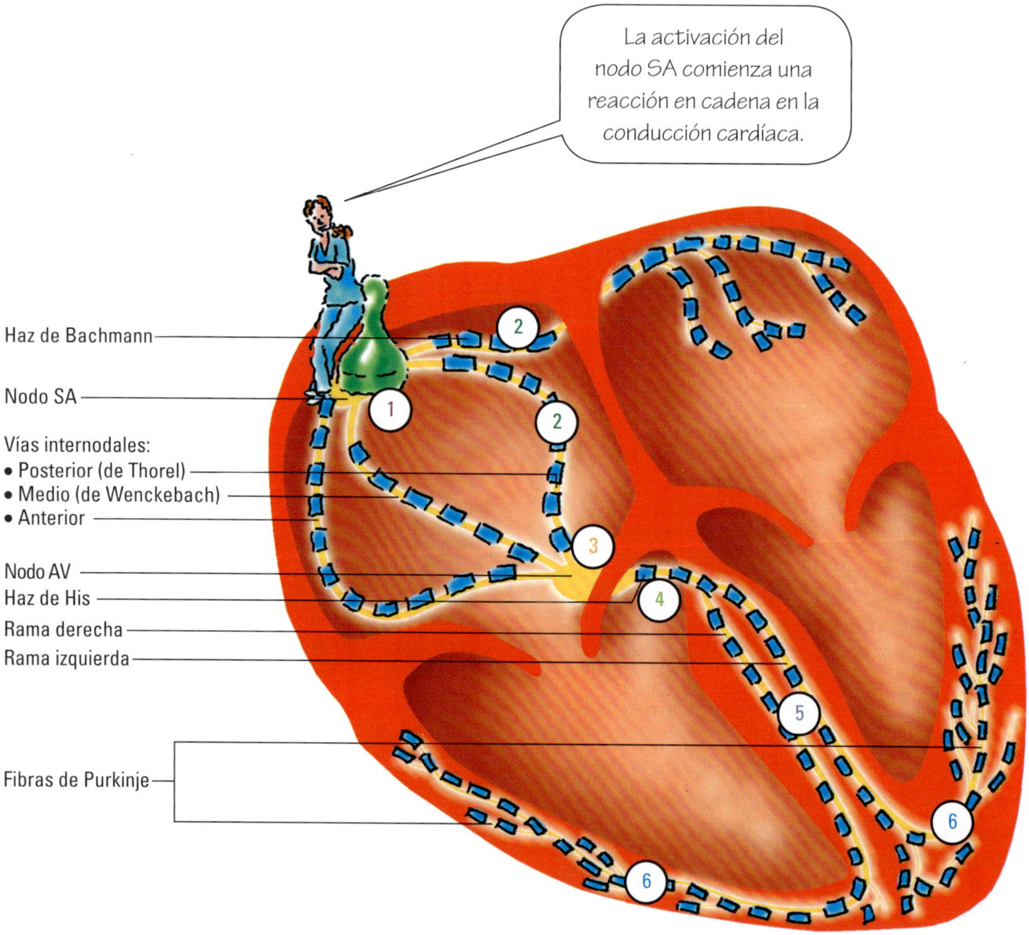

Marcapasos del corazón

El nodo SA es el marcapasos principal del corazón. Las células del sistema de conducción en las porciones inferiores, como el tejido de la unión auriculoventricular y las fibras de Purkinje, producen un impulso únicamente cuando no reciben uno de las porciones superiores, por ejemplo, cuando el nodo SA resulta dañado durante un infarto de miocardio.

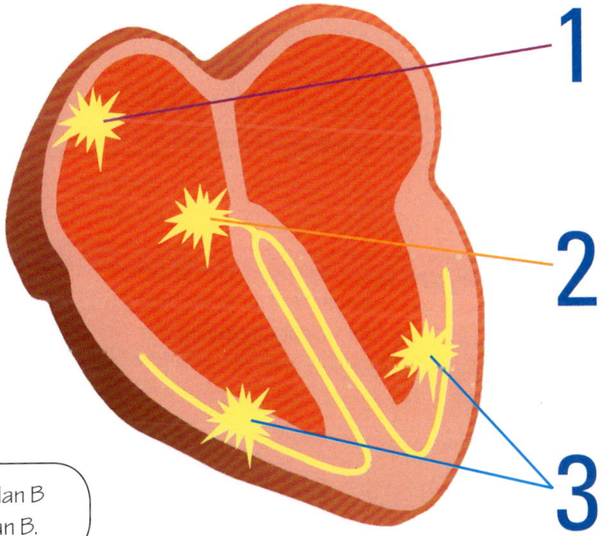

Nodo SA
El nodo SA tiene una frecuecia de 60-100 latidos/min.

Nodo AV
El nodo AV tiene una frecuencia de 40-60 latidos/min.

Fibras de Purkinje
Las fibras de Purkinje presentan una frecuencia de 20-40 latidos/min.

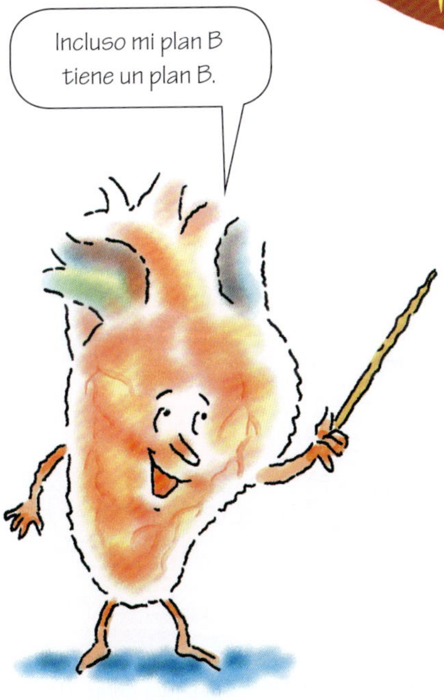

La producción y transmisión de los impulsos eléctricos dependen de cuatro características de las células cardíacas:

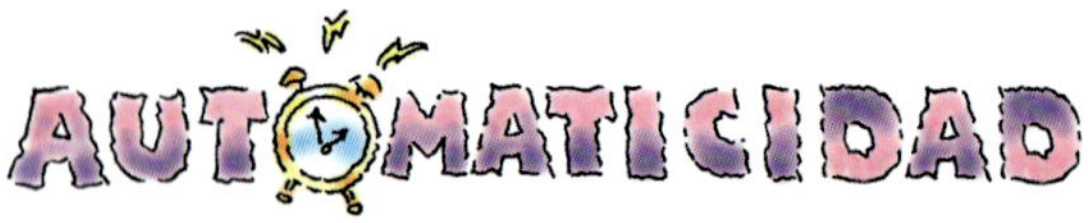

Capacidad de iniciar espontáneamente un impulso (las células del sistema de conducción tienen esta capacidad).

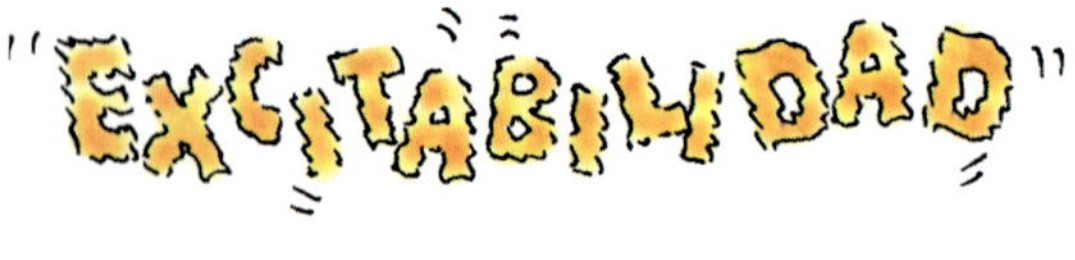

Respuesta celular a un estímulo eléctrico (resulta del intercambio de iones a través de la membrana celular).

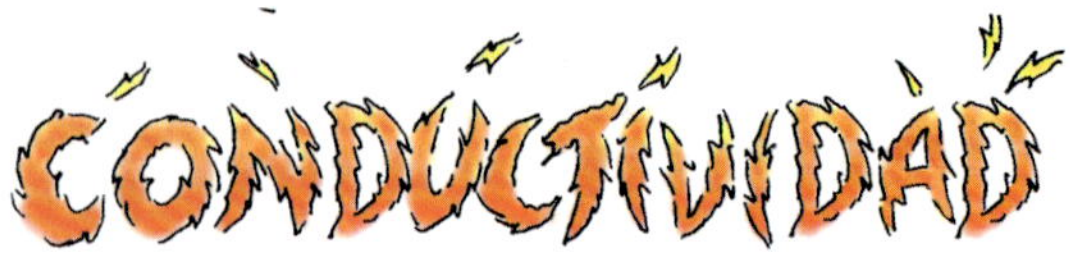

Capacidad de una célula para transmitir el impulso eléctrico a otra célula cardíaca.

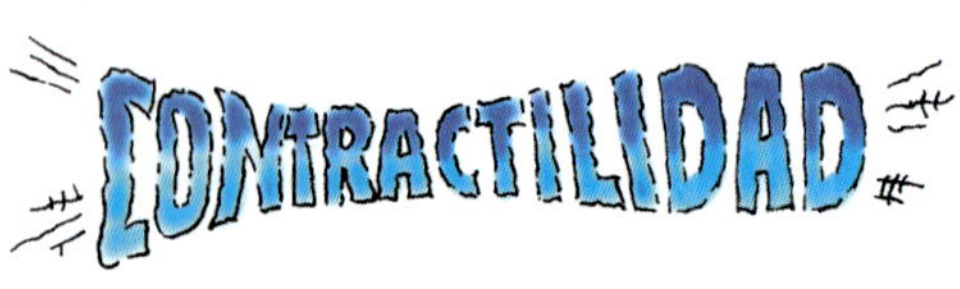

Capacidad de una célula para contraerse después de recibir un estímulo.

Unión y conducción

A medida que los impulsos se transmiten, las células cardíacas pasan por estados de despolarización y repolarización:

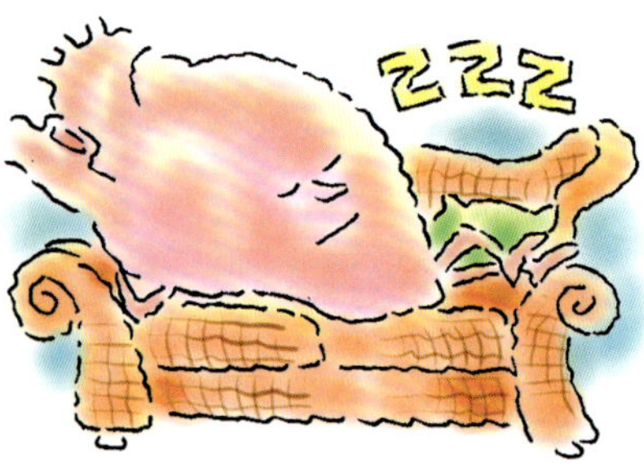

Nuestro héroe, el corazón, descansa, sin que la electricidad produzca una activación. Él disfruta su polarización.

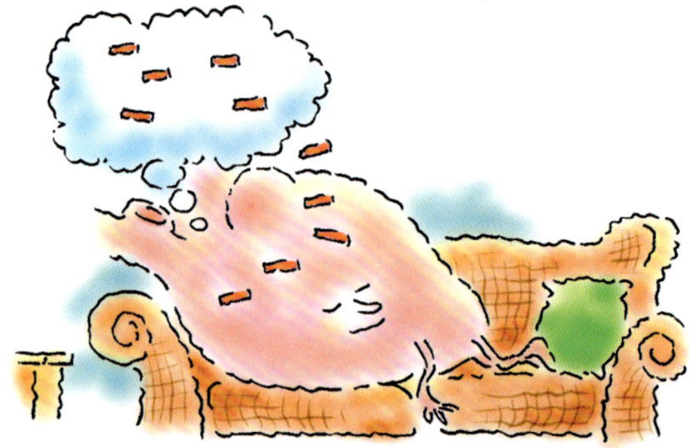

Pero mientras sueña, entran las cargas negativas. Durante su descanso, tiene un potencial hermoso. Este es su potencial en reposo.

Ciclo de despolarización y repolarización

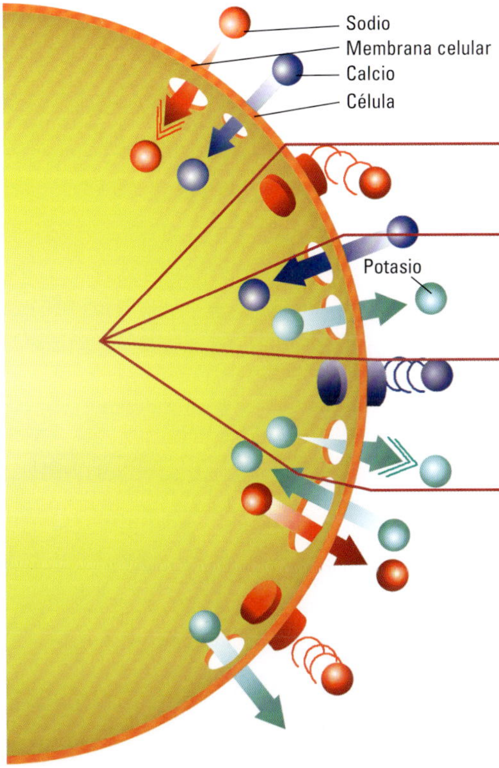

El ciclo de despolarización y repolarización tiene cinco fases:

0	**Despolarización rápida**	• El sodio entra con rapidez a la célula. • El calcio entra lentamente.
1	**Despolarización temprana**	• Se cierran los canales de sodio.
2	**Fase de meseta**	• El calcio continúa entrando a la célula. • El potasio sale de la célula.
3	**Repolarización rápida**	• Se cierran los canales de calcio. • El potasio sale con rapidez.
4	**Fase de reposo**	• El transporte activo a través de la bomba de sodio-potasio comienza a restablecer el potasio en el interior y el sodio en el exterior. • La membrana celular se hace permeable al sodio. • El potasio puede salir de la célula.

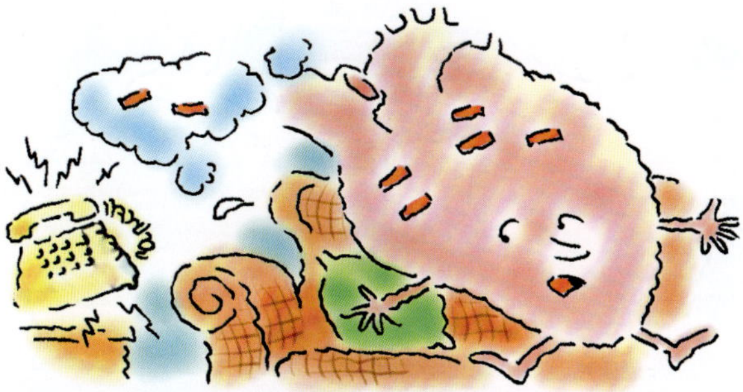

El nodo SA llama y se instalan los iones de sus sueños en sus músculos. Con el potencial listo, el corazón da un brinco. Este es su potencial de acción. Sus células se han despolarizado.

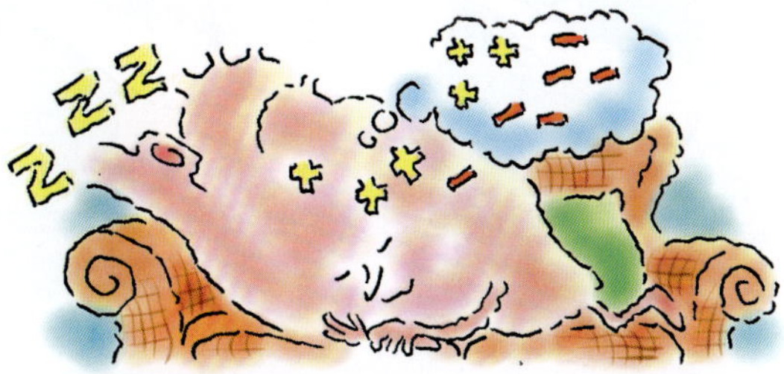

Número equivocado. Ahora nuestro héroe intenta descansar; mitigar lo negativo con lo positivo. Repolarizar es su nuevo objetivo.

Gasto cardíaco

El *gasto cardíaco* es la cantidad de sangre que el corazón bombea en 1 min. Para determinar el gasto cardíaco, multiplica la frecuencia cardíaca por el volumen latido (la cantidad de sangre que es expulsada en cada latido). El volumen latido depende de tres variables:

- Precarga
- Contractilidad
- Poscarga

La ***precarga*** es el estiramiento de las fibras musculares de los ventrículos a medida que éstos se llenan de sangre. Imagina que la precarga es como un globo que se expande conforme se infla con aire (la fuerza con la que se expande es la precarga). Entre más aire se introduce en el globo, mayor es la expansión.

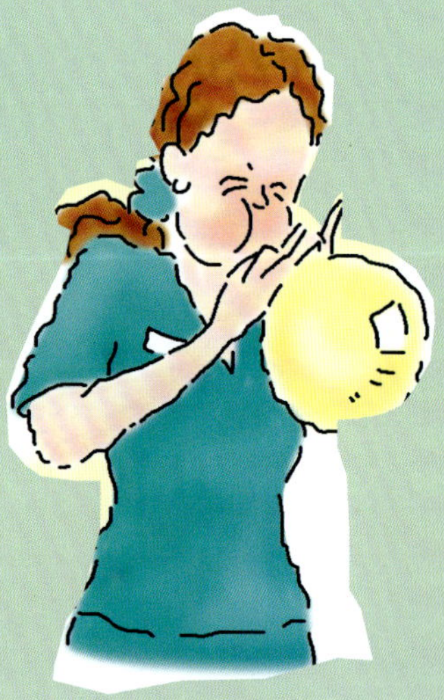

La ***contractilidad*** es la capacidad inherente del miocardio para contraerse de manera normal. La contractilidad está influida por la precarga. Entre mayor sea la expansión, más vigorosa será la contracción, es decir, entre más aire haya en el globo, mayor será la expansión y mayor la distancia que el globo recorre al dejar salir el aire.

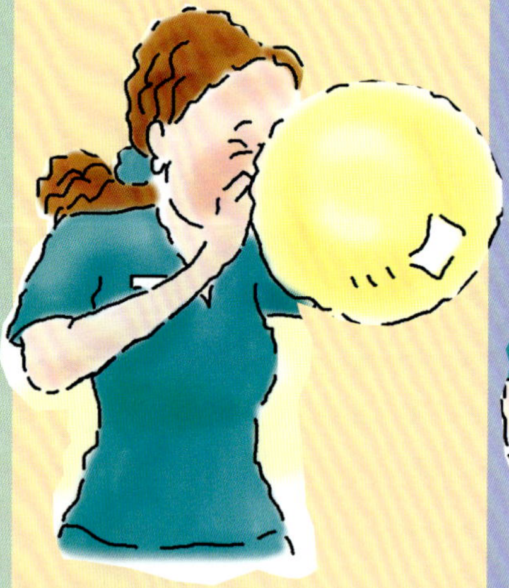

La ***poscarga*** es la presión que deben alcanzar los músculos del ventrículo para superar la presión de la aorta y permitir que la sangre salga del corazón. La resistencia es el nudo en el extremo del globo que debe deshacerse para permitir que el aire salga.

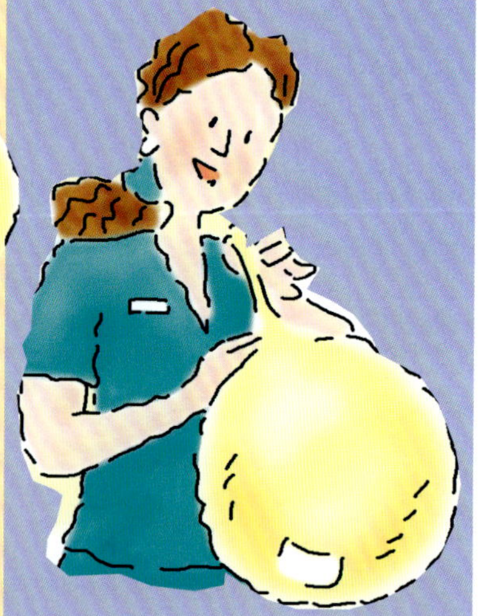

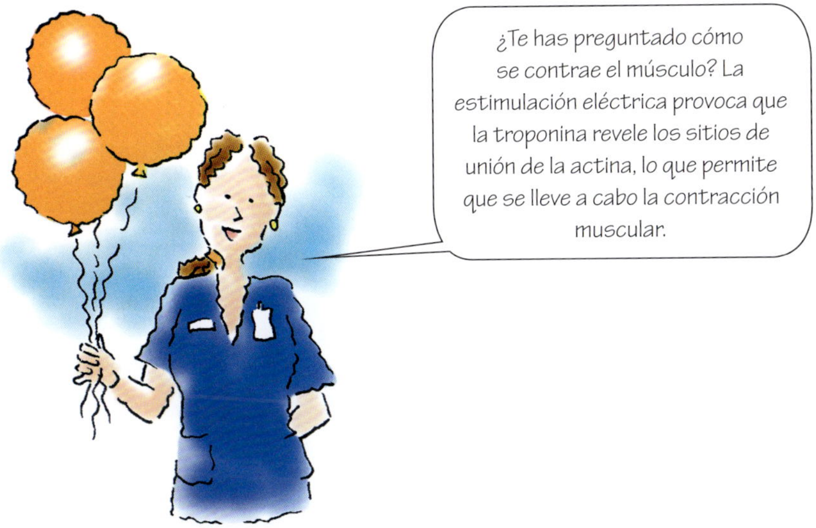
¿Te has preguntado cómo se contrae el músculo? La estimulación eléctrica provoca que la troponina revele los sitios de unión de la actina, lo que permite que se lleve a cabo la contracción muscular.

La unión hace la fuerza

Cuando una célula muscular se encuentra en reposo, la tropomiosina y la troponina (una proteína cardíaca específica) inhiben la contractilidad al evitar que se unan la actina y la miosina.

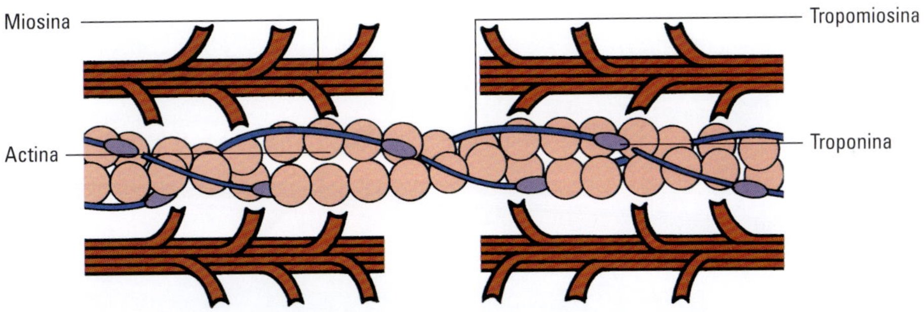

La estimulación eléctrica provoca la liberación de calcio. El calcio se une a la troponina, lo que altera la configuración de la tropomiosina y expone los sitios de unión de la actina. La miosina y la actina se unen para crear puentes entrecruzados, y el músculo se contrae.

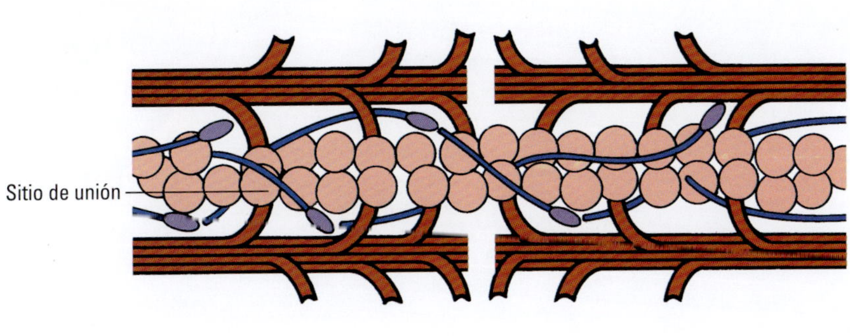

Ciclo de los ruidos cardíacos

Cuando auscultas el tórax de un paciente y percibes el característico "dum-ta", se trata del primer y segundo ruido cardíacos, R_1 y R_2. En ocasiones, pueden percibirse otros dos ruidos: R_3 y R_4.

Los ruidos cardíacos son, en general, producidos por acontecimientos dentro del ciclo cardíaco. Cuando una válvula se cierra o la sangre entra en los ventrículos, las vibraciones de los músculos cardíacos pueden escucharse a través de la pared torácica.

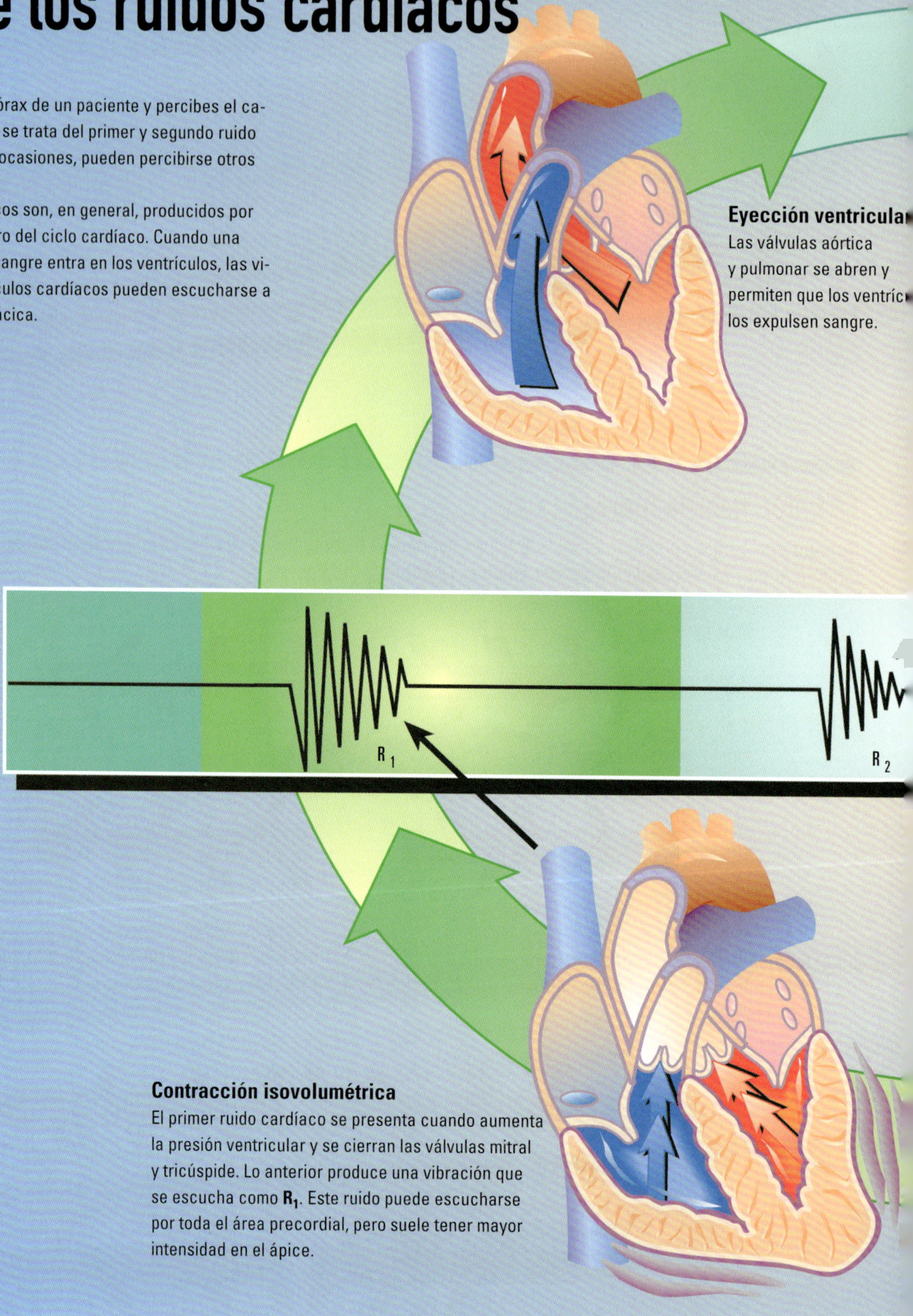

Eyección ventricula
Las válvulas aórtica y pulmonar se abren y permiten que los ventríc los expulsen sangre.

Contracción isovolumétrica
El primer ruido cardíaco se presenta cuando aumenta la presión ventricular y se cierran las válvulas mitral y tricúspide. Lo anterior produce una vibración que se escucha como **R_1**. Este ruido puede escucharse por toda el área precordial, pero suele tener mayor intensidad en el ápice.

Diástole

Sístole

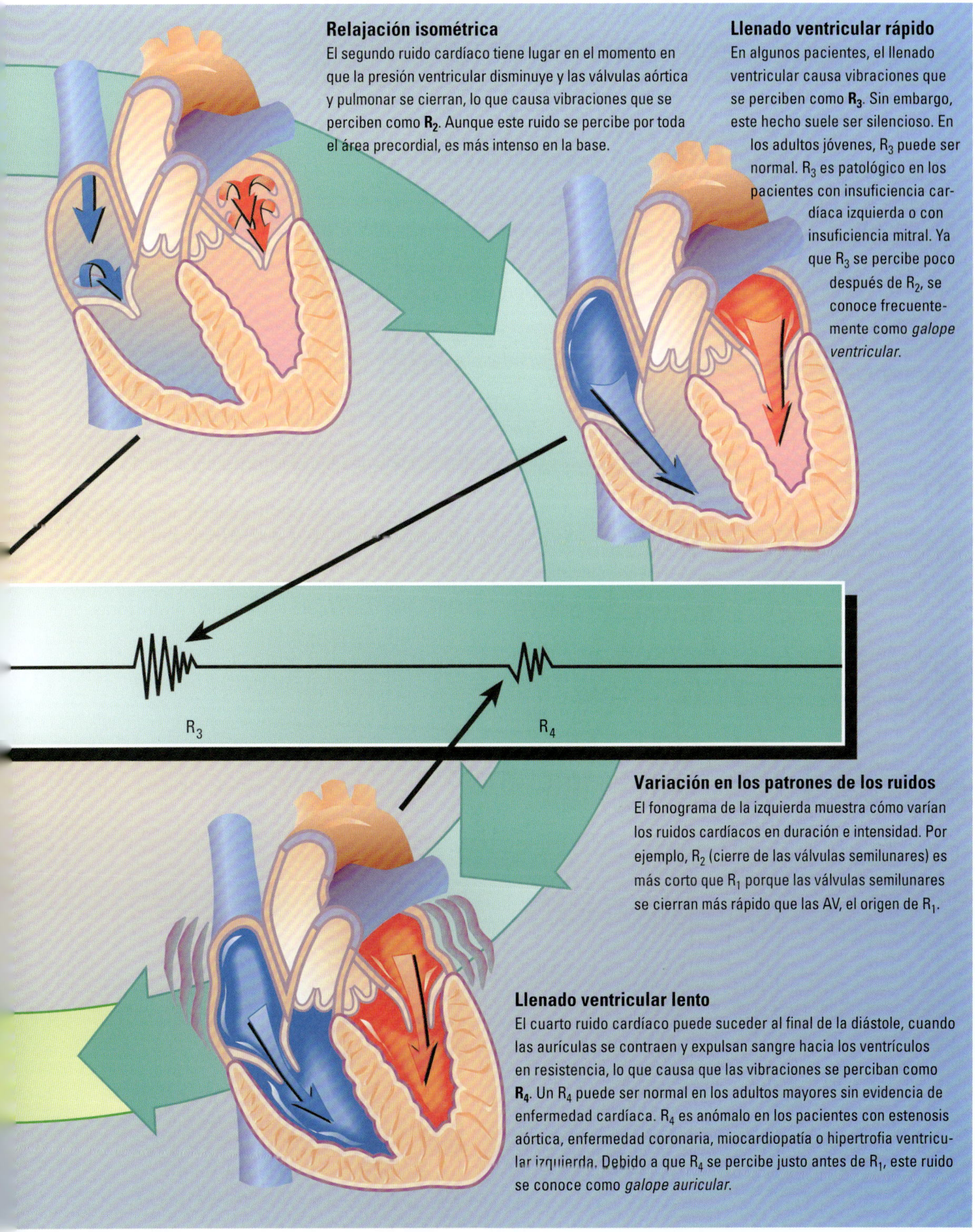

Relajación isométrica

El segundo ruido cardíaco tiene lugar en el momento en que la presión ventricular disminuye y las válvulas aórtica y pulmonar se cierran, lo que causa vibraciones que se perciben como **R_2**. Aunque este ruido se percibe por toda el área precordial, es más intenso en la base.

Llenado ventricular rápido

En algunos pacientes, el llenado ventricular causa vibraciones que se perciben como **R_3**. Sin embargo, este hecho suele ser silencioso. En los adultos jóvenes, R_3 puede ser normal. R_3 es patológico en los pacientes con insuficiencia cardíaca izquierda o con insuficiencia mitral. Ya que R_3 se percibe poco después de R_2, se conoce frecuentemente como *galope ventricular*.

Variación en los patrones de los ruidos

El fonograma de la izquierda muestra cómo varían los ruidos cardíacos en duración e intensidad. Por ejemplo, R_2 (cierre de las válvulas semilunares) es más corto que R_1 porque las válvulas semilunares se cierran más rápido que las AV, el origen de R_1.

Llenado ventricular lento

El cuarto ruido cardíaco puede suceder al final de la diástole, cuando las aurículas se contraen y expulsan sangre hacia los ventrículos en resistencia, lo que causa que las vibraciones se perciban como **R_4**. Un R_4 puede ser normal en los adultos mayores sin evidencia de enfermedad cardíaca. R_4 es anómalo en los pacientes con estenosis aórtica, enfermedad coronaria, miocardiopatía o hipertrofia ventricular izquierda. Debido a que R_4 se percibe justo antes de R_1, este ruido se conoce como *galope auricular*.

Sistema circulatorio

Circulación arterial

La sangre fluye a través de la circulación arterial en tres tipos de vasos:

- *Arterias:* tienen paredes musculares gruesas para soportar las altas velocidades y presiones del flujo sanguíneo.

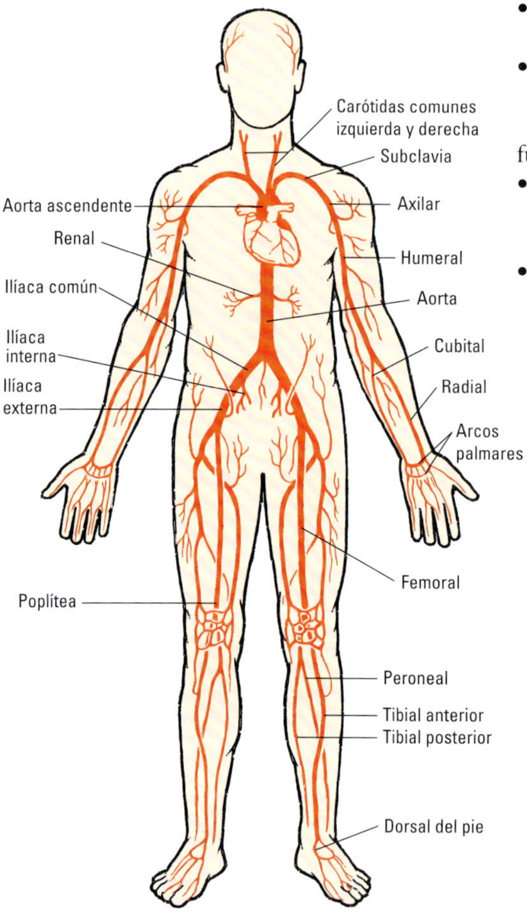

- *Arteriolas*: poseen paredes más delgadas que las arterias; controlan el flujo hacia los capilares.
- *Capilares*: tienen paredes microscópicas compuestas por una sola capa de células endoteliales.

Las arterias pueden clasificarse de acuerdo con su función:

- *Arterias conductoras:* por lo general, tienen pocas ramas y siguen trayectos relativamente rectos. Un ejemplo es la arteria ilíaca externa.
- *Arterias distribuidoras:* en general, poseen múltiples ramas y se derivan de las arterias conductoras.

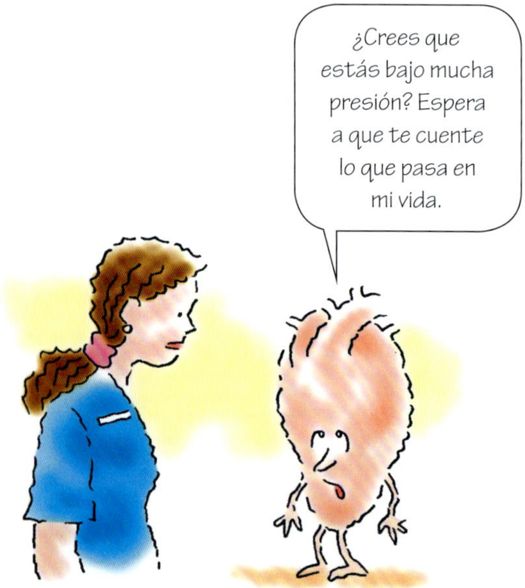
¿Crees que estás bajo mucha presión? Espera a que te cuente lo que pasa en mi vida.

Circulación venosa

La sangre fluye a través de la circulación venosa en dos tipos de vasos:

- *Vénulas*: recolectan la sangre desde los capilares; tienen paredes más delgadas que las arteriolas.
- *Venas*: poseen paredes más delgadas, pero diámetros mayores que las arterias debido a la baja presión del retorno venoso hacia el corazón.

Los cambios en las presiones abdominal y torácica, así como la presión producida por el movimiento de los músculos, mantienen la sangre en movimiento hacia el corazón. Las válvulas en las venas previenen el flujo retrógrado de sangre; la mayor parte de ellas se encuentran en venas más distales y pequeñas. La vena más grande, la cava, no tiene válvulas.

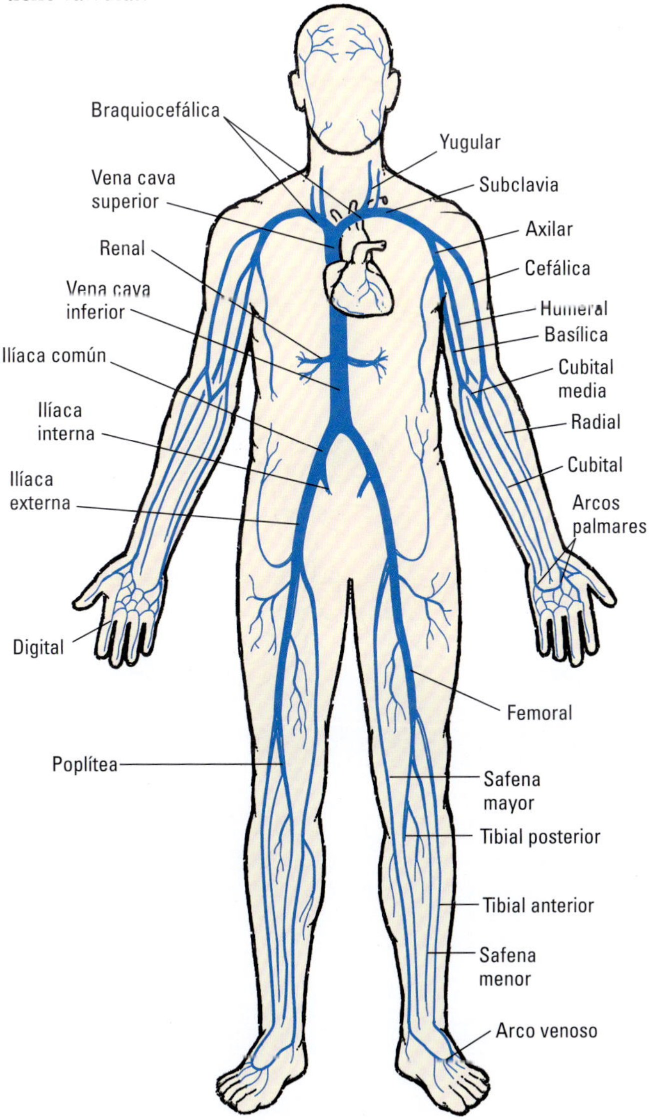

Ruta de la circulación

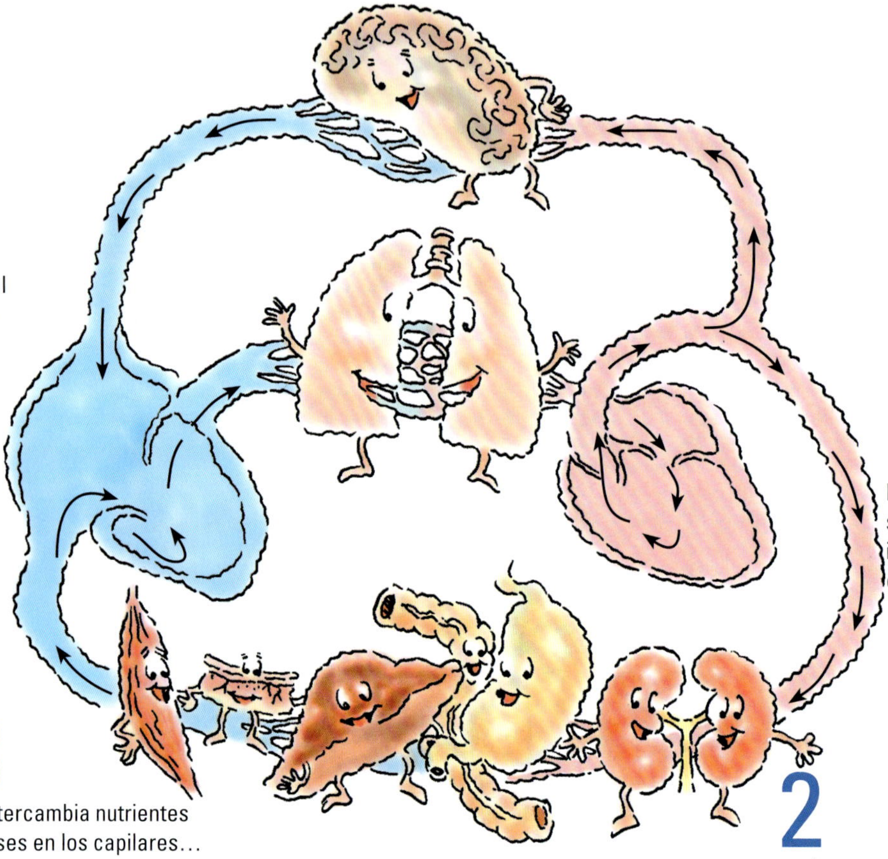

1
La sangre sale del lado izquierdo del corazón...

2
...alcanza una estructura en el cuerpo...

3
...intercambia nutrientes y gases en los capilares...

4
...y regresa al lado derecho del corazón.

Sistemas circulatorios especializados

El sistema circulatorio no se limita al envío de sangre fuera del corazón. El músculo cardíaco mismo (así como el cerebro, el hígado y otros órganos) debe recibir un suministro continuo de sangre oxigenada.

Circulación hacia el músculo cardíaco

El corazón depende de las arterias coronarias y sus ramificaciones para recibir sangre oxigenada. También depende de las venas cardíacas para eliminar la sangre sin oxígeno.

Durante la diástole, la sangre fluye fuera del corazón hacia las arterias coronarias. La arteria coronaria derecha lleva sangre a la aurícula derecha, parte de la aurícula izquierda, la mayor parte del ventrículo derecho y la parte anterior del ventrículo izquierdo. La arteria coronaria izquierda, la cual se divide en descendente anterior y circunfleja, transporta sangre a la aurícula izquierda, la mayor parte del ventrículo izquierdo y la mayor parte del tabique interventricular.

Las venas cardíacas son superficiales a las arterias. La vena más grande, el seno coronario, desemboca en la aurícula derecha. La mayor parte de las venas cardíacas vacían su contenido en el seno coronario. Sin embargo, las venas cardíacas anteriores desembocan en la aurícula derecha.

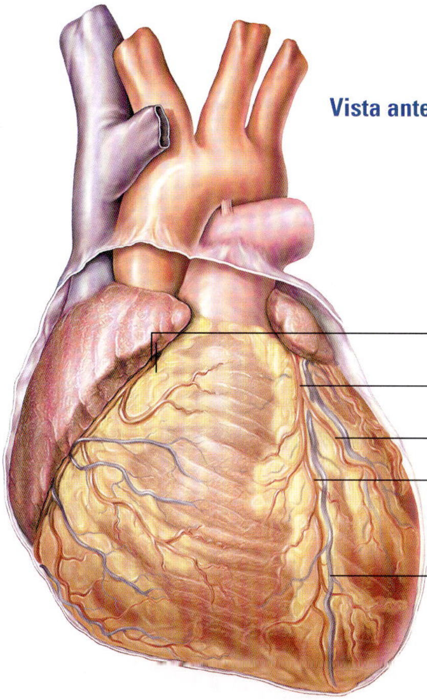

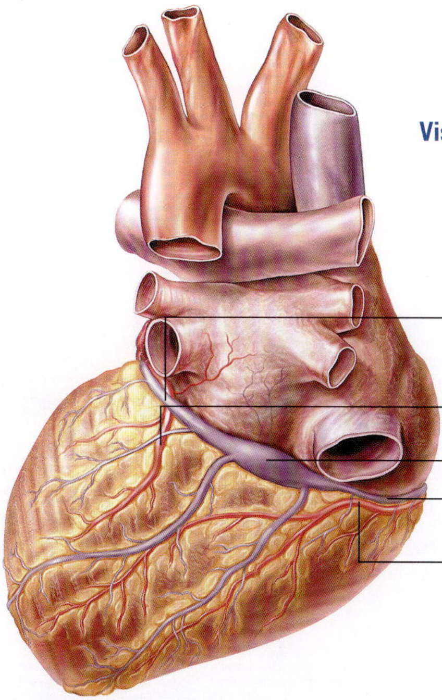

Circulación hacia el cerebro

Son cuatro arterias principales (carótidas izquierda y derecha, y vertebrales derecha e izquierda) las que llevan sangre oxigenada hacia el encéfalo:

- El encéfalo anterior recibe sangre desde las carótidas internas izquierda y derecha. La arteria carótida común derecha se origina de la arteria innominada, mientras que la carótida común derecha se deriva directamente del arco aórtico. Ambas carótidas comunes se dividen a la altura del cuello en las arterias carótidas internas, que entran al cráneo para llevar sangre al encéfalo.
- Las arterias vertebrales derecha e izquierda se originan en las arterias subclavias derecha e izquierda, y su trayecto pasa por un conducto óseo en las vértebras. Después, se unen para formar la arteria basilar. La arteria basilar lleva sangre al encéfalo posterior.

Estas cuatro arterias se unen para formar el polígono de Willis, una serie de anastomosis en la base del encéfalo. El polígono de Willis asegura que se mantenga el flujo de sangre en todo el encéfalo, incluso si existe alguna interrupción en los principales vasos del encéfalo.

Base del encéfalo

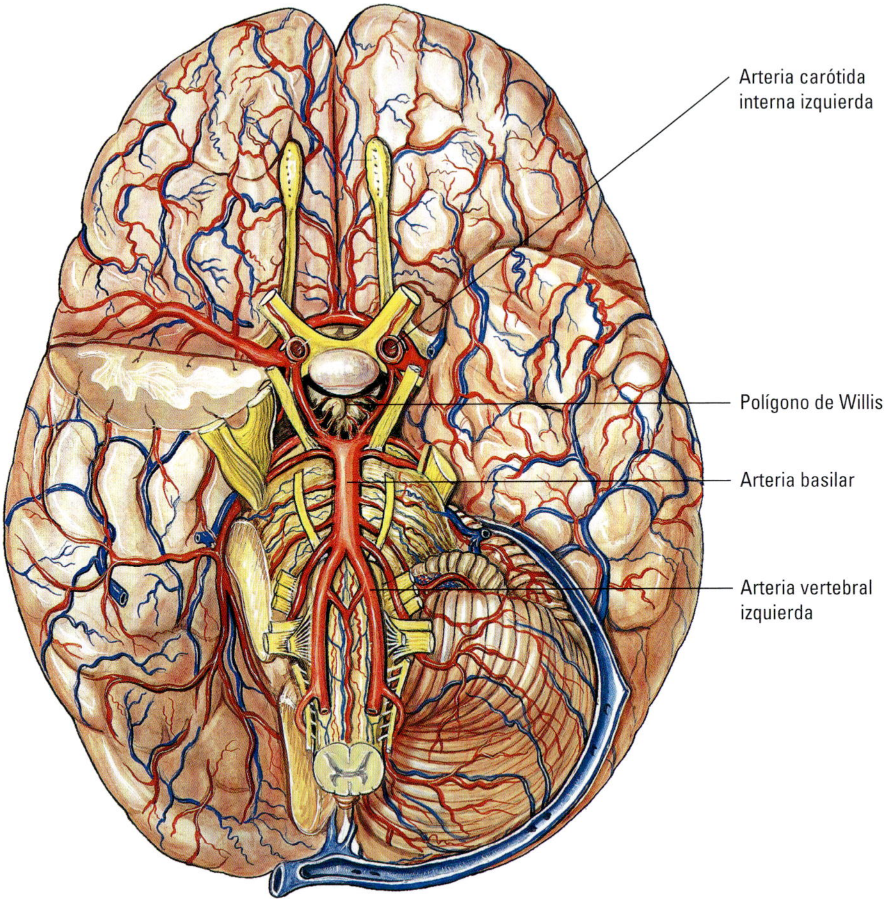

Circulación hacia el hígado

El 75% de la sangre en el hígado proviene de la vena porta, la cual drena la sangre desde el tubo digestivo. Esta sangre está repleta de nutrientes. El 25% restante es sangre oxigenada proveniente de la arteria hepática.

Los lechos capilares componen a los sinusoides del hígado, las zonas donde los hepatocitos filtran y almacenan nutrientes y toxinas. Los sinusoides vacían su contenido en la vena hepática para que alcance el corazón.

La circulación de la sangre hacia y desde el hígado está implicada de manera importante en ciertos procesos patológicos.

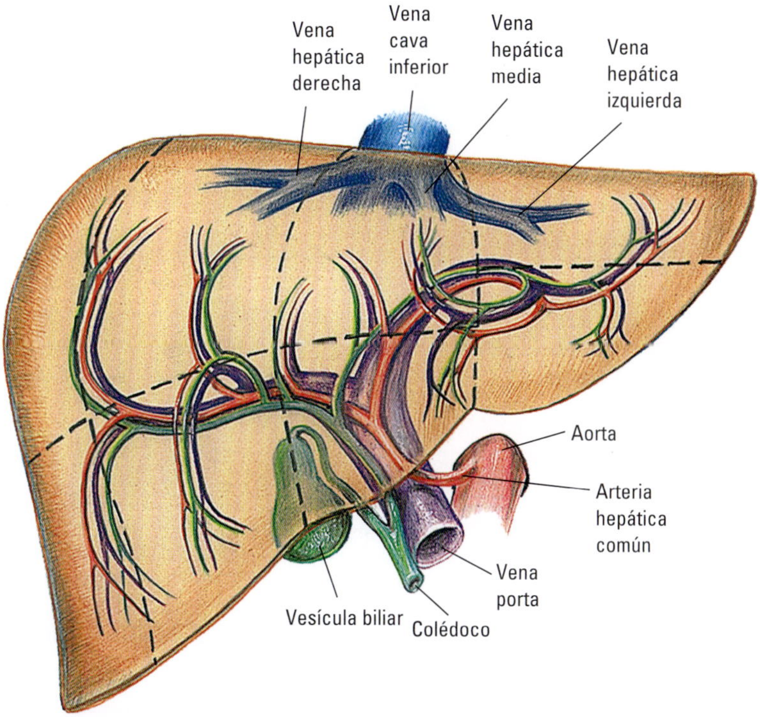

Preguntas de autoevaluación

¿Te gustan las etiquetas?

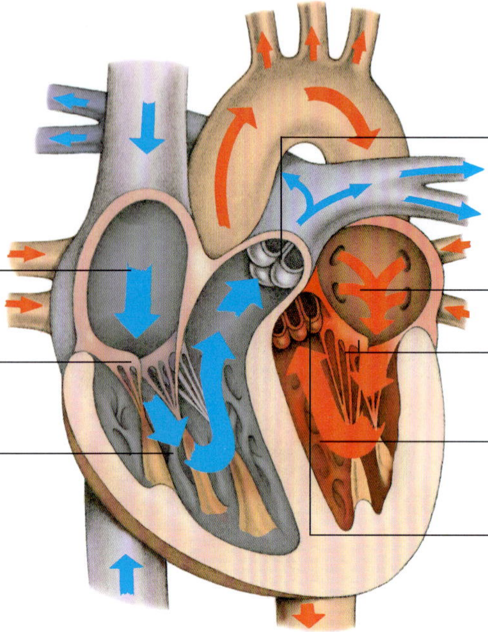

Etiqueta las cavidades del corazón y las válvulas cardíacas que se muestran en esta ilustración.

La respuesta está en las palabras

Organiza los nombres de los cinco tipos de vasos sanguíneos en el sistema circulatorio. Después, utiliza las letras circuladas para contestar la pregunta.

Pregunta: ¿Cuál es el principal marcapasos del corazón?

1. elvasun ___ ___ ___ (___) (___) ___ ___
2. arealsriot (___) ___ ___ ___ ___ ___ (___) ___ ___ ___
3. saven ___ ___ (___) ___ ___
4. sacaliper (___) ___ ___ (___) ___ (___) (___) ___ (___)
5. eatarsir ___ (___) ___ ___ ___ (___) ___ ___

Respuesta: ___ ___ ___ ___ ___ ___ ___ ___ ___ u ___ ___ ___

Respuesta: ¿Te gustan las etiquetas?: 1. Aurícula derecha, 2. Válvula tricúspide, 3. Ventrículo derecho, 4. Válvula pulmonar, 5. Aurícula izquierda, 6. Válvula mitral, 7. Ventrículo izquierdo, 8. Válvula aórtica. La respuesta está en las palabras: 1. Vénulas, 2. Arteriolas, 3. Venas, 4. Capilares, 5. Arterias. Pregunta: Sinoauricular.

Bibliografía

Copstead, L. *Pathophysiology Text and Study Guide*, 5th ed. St. Louis, MO: Elsevier Saunders, 2013.

Jarvis, C. *Physical Examination & Health Assessment*, 7th ed. St. Louis, MO: Elsevier Saunders, 2015.

Lewis, S.L., Dirksen, S.R., Heitkemper, M.M., & Bucher, L. *Medical-Surgical Nursing: Assessment and Management of Clinical Problems*, 9th ed. St. Louis, MO: Elsevier, 2014.

Capítulo 2

Evaluación clínica

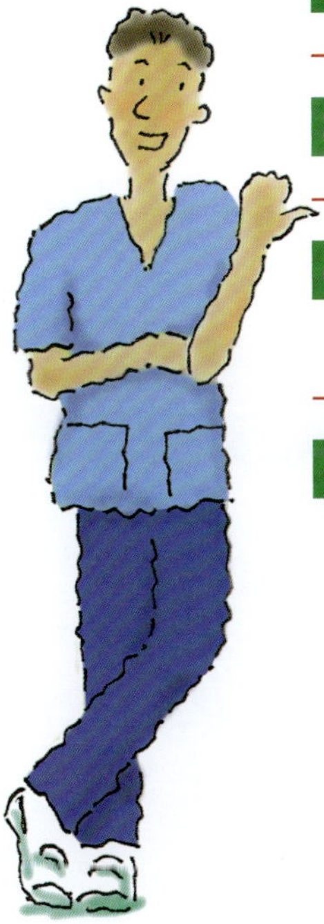

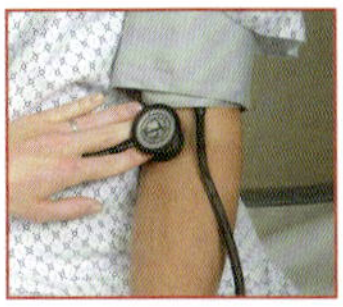

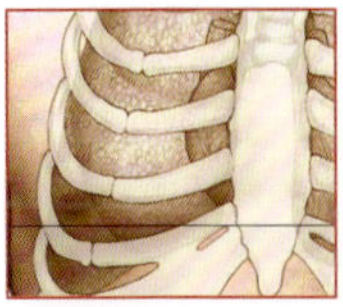

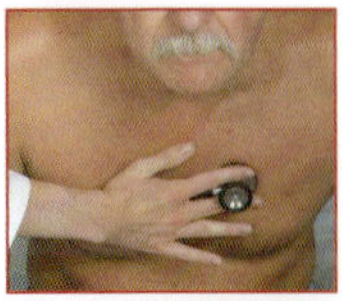

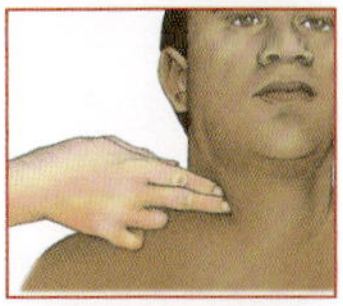

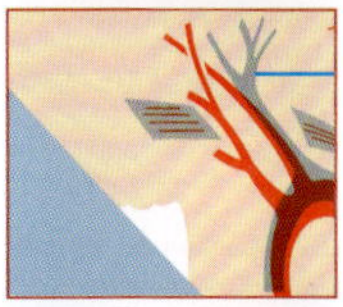

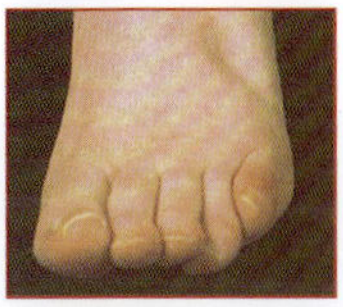

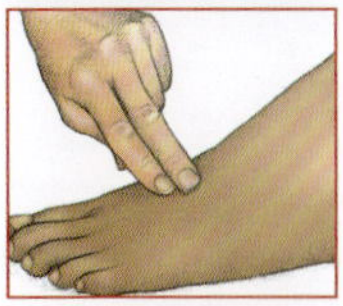

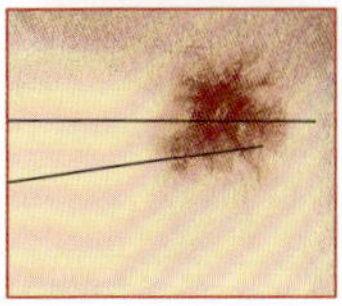

Obtención de la historia clínica

El primer paso en la valoración del sistema cardiovascular es obtener la historia clínica. Comienza presentándote y explicando en qué consiste la historia clínica y la exploración física. Después, pregunta acerca del síntoma principal del paciente. Además, asegúrate de preguntar acerca de los antecedentes personales y familiares. Recuerda que la entrevista clínica tiene un propósito específico.

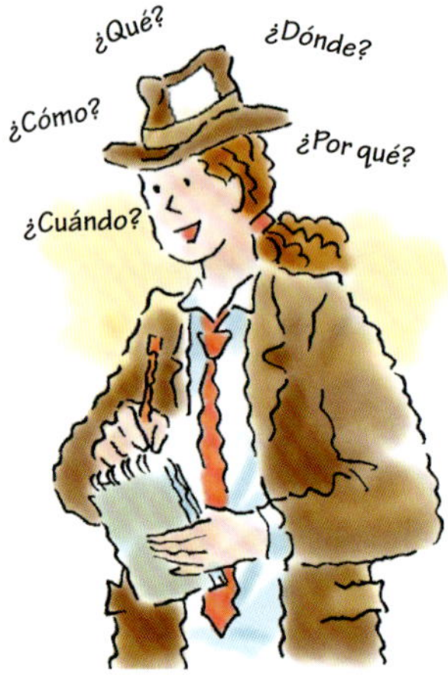
¿Qué?
¿Dónde?
¿Cómo?
¿Por qué?
¿Cuándo?

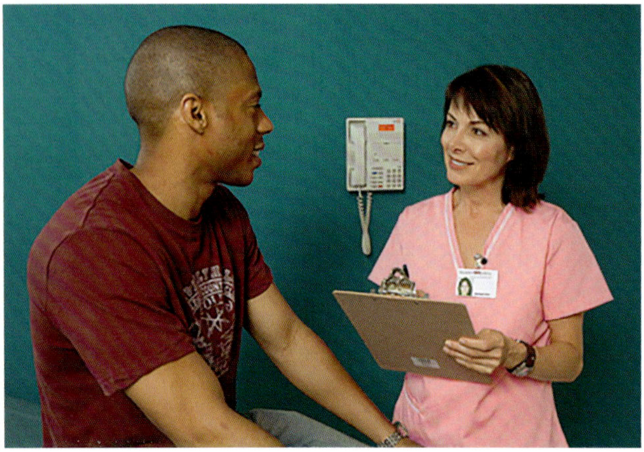

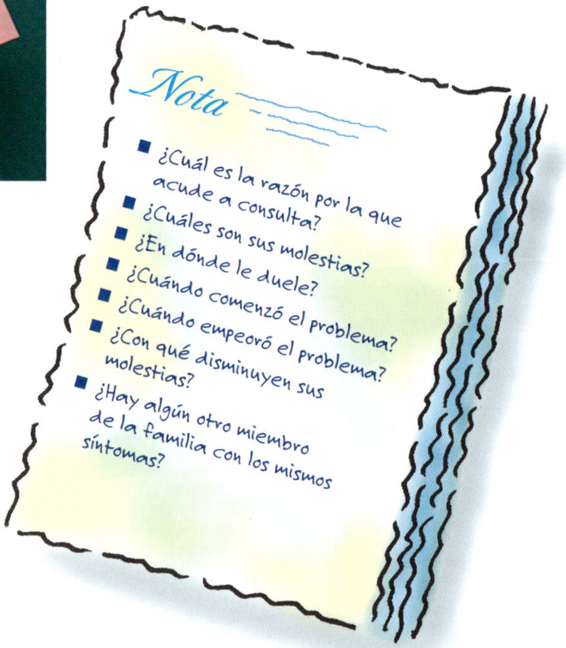
Nota
¿Cuál es la razón por la que acude a consulta?
¿Cuáles son sus molestias?
¿En dónde le duele?
¿Cuándo comenzó el problema?
¿Cuándo empeoró el problema?
¿Con qué disminuyen sus molestias?
¿Hay algún otro miembro de la familia con los mismos síntomas?

Síntomas frecuentes

Angina (dolor torácico/síntomas torácicos)

Muchos pacientes con problemas cardiovasculares llegan a percibir algún síntoma torácico. El dolor torácico u otro síntoma puede comenzar de manera abrupta o gradual e irradiarse a los brazos, cuello, mandíbula o espalda. Este dolor puede ser constante o intermitente, leve o agudo, y tener características que van desde una sensación penetrante, que atraviesa el cuerpo, hasta una sensación de pesantez, plenitud e incluso indigestión. La causa del dolor torácico u otros síntomas puede ser difícil de determinar en un comienzo. El dolor puede iniciar o empeorar con el estrés, ansiedad, cansancio, respiración profunda o consumo de cierto tipo de alimentos (http://www.heart.org/HEARTORG/Conditions/HeartAttack/DiagnosingaHeartAttack/Angina-Chest-Pain_UCM_450308_Article.jsp#.WQZe19y1uss).

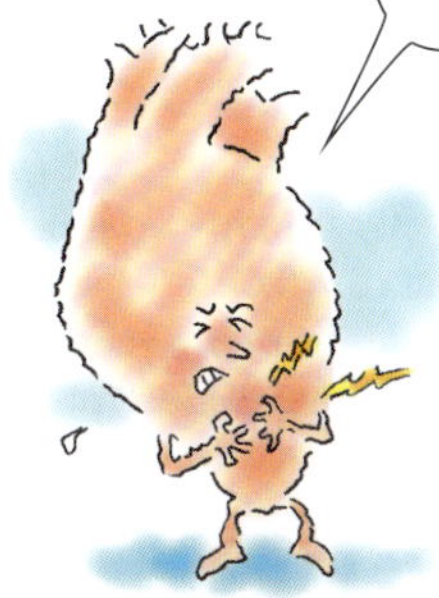
Constante o intermitente, leve o agudo, punzante, penetrante o con sensación de pesantez y plenitud. ¡Describir el dolor torácico duele!

Para recordar

PQRST: ¿cómo es el dolor?

Emplea la mnemotecnia PQRST para valorar de forma exhaustiva el dolor del paciente. Al realizar las siguientes preguntas, permites que el paciente explique sus síntomas con mayor detalle.

***Recuerda dar prioridad a las preguntas de acuerdo con la gravedad del dolor. De esta manera, la atención de urgencia puede iniciarse cuando sea necesario.**

P — ¿Qué lo provoca?
- ¿Qué provoca o alivia el dolor?
- ¿Qué aumenta o disminuye el dolor?

Q — ¿Cuál es la cualidad (quality) del dolor?
- ¿Cómo se siente el dolor?
- ¿Tiene dolor en este momento? De ser así, ¿es más o menos intenso que lo habitual?
- ¿En qué medida afecta sus actividades diarias?

R — ¿En qué región se localiza?
- ¿En qué parte del tórax se presenta el dolor?
- ¿El dolor se presenta o irradia a otras partes del cuerpo? De ser así, ¿dónde?

S — Intensidad (severity)
- ¿Qué tan intenso es el dolor? En una escala del 0 al 10, ¿dónde se localiza el dolor más intenso?
- ¿El dolor disminuye, se intensifica o se mantiene constante?

T — ¿Cuál es la temporalidad?
- ¿Cuándo comenzó el dolor?
- ¿El inicio fue súbito o gradual?
- ¿Con qué frecuencia se presenta el dolor?
- ¿Cuánto tiempo dura el dolor?

Palpitaciones

Las *palpitaciones* se definen como la percepción consciente de los latidos propios, que se distinguen, por lo general, en el área precordial, la cara o el cuello. Además, ciertos cortocircuitos en la conducción eléctrica pueden derivar en ondas de activación anómalas (http://www.emedicinehealth.com/palpitations/article_em.htm).

La palpitaciones pueden ser regulares o irregulares, rápidas o lentas, paroxísticas o constantes. Pide al paciente que imite el ritmo mediante pequeños golpes en una superficie sólida.

Muchas palpitaciones son insignificantes y con frecuencia benignas, pero pueden ser un síntoma de una arritmia grave (http://www.uptodate.com/contents/overview-of-palpitations-inadults). Pueden ser consecuencia de alteraciones como las arritmias, hipertensión, prolapso mitral o estenosis mitral.

Nota

Formula al paciente las siguientes preguntas acerca de sus palpitaciones:

- ¿Cómo son sus palpitaciones? Por ejemplo, ¿son como golpeteos, aleteos, hundimientos o saltonas?
- ¿Tiene la sensación de que su corazón se "salta" latidos?
- ¿Tiene antecedentes de hipertensión?
- ¿Ha comenzado recientemente algún tratamiento con digoxina?
- ¿Qué medicamentos toma?
- ¿Fuma, consume bebidas con cafeína o bebe alcohol? De ser así, ¿cuánto?

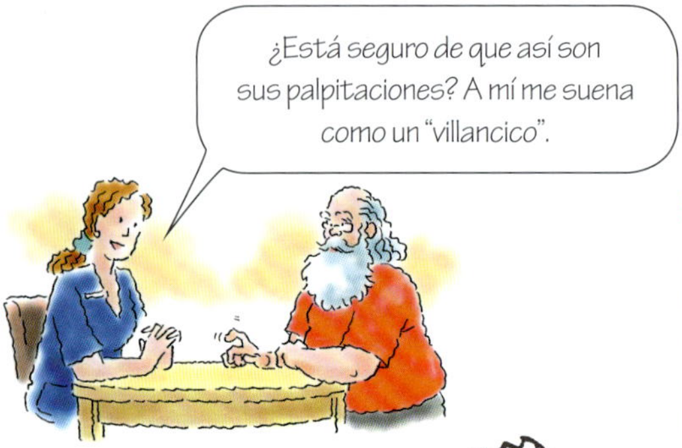

Nota

Realiza las siguientes preguntas al paciente acerca del síncope:

- ¿Sintió debilidad, mareos, náuseas o sudoración antes de desmayarse?
- ¿Se levantó de manera abrupta de una silla o al estar acostado?
- Durante el desmayo, ¿tuvo espasmos musculares o incontinencia?
- ¿Cuánto tiempo estuvo inconsciente?
- Cuando recuperó la consciencia, ¿estaba alerta o confundido?, ¿tuvo dolor de cabeza?
- ¿Se ha desmayado antes? Si es así, ¿con qué frecuencia?

Síncope

El *síncope* es un episodio breve y autolimitado de pérdida de la consciencia que resulta de la disminución del flujo sanguíneo encefálico. Por lo general, ocurre de manera abrupta, es transitorio y dura sólo segundos o minutos. El síncope puede ser causado por patologías como el síndrome del arco aórtico, estenosis aórtica, infarto agudo de miocardio, disección aórtica, embolia pulmonar y arritmias (Walsh, K., Hoffmayer, K., & Hamdan, M.H. Syncope: Diagnosis and Management. *Current Problems in Cardiology* 40(2):51–86, 2015).

Los episodios de disminución del flujo, algunos de ellos asociados con la insuficiencia cardíaca crónica o miocardiopatías avanzadas, pueden causar hipotensión, que resulta en hipoperfusión temporal en el cerebro. Cuando ocurre un síncope, la persona suele permanecer sin movimiento y con sus músculos en relajación. El grado de consciencia varía. La persona tiene una apariencia muy pálida, pulso débil y lento, hipotensión y respiración casi imperceptible (http://emedicine.medscape.com/article/811669-overview#a8).

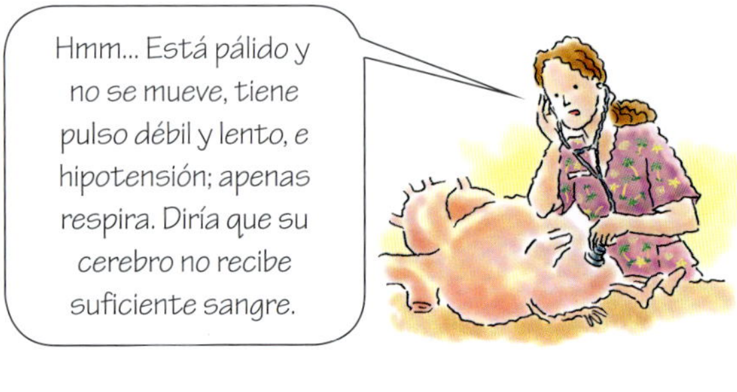

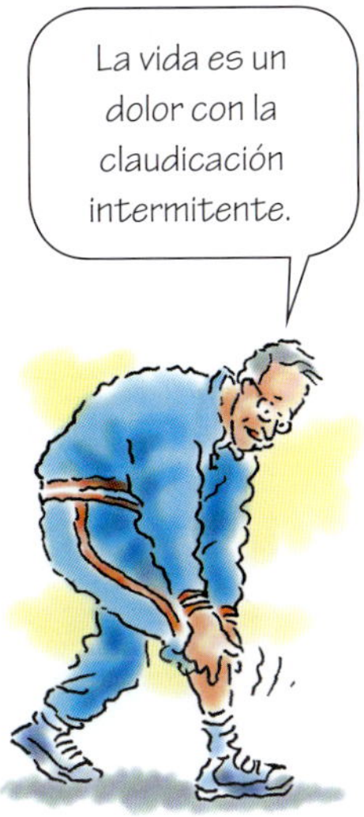

Claudicación intermitente

La *claudicación intermitente* es un dolor grave, similar a un calambre, que se presenta durante el ejercicio y se alivia con 1 o 2 min de reposo. Se presenta de manera habitual en las piernas y es el síntoma principal de la arteriopatía periférica. Este dolor puede ser agudo o crónico. Cuando es agudo, puede indicar oclusión arterial aguda. La claudicación intermitente suele ser causada por alteraciones como la enfermedad arterioesclerótica oclusiva, oclusión arterial aguda o arterioesclerosis obliterante (http://www.umm.edu/health/medical/reports/articles/peripheral-artery-disease-and-intermittent-claudication).

Nota

Formula al paciente las siguientes preguntas:

- ¿Qué tanto puede caminar antes de que comience el dolor?
- ¿Cuánto debe descansar para que disminuya?
- ¿Puede caminar tanto como antes o debe descansar con más frecuencia?
- ¿Varía el patrón del dolor?
- ¿Sus síntomas han afectado su estilo de vida?

Edema periférico

El *edema periférico* es consecuencia del exceso de líquido intersticial en brazos y piernas. Puede ser unilateral o bilateral, leve o notorio, con fóvea o sin ella. El edema en los brazos puede derivar del síndrome de vena cava superior o de tromboflebitis. El edema en piernas puede ser un signo temprano de insuficiencia cardíaca derecha, tromboflebitis o insuficiencia venosa crónica.

Nota

Realiza al paciente las siguientes preguntas sobre el edema periférico:

- ¿Desde cuándo tiene la hinchazón?
- ¿Comenzó de manera abrupta o gradual?
- ¿La hinchazón disminuye si eleva su pierna?
- ¿Es más notoria por las mañanas o aumenta de manera gradual a lo largo del día?
- ¿Ha tenido lesiones recientes, cirugías o enfermedades que le impidan moverse?
- ¿Tiene antecedentes de alguna enfermedad cardiovascular?
- ¿Toma algún medicamento de prescripción médica o de venta libre?

Nota

Pregunta al paciente con síntomas cardiovasculares si tiene alguno de los siguientes signos y síntomas:

- Falta de aire con el ejercicio, al recostarse o durante la noche
- Tos
- Cianosis o palidez
- Debilidad
- Fatiga
- Variaciones en el peso sin razón aparente
- Mareos
- Dolor de cabeza
- Presión arterial alta o baja
- Alteraciones cutáneas, como pérdida de vello, cambio de coloración o aspecto friable y brilloso

Otros signos y síntomas

Pregunta al paciente si tiene cualquier otro signo o síntoma. Además, pregunta acerca de los antecedentes familiares y personales referentes a enfermedades cardiacas, diabetes y enfermedades crónicas pulmonares, renales y hepáticas.

Medición de la presión arterial

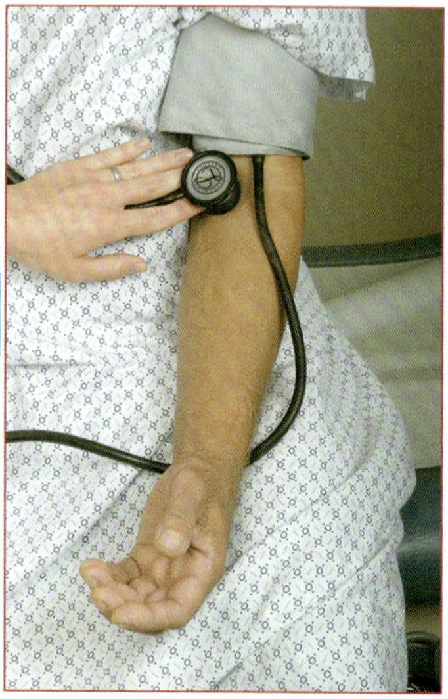

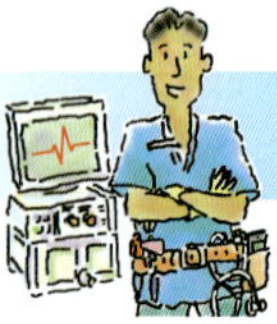

Equipo adecuado

Al tomar la presión arterial de un paciente, estás midiendo la presión lateral que ejerce la sangre sobre las paredes de las arterias a medida que el corazón se contrae (presión sistólica) y se relaja (presión diastólica). Sigue estos consejos para obtener una lectura precisa:

- Usa un manguito 20-25% más ancho que la circunferencia del brazo del paciente.
- Coloca el brazo del paciente a la altura del corazón.
- Emplea la campana del estetoscopio.
- Desinfla el manguito a una velocidad de 2-3 mm Hg/s.
- Escucha las cinco fases de los ruidos de Korotkoff.

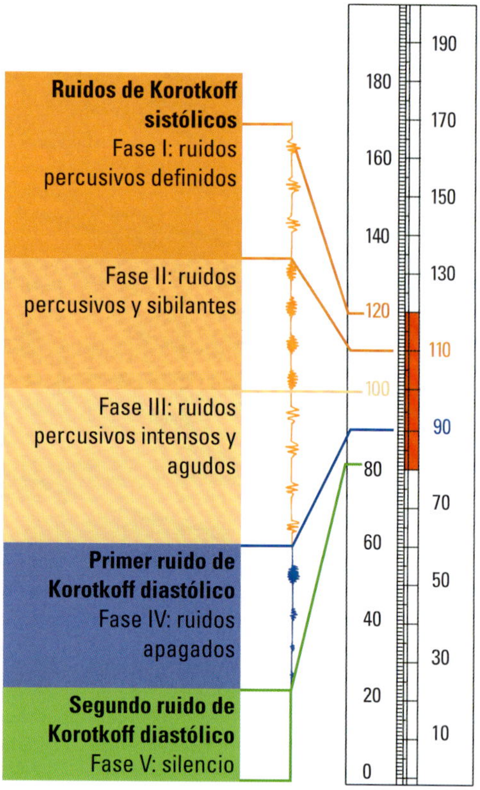

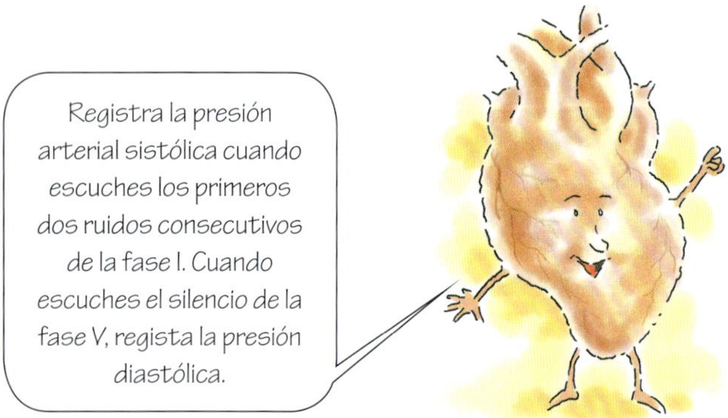
Registra la presión arterial sistólica cuando escuches los primeros dos ruidos consecutivos de la fase I. Cuando escuches el silencio de la fase V, regista la presión diastólica.

Inspección del área cardíaca

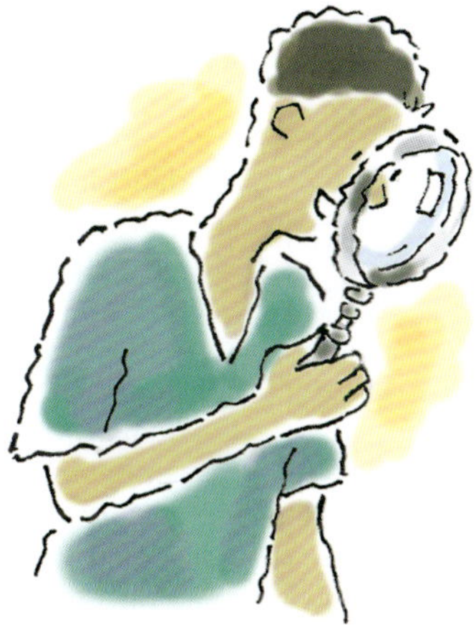

1

Toma un momento para evaluar el aspecto general del paciente (hábito exterior). ¿Es muy delgado u obeso?, ¿se encuentra alerta o está ansioso? Observa el color, temperatura, turgencia y textura de la piel del paciente. ¿Sus dedos se ensanchan en la porción distal? Si su piel es oscura, inspecciona las mucosas en busca de palidez.

2

A continuación, inspecciona el tórax. Considera las referencias que puedes emplear para describir tus hallazgos e identificar las estructuras que se encuentran detrás de la pared torácica. Además, busca pulsaciones, simetría de los movimientos, retracciones u oscilaciones (un impulso intenso hacia adelante que ocurre durante la sístole).

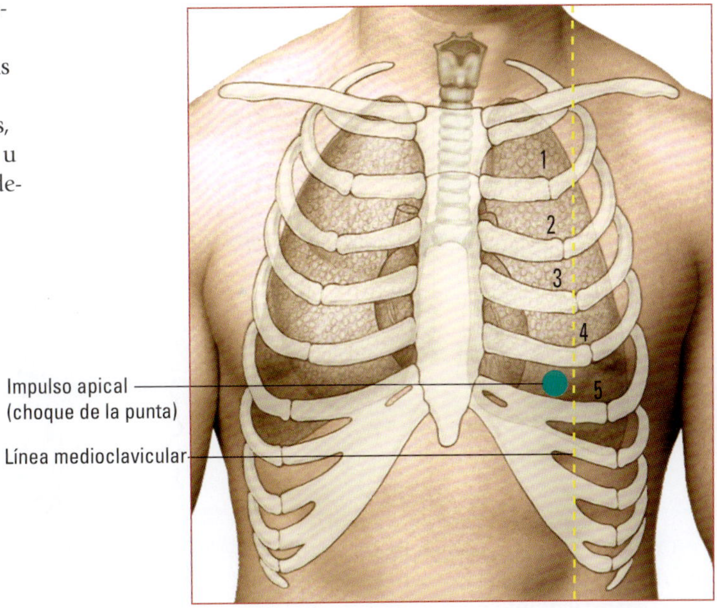

3

Registra la ubicación del choque de la punta, incluyendo cualquier desplazamiento. El choque de la punta debe estar en la convergencia del quinto espacio intercostal y la línea medioclavicular izquierda. Por lo general, es el punto de máximo impulso y puede apreciarce en cerca del 50% de los adultos. Notarás que es más fácil notarlo en los niños y pacientes con pared torácica delgada. Debido a que el choque de la punta corresponde al ápice del corazón, ayuda a valorar qué tan bien funciona el ventrículo izquierdo.

Palpación y percusión del área cardíaca

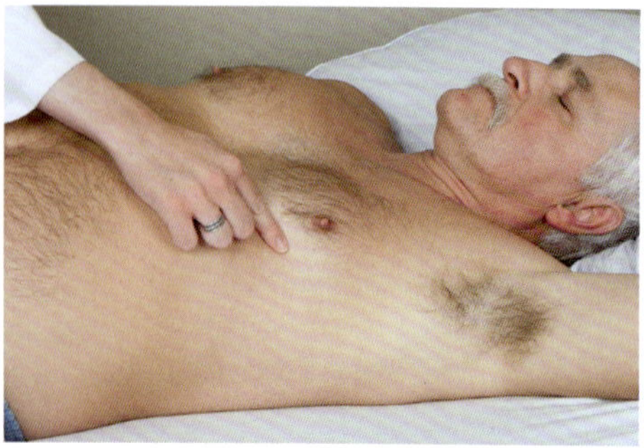

Ten cuidado cuando palpes al paciente para evitar pasar por alto las pulsaciones o hallazgos similares. Utiliza la porción tenar y luego las yemas para palpar sobre el área precordial y detectar el choque de la punta. Presta atención a las pulsaciones o frémitos (pequeñas vibraciones que se perciben como el ronroneo de un gato).

Puede ser difícil palpar el choque de la punta en personas obesas, embarazadas o con pared torácica gruesa. Si la palpación es difícil con el paciente en decúbito supino, intenta colocarlo en decúbito lateral izquierdo o con la espalda recta. También puede ser de ayuda hacer que el paciente exhale por completo y detenga la respiración durante algunos segundos.

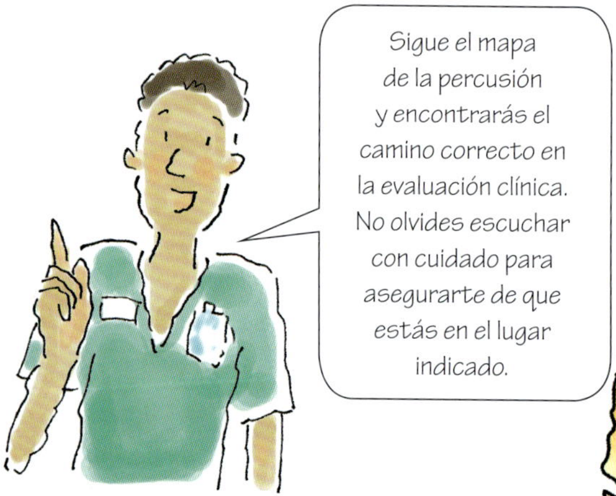
Sigue el mapa de la percusión y encontrarás el camino correcto en la evaluación clínica. No olvides escuchar con cuidado para asegurarte de que estás en el lugar indicado.

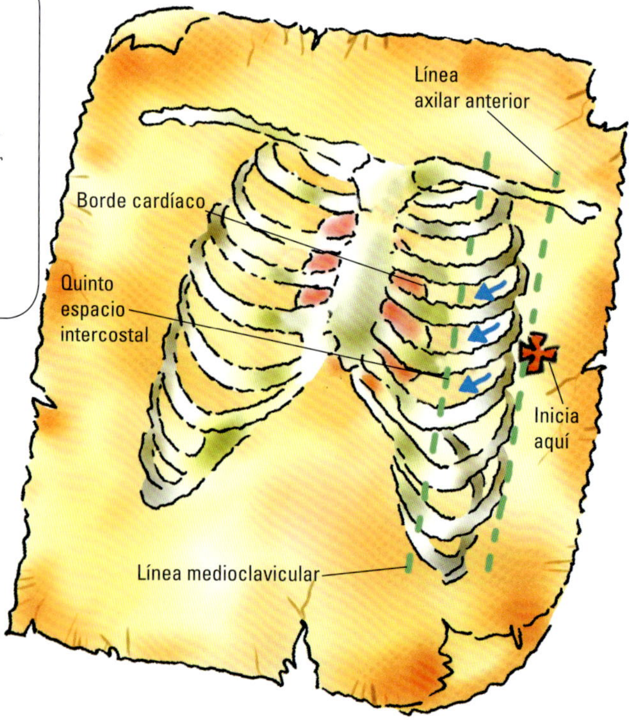

Comienza la percusión en la línea axilar anterior y dirígete hacia el esternón a través del tercer, cuarto y quinto espacio intercostal. Los ruidos cambian de resonancia a matidez sobre el borde izquierdo del corazón, por lo general, en la línea medioclavicular. El borde derecho del corazón suele alinearse con el esternón y no es posible percutirlo.

Auscultación de ruidos cardíacos

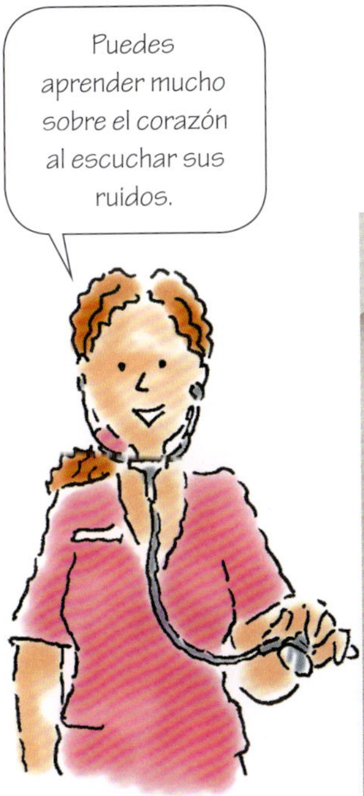
Puedes aprender mucho sobre el corazón al escuchar sus ruidos.

La auscultación cardíaca requiere de un abordaje metódico y mucha práctica. Comienza por identificar los cuatro focos de auscultación, que se nombran de acuerdo con las válvulas cardíacas, aunque no se localizan sobre ellas. En realidad, los focos se localizan sobre el camino que toma la sangre a través de las cavidades y válvulas cardíacas.

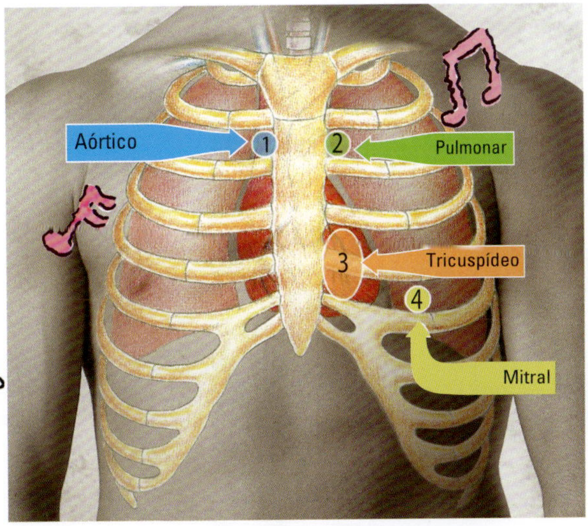

1

Comienza la auscultación sobre el **foco aórtico**; coloca el estetoscopio sobre el segundo espacio intercostal y la línea paraesternal derecha.

2

Después, continúa por el **foco pulmonar**, localizado en el segundo espacio intercostal y sobre la línea paraesternal izquierda.

3

A continuación, evalúa el **foco tricuspídeo**, ubicado sobre los espacios intercostales cuarto y quinto, en la línea paraesternal izquierda.

4

Por último, ausculta sobre el **foco mitral**, localizado sobre el quinto espacio intercostal, cerca de la línea medioclavicular.

Sigue el camino

- En el **foco aórtico**, los ruidos reflejan el paso de la sangre desde el ventrículo izquierdo en la diástole, su paso por la válvula aórtica y su flujo por el arco aórtico.
- En el **foco pulmonar**, los ruidos reflejan la eyección de la sangre desde el ventrículo derecho durante la sístole, su paso por la válvula pulmonar y su flujo por la arteria pulmonar.
- En el **foco tricuspídeo**, los ruidos reflejan el movimiento de la sangre desde la aurícula derecha y la válvula tricúspide, y el llenado ventricular durante la diástole.
- En el **foco mitral**, también conocido como *foco apical*, los ruidos indican el flujo de sangre a través de la válvula mitral y el llenado ventricular durante la diástole.

Ruidos cardíacos

La *sístole* es el período de contracción ventricular. A medida que la presión en los ventrículos aumenta, las válvulas tricúspide y mitral se cierran. Este cierre es el que produce el primer ruido cardíaco, R_1. Al final de la contracción ventricular, las válvulas aórtica y pulmonar se cierran. Este acontecimiento produce el segundo ruido cardíaco, R_2.

Siempre debes identificar primero R_1 y R_2. Después puedes identificar los ruidos accesorios (adventicios), como el tercer y cuarto ruido cardíaco (R_3 y R_4). También ausculta los *soplos*, que son sonidos que simulan vibraciones, soplidos o retumbos.

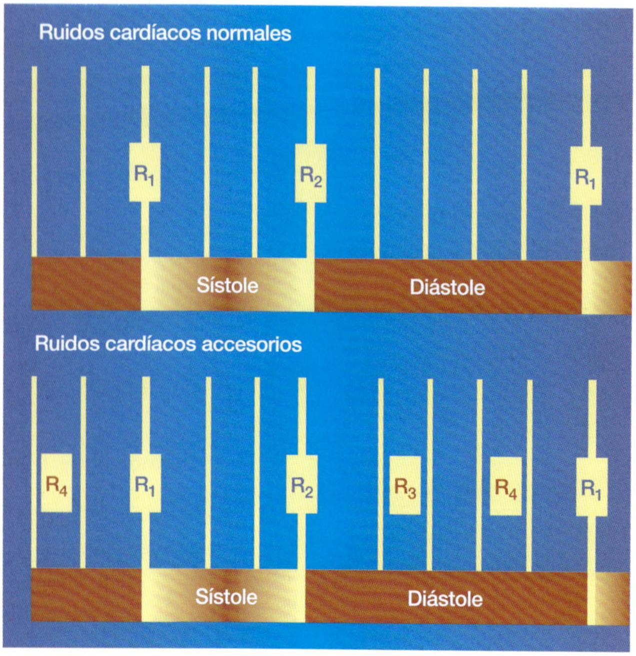

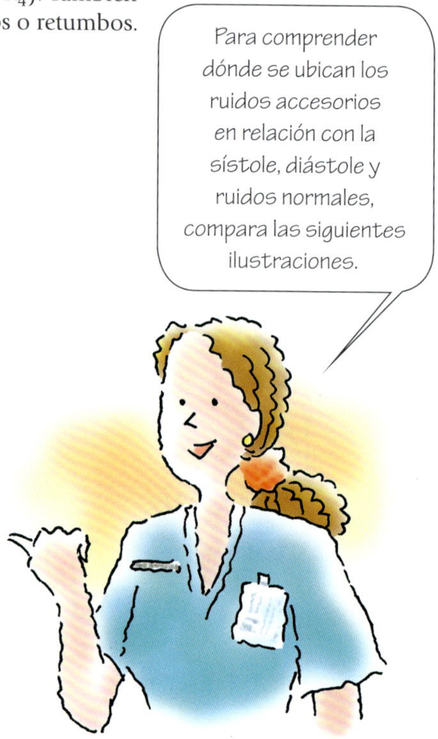
Para comprender dónde se ubican los ruidos accesorios en relación con la sístole, diástole y ruidos normales, compara las siguientes ilustraciones.

Consejos para la auscultación

- Concéntrate al auscultar cada uno de los ruidos.
- Evita auscultar sobre la ropa o algún recubrimiento de heridas, pues este tipo de objetos bloquean el sonido.
- Evita percibir sonidos externos impidiendo el contacto del tubo del estetoscopio con el paciente u otras superficies.
- Hasta que adquieras suficiente habilidad, explica al paciente que el hecho de que escuches su corazón por un largo período no significa que algo esté mal.
- Pide al paciente que respire con normalidad y que mantenga la respiración en ciertos períodos para mejorar los ruidos difíciles de percibir.

Identificación de ruidos cardíacos anómalos

Soplos

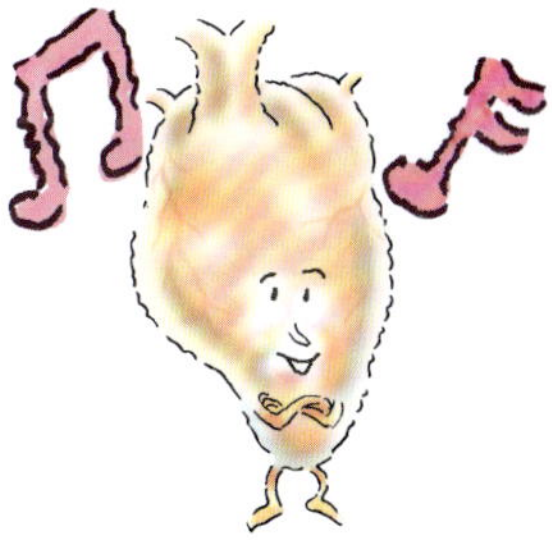

Los *soplos cardíacos* son el resultado del flujo turbulento de la sangre (https://www.uptodate.com/contents/auscultation-of-cardiac-murmurs-in-adults). Los soplos se pueden presentar durante la diástole o la sístole, y se describen mediante diversos criterios. Su tono puede ser alto, medio o bajo. Pueden variar en intensidad o configuración, y hacerse más o menos intensos. Pueden tener diferente localización, patrón (sibilante, áspero, musical), irradiación (al cuello o axila) y ubicación dentro del ciclo cardíaco (holosistólico, mesosistólico, diastólico).

Más acerca de los soplos

Si logras identificar un soplo, escucha con atención para establecer su temporalidad en el ciclo cardíaco. Después, determina sus características: calidad (sibilante, musical, áspero o retumbante), tono (medio, alto o bajo) y localización (dónde se percibe con mayor intensidad). Emplea la escala estándar de seis niveles para describir la intensidad del soplo.

Grado 1: apenas perceptible, incluso con el oído educado.
Grado 2: claramente perceptible.
Grado 3: moderadamente intenso.
Grado 4: intenso, con frémito.
Grado 5: muy intenso, con frémito. Puede escucharse con el contacto parcial del estetoscopio sobre el tórax.
Grado 6: extremadamente intenso, con frémito. Puede escucharse sin hacer contacto con el estetoscopio sobre el tórax.

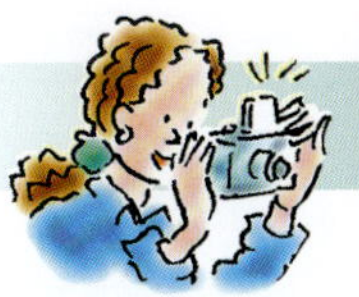

En imágenes

La mejor forma de escuchar los soplos es con el paciente sentado e inclinado hacia adelante, o recostado sobre su costado izquierdo, como se muestra en la imagen. Ausculta los soplos sobre las mismas áreas precordiales que se emplean para los ruidos cardíacos.

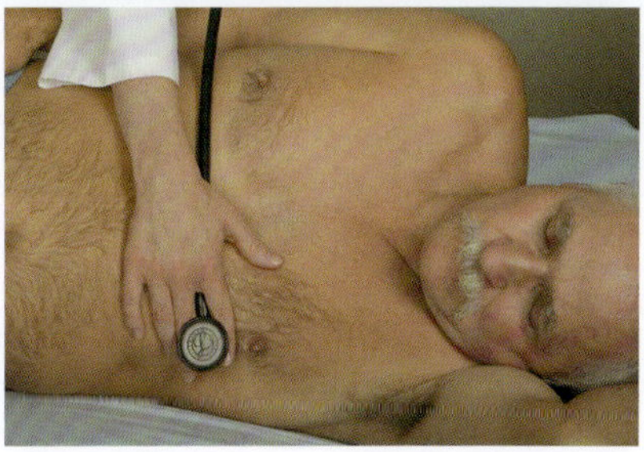

Formas de los soplos

Para ayudar a clasificar los soplos, comienza por identificar su forma. A continuación, se muestran cuatro patrones básicos de los soplos:

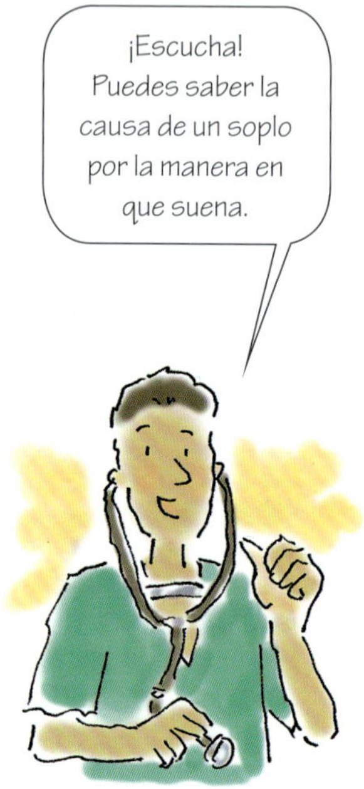
¡Escucha! Puedes saber la causa de un soplo por la manera en que suena.

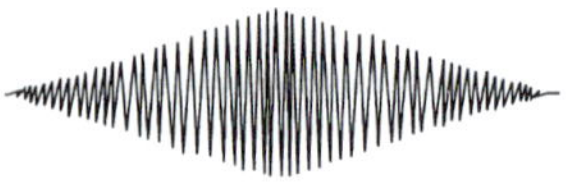

Creciente/decreciente
(forma de rombo)
- Comienza de manera suave, se intensifica repentinamente y se desvanece.
- Ejemplos: estenosis pulmonar, estenosis aórtica, prolapso de válvula mitral, estenosis mitral.

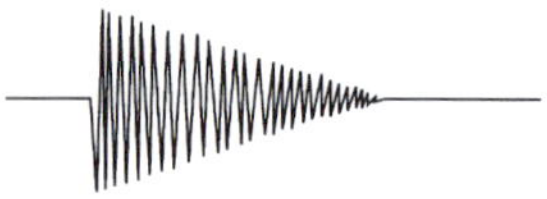

Decreciente
- Comienza de manera intensa y se desvanece gradualmente.
- Ejemplos: insuficiencia aórtica e insuficiencia pulmonar.

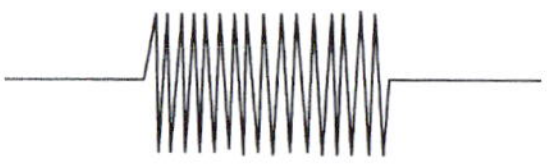

Holosistólico
(holosistólico o en meseta)
- Es uniforme de principio a fin.
- Ejemplos: insuficiencia mitral o tricuspídea.

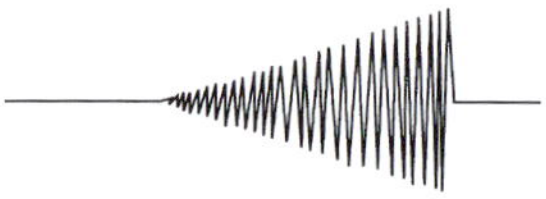

Creciente
- Comienza de forma suave y aumenta gradualmente.
- Ejemplos: estenosis tricuspídea, prolapso de válvula mitral.

Diferenciación de los soplos cardíacos

Qué escuchas	Dónde lo escuchas	Qué lo causa
• Tono medio • Calidad áspera • Posiblemente musical en el ápice • Más intenso con la espiración • Grado 4 o superior	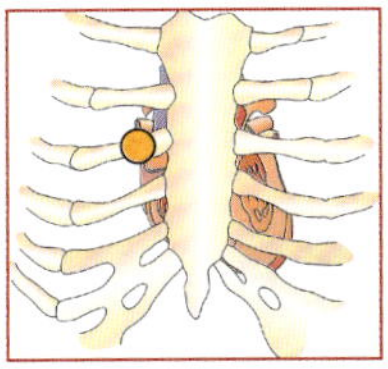	Estenosis aórtica
• Tono medio • Calidad áspera • Grado de intensidad variable	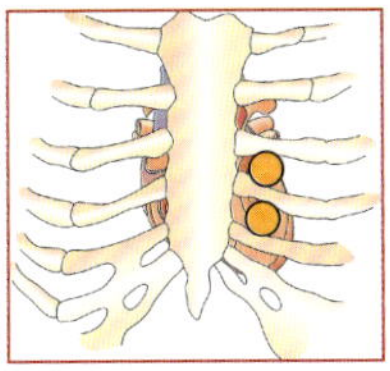	Miocardiopatía hipertrófica
• Tono alto • Calidad sibilante • Intensidad de grado 1 a 3	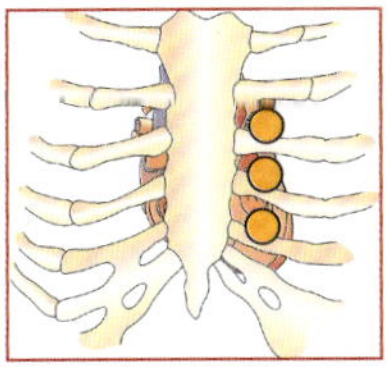	Insuficiencia aórtica
• Tono medio a alto • Calidad sibilante • Intensidad de baja a alta	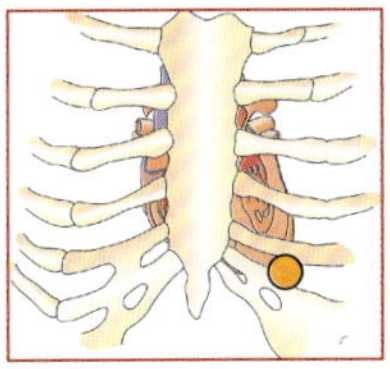	Insuficiencia mitral

Qué escuchas	Dónde lo escuchas	Qué lo causa
• Tono de medio a alto • Calidad sibilante • Intensidad variable • Se intensifica ligeramente con la inspiración	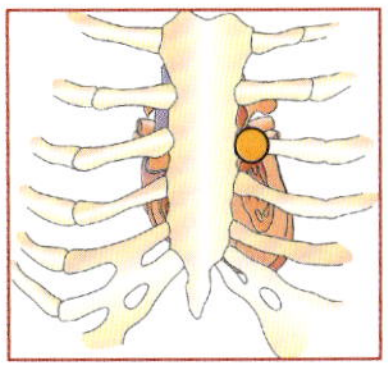	Insuficiencia tricuspídea
• Tono alto • Calidad áspera • Intensidad de grado 5 o 6	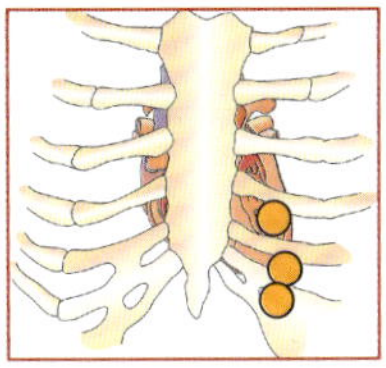	Defecto del tabique ventricular
• Tono bajo • Calidad retumbante • Intensidad de grado 1 a 4	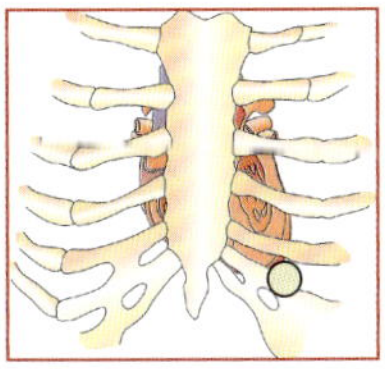	Estenosis mitral

= Campana

= Diafragma

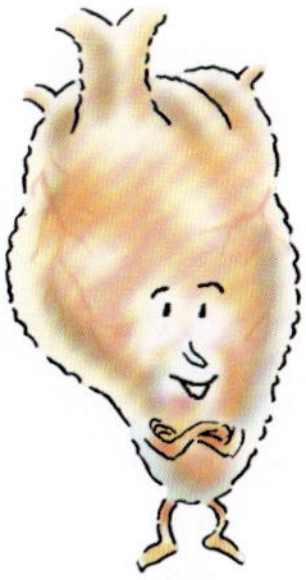

Galope y frote

R_3: signo clásico de insuficiencia cardíaca

R_3, también conocido como *galope ventricular*, se percibe con frecuencia en los niños y puede ser normal durante el último trimestre del embarazo. No obstante, el ruido puede ser signo cardinal de insuficiencia cardíaca en adultos mayores. Debido a que se presenta después de R_2, suele compararse con la "y" en Kentuck-y. R_3 es de tono bajo y se percibe mejor en el ápice cuando el paciente se recuesta sobre su costado izquierdo.

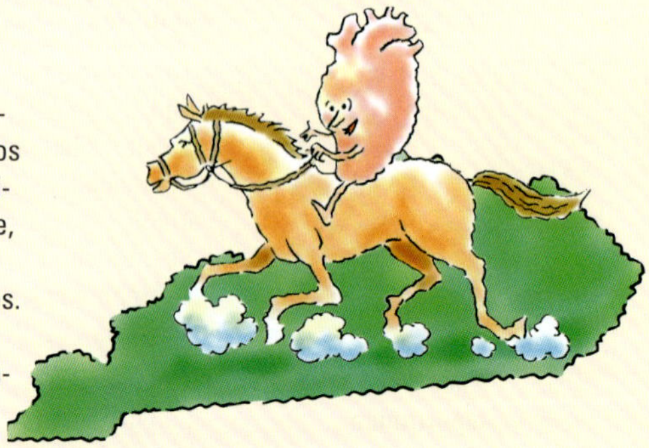

- Durante la fase temprana de la diástole, las válvulas pulmonar y aórtica se cierran, produciendo R_2.
- Una gran cantidad de sangre se dirige a los ventrículos, posiblemente como respuesta al edema pulmonar, un defecto del tabique auricular o un infarto agudo de miocardio.
- El llenado ventricular rápido causa vibraciones, produciendo R_3.

R_4: consecuencia de un infarto

También conocido como *galope auricular*, R_4 es un ruido cardíaco accesorio que se percibe mejor sobre las áreas tricuspídea y mitral cuando el paciente se encuentra recostado sobre su lado izquierdo. Los pacientes de edad avanzada y aquellos con hipertensión, estenosis aórtica o antecedentes de infarto de miocardio pueden presentar R_4. Es frecuente comparar el ruido con Ten-nessee porque ocurre justo antes de R_1, después de la contracción auricular.

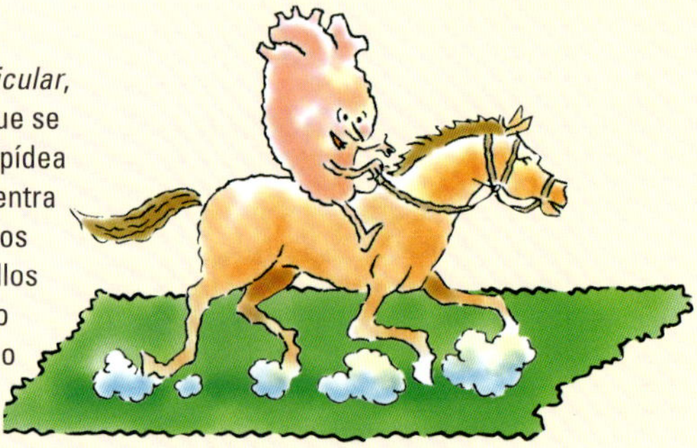

- Durante la diástole auricular, las aurículas se contraen para expulsar la sangre hacia los ventrículos.
- Si los ventrículos no se mueven o expanden como deben hacerlo, las aurículas deben trabajar más para expulsar la sangre. Ello causa que las aurículas vibren y produzcan R_4.
- Conforme los ventrículos se llenan y aumenta la presión, las válvulas mitral y tricúspide se cierran, causando R_1.

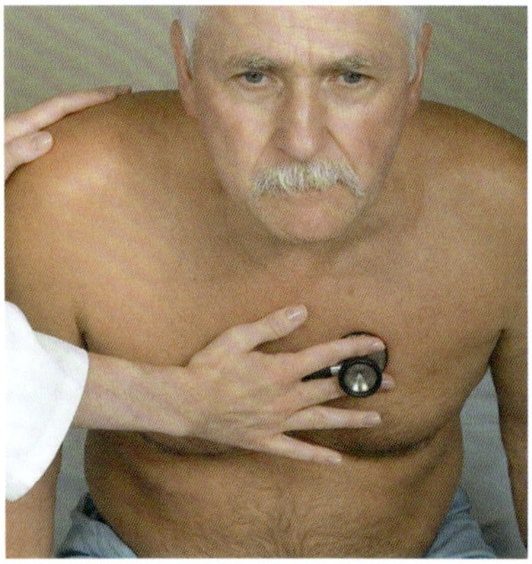

No pases por alto el frote

Escuchar el frote pericárdico también es una parte importante de la evaluación. Para hacerlo, pide al paciente que se siente derecho, se incline hacia adelante y exhale, como se muestra en la figura de la izquierda. Escucha con el diafragma del estetoscopio sobre el tercer espacio intercostal izquierdo. El frote pericárdico tiene una cualidad áspera y de fricción. Si sospechas la presencia del frote pericárdico, pero tienes dificultad para escucharlo, pide al paciente que detenga la respiración.

Evaluación del sistema vascular

Inspección

Comienza la valoración del sistema vascular de la misma manera en que inicias la del sistema cardíaco (mediante observaciones generales). Por ejemplo, comienza explorando los brazos mientras tomas las constantes vitales. Completa la inspección con la ayuda de la lista de la derecha.

Nota

- ¿Los brazos del paciente son del mismo tamaño?
- ¿Las piernas son simétricas?
- ¿Qué aspecto tienen las venas de las piernas cuando está de pie?
- ¿Cómo describirías su color de piel?
- ¿Cómo se distribuye el pelo de su cuerpo?
- ¿El paciente tiene heridas o cicatrices?
- ¿Observas signos de acropaquia o edema en las extremidades?
- Si el paciente está postrado en cama, ¿el sacro está inflamado?
- ¿Sus uñas presentan anomalías?

Valoración de la ingurgitación yugular

Ahora inspecciona las venas yugulares. La vena yugular interna tiene pulsaciones más suaves y ondulantes. A diferencia de las pulsaciones de la arteria carótida, las de la vena yugular interna cambian en respuesta a la posición, la respiración y la palpación. Por lo general, la vena protruye cuando el paciente está acostado y se "aplana" cuando el paciente se levanta.

Cuando observes distensión yugular, coloca al paciente en un ángulo de 45° y mide la ingurgitación con una guía horizontal alineada en la parte más alta de las pulsaciones. A continuación, mide la distancia vertical con una regla. Las mediciones de 3-4 cm sobre el ángulo esternal son normales.

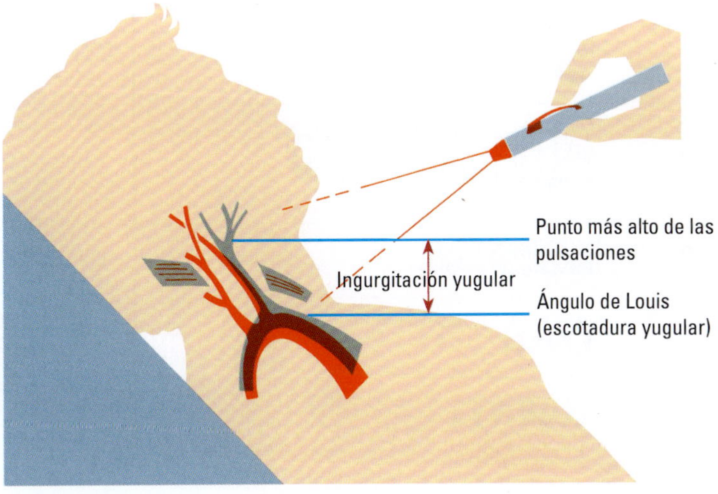

Palpación

El siguiente paso en la evaluación del sistema vascular es la palpación de los pulsos arteriales. Todos los pulsos deben tener un ritmo constante y la misma fuerza.

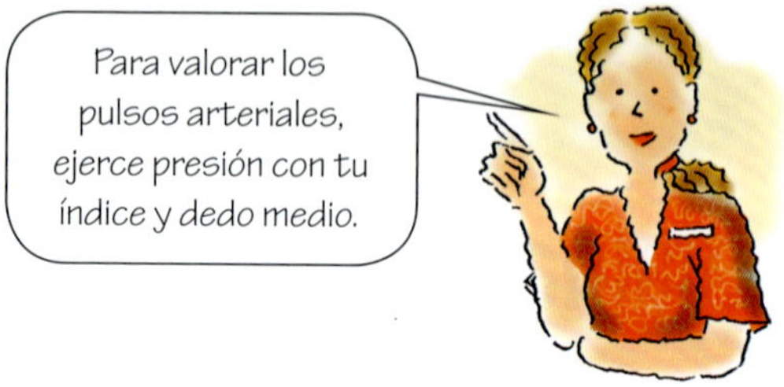
Para valorar los pulsos arteriales, ejerce presión con tu índice y dedo medio.

Pulso carotídeo

Coloca con cuidado tus dedos sobre la tráquea, debajo del ángulo mandibular. Nunca *palpes ambas carótidas al mismo tiempo.*

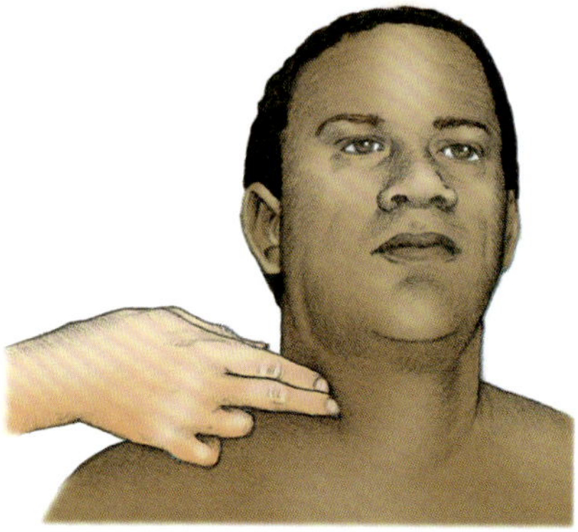

Pulso braquial

Coloca tus dedos de forma medial al tendón bicipital.

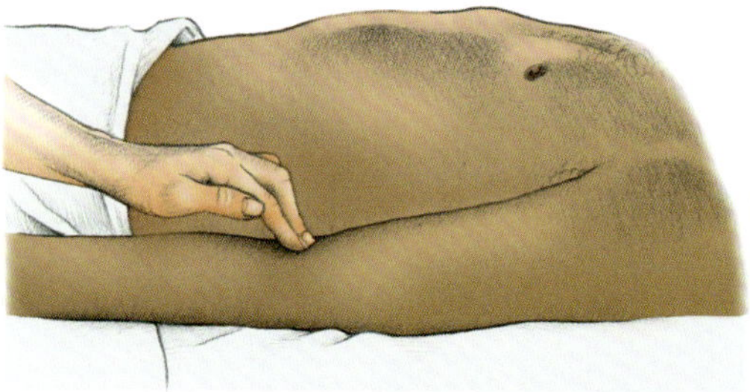

Un grado más

Los pulsos se gradúan de la siguiente manera:

4+	SALTÓN
3+	AUMENTADO
2+	NORMAL
1+	Débil
0	AUSENTE

Pulso radial

Ejerce presión ligera sobre el lado medial anterior de la muñeca, por debajo de la base del pulgar.

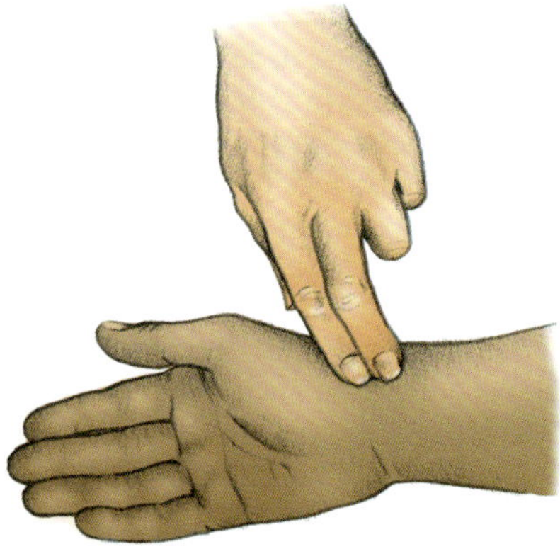

Una PALPITACIÓN, la elevación de la pared torácica percibida durante la palpación del borde esternal izquierdo, puede indicar hipertrofia ventricular derecha; si se presenta en el área ventricular izquierda, indica aneurisma ventricular.

El FRÉMITO, una vibración perceptible, por lo general indica alteraciones valvulares.

Pulso dorsal del pie

Coloca tus dedos en el dorso medial del pie mientras el paciente lo inclina hacia abajo. El pulso es difícil de palpar en este sitio y puede estar ausente en un paciente sano.

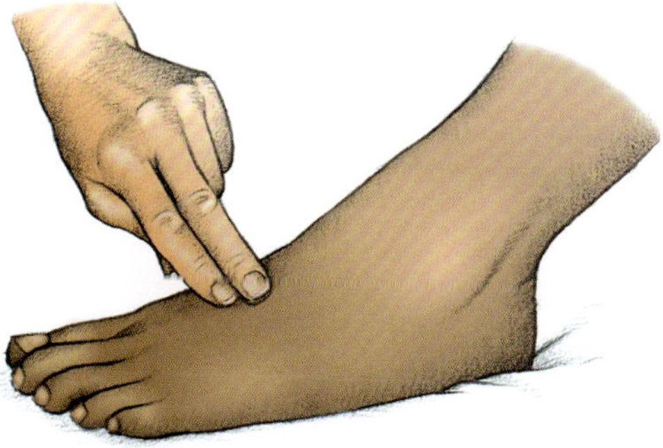

Pulso femoral

Presiona relativamente fuerte en un sitio inferior al ligamento inguinal. En el caso de un paciente con obesidad, palpa en el surco inguinal, a la mitad del hueso púbico y la cadera.

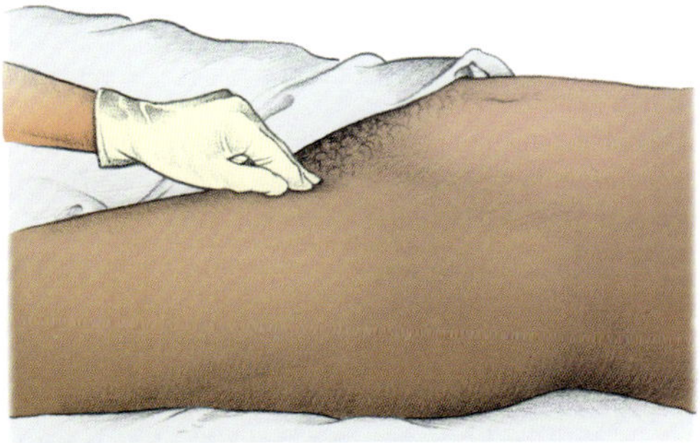

Pulso tibial posterior

Ejerce presión detrás y ligeramente por debajo del maléolo del tobillo.

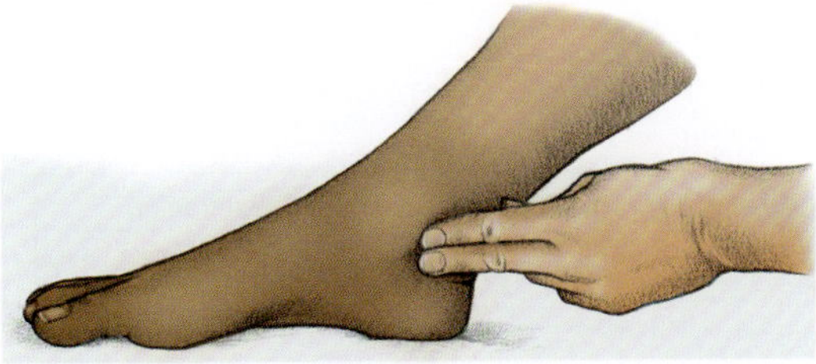

Pulso poplíteo

Presiona de manera firme sobre la fosa poplítea, detrás de la rodilla.

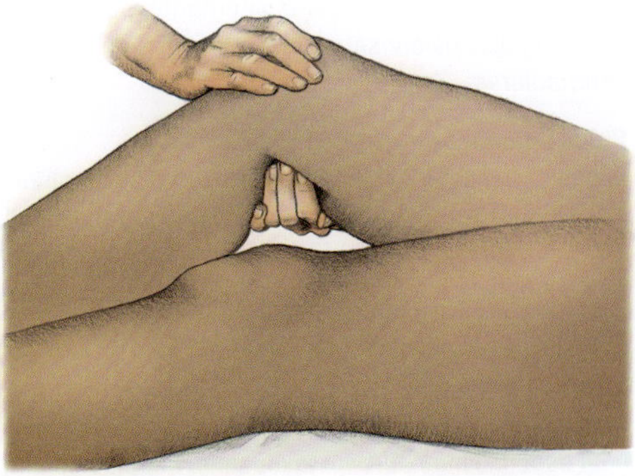

Auscultación

Después de la secuencia de palpación, ausculta sobre cada arteria utilizando la campana del estetoscopio. No debes percibir ningún ruido sobre las carótidas. Un soplo sibilante o zumbante puede indicar la formación de arterioesclerosis.

Valora la porción superior del abdomen en busca de pulsaciones, que pueden sugerir la presencia de un aneurisma aórtico. Por último, ausculta los pulsos renales, ilíacos, femorales y aórtico para detectar cualquier soplo o ruido anómalo.

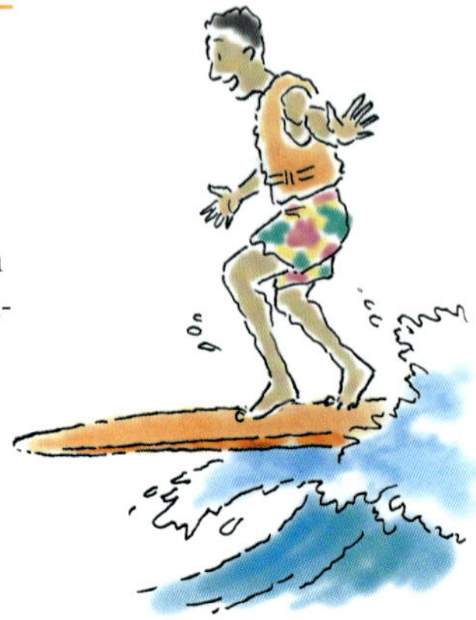

¡Qué buena onda!

Para identificar los pulsos arteriales anómalos, revisa las formas de las ondas que se muestran a continuación y determina cuál de ellas corresponde al pulso del paciente.

Pulso débil
Un pulso débil tiene amplitud disminuida y su elevación y descenso son lentos. Las posibles causas de un pulso débil incluyen aumento de la resistencia vascular periférica, como sucede en el clima frío o la insuficiencia cardíaca grave, y disminución del volumen latido, como ocurre en la hipovolemia y la estenosis aórtica.

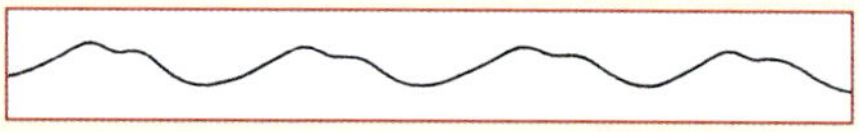

Pulso saltón
Un pulso saltón tiene un ascenso y descenso bien delimitados, con una cúspide puntiaguda y amplitud elevada. Las causas probables de un pulso saltón incluyen la disminución del volumen latido, como se ve en la insuficiencia aórtica, y el endurecimiento de las paredes arteriales, como ocurre con el envejecimiento.

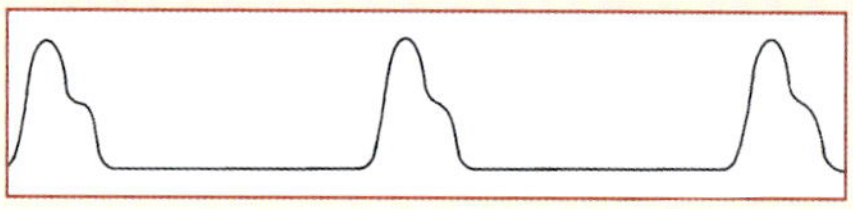

Pulso alternante
El pulso alternante tiene un patrón constante y alternante de pulsos débiles y fuertes. Este tipo de pulso se asocia con la insuficiencia cardíaca izquierda.

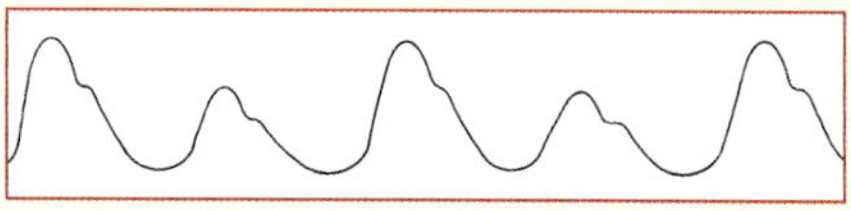

Pulso bigémino
El pulso bigémino es similar al alternante, pero tiene un patrón irregular. El pulso es consecuencia de latidos prematuros auriculares o ventriculares.

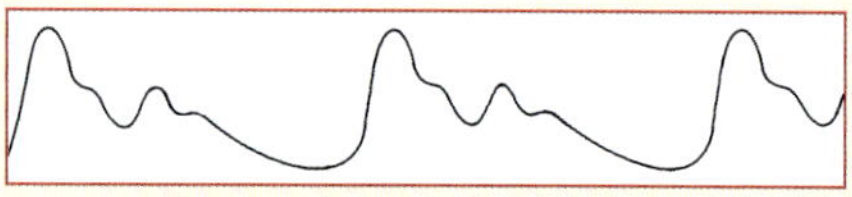

Pulso paradójico
El pulso paradójico aumenta y disminuye su amplitud de acuerdo con el ciclo respiratorio. Cuando el paciente inhala, el pulso disminuye de manera considerable. El pulso paradójico se asocia con el taponamiento pericárdico, la insuficiencia cardíaca grave y la pericarditis constrictiva.

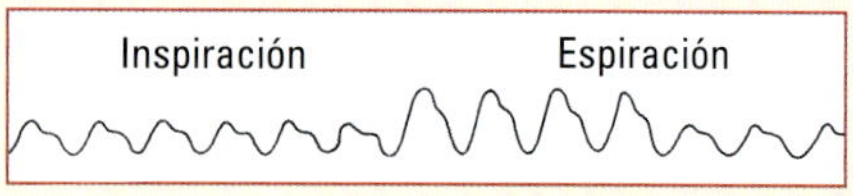

Pulso en mitra
El pulso en mitra muestra un ascenso inicial seguido de un descenso y un ascenso más durante la diástole. El pulso en mitra es provocado por la estenosis o insuficiencia aórticas.

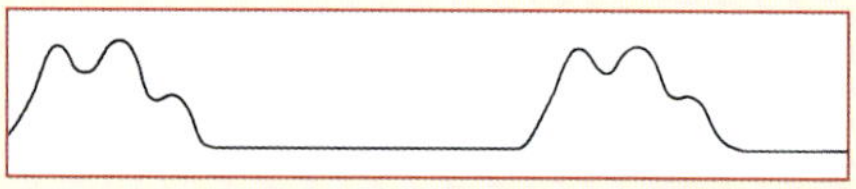

Focos abdominales de auscultación

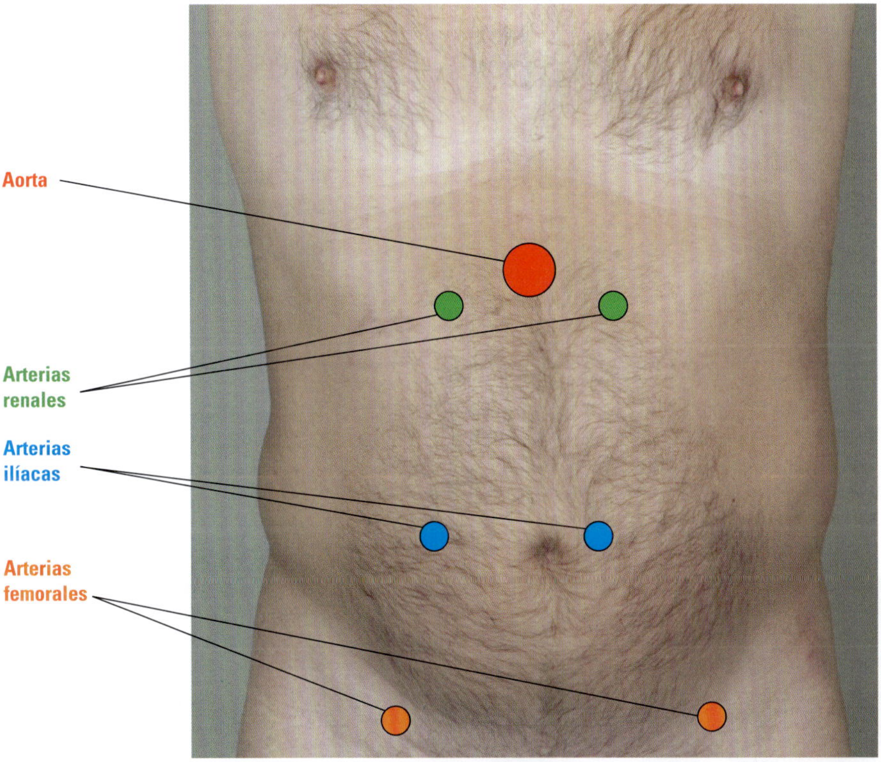

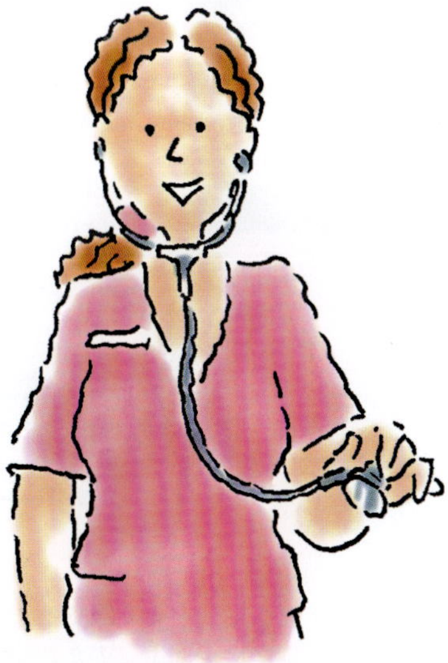

¿Por qué tanto alboroto?
Al auscultar una arteria, es probable que escuches un soplo (un ruido vascular similar a los soplos cardíacos, causado por el flujo turbulento de sangre a través de una arteria con calibre disminuido). En algunas ocasiones, puedes escuchar en una persona sana un soplo sobre la región epigástrica sólo durante la sístole.

Identificación de hallazgos vasculares anómalos

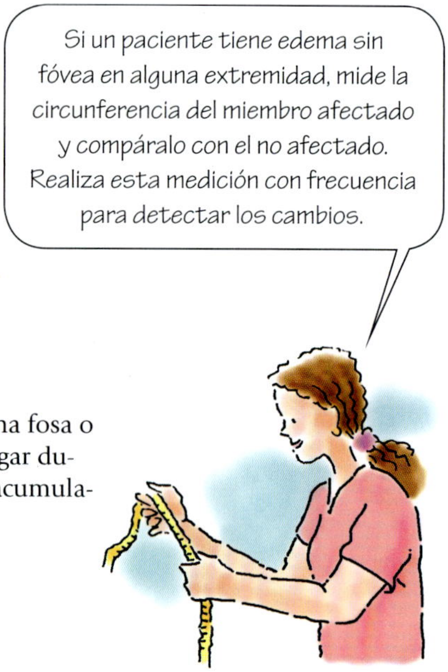
Si un paciente tiene edema sin fóvea en alguna extremidad, mide la circunferencia del miembro afectado y compáralo con el no afectado. Realiza esta medición con frecuencia para detectar los cambios.

Edema periférico

El edema puede indicar insuficiencia cardíaca o venosa. También puede ser el resultado de venas varicosas o tromboflebitis.

El edema con fóvea, por lo general, tiene origen venoso y muestra una fosa o depresión en el área afectada cuando se presiona firmemente con el pulgar durante al menos 5 s. El edema puede no tener fóvea cuando se debe a la acumulación de linfa en un área en declive.

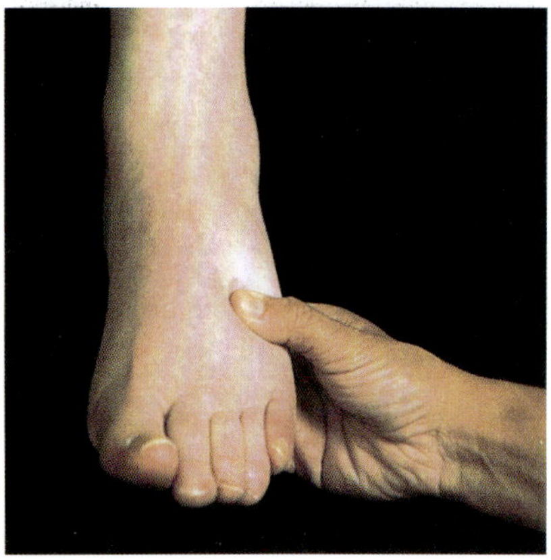

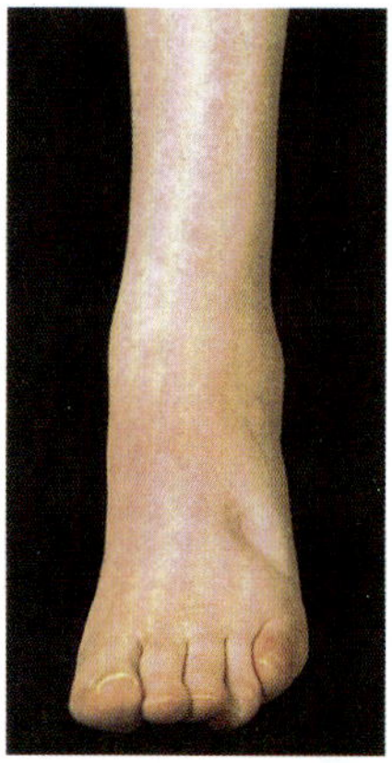

¡A la fosa!

El edema con fóvea se gradúa en una escala de cuatro niveles.

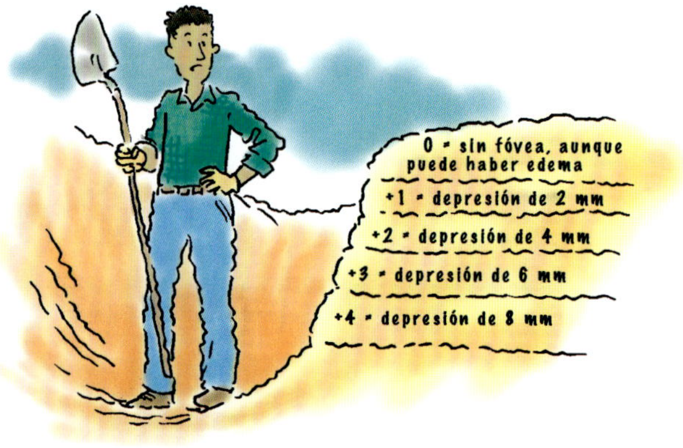
0 = sin fóvea, aunque puede haber edema
+1 = depresión de 2 mm
+2 = depresión de 4 mm
+3 = depresión de 6 mm
+4 = depresión de 8 mm

Insuficiencia vascular

Los hallazgos durante la valoración son diferentes entre los pacientes con insuficiencia arterial y aquellos con insuficiencia venosa crónica.

Insuficiencia arterial

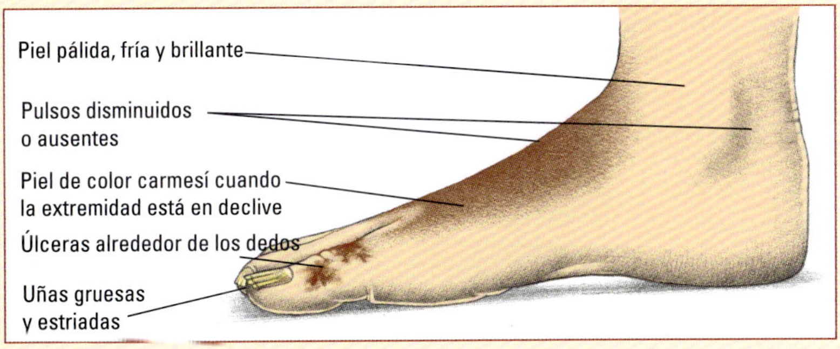

Insuficiencia venosa crónica

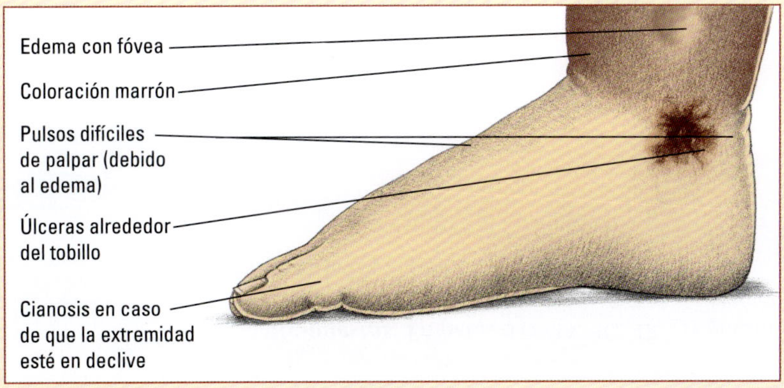

Preguntas de autoevaluación

En pares

Relaciona el tipo de soplo que se muestra en las imágenes y el nombre que lo describe.

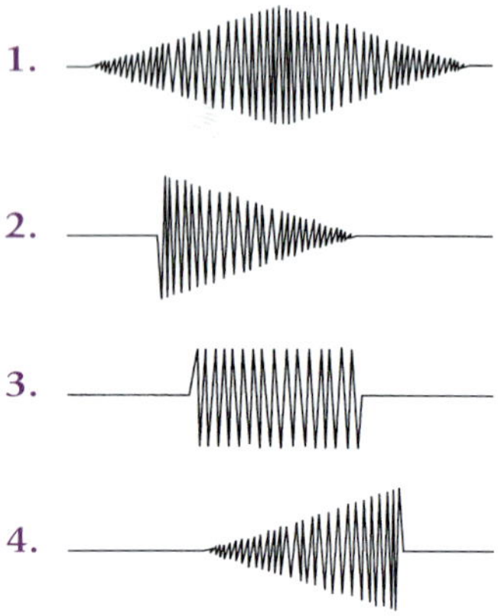

A. Decreciente

B. Creciente

C. Holosistólico

D. Creciente/decreciente

¿Te gustan las etiquetas?

Identifica los signos y síntomas de la insuficiencia arterial en la ilustración.

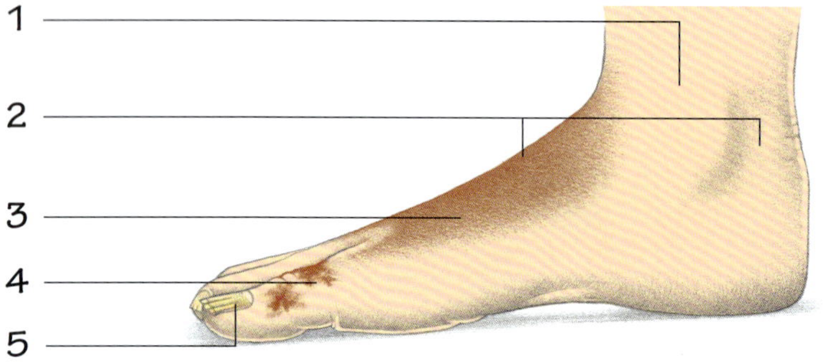

Respuestas: En pares: 1D, 2A, 3C, 4B. ¿Te gustan las etiquetas?: 1. Piel pálida y brillante; 2. Pulsos disminuidos; 3. Enrojecimiento; 4. Úlceras; 5. Uñas gruesas y estriadas.

Bibliografía

http://www.heart.org/HEARTORG/Conditions/HeartAttack/DiagnosingaHeartAttack/Angina-Chest-Pain_UCM_450308_Article.jsp#.WQZe19y1uss

Walsh, K., Hoffmayer, K., & Hamdan, M.H. Syncope: Diagnosis and Management, *Current Problems in Cardiology* 40(2):51–86, 2015.

Capítulo 3

Pruebas de diagnóstico

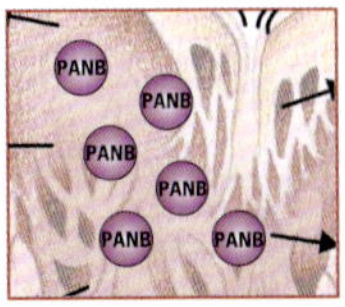

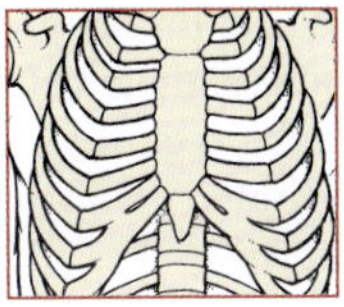

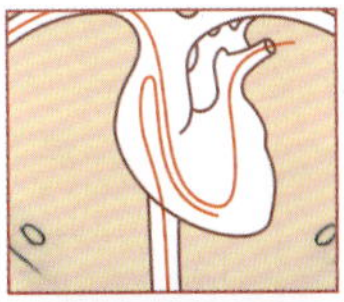

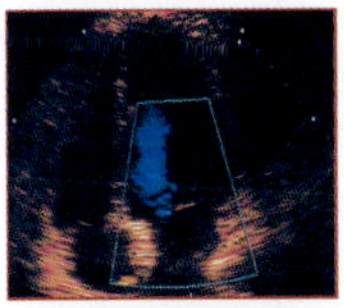

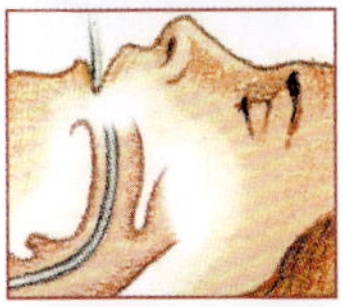

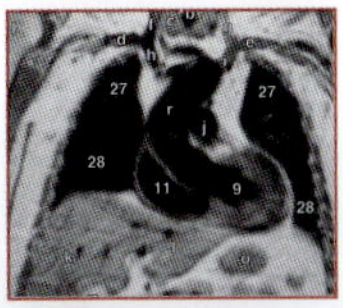

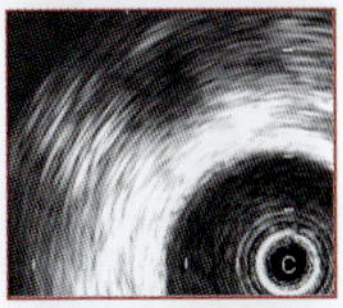

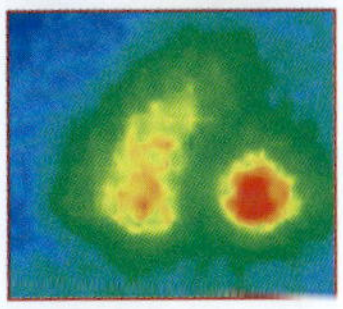

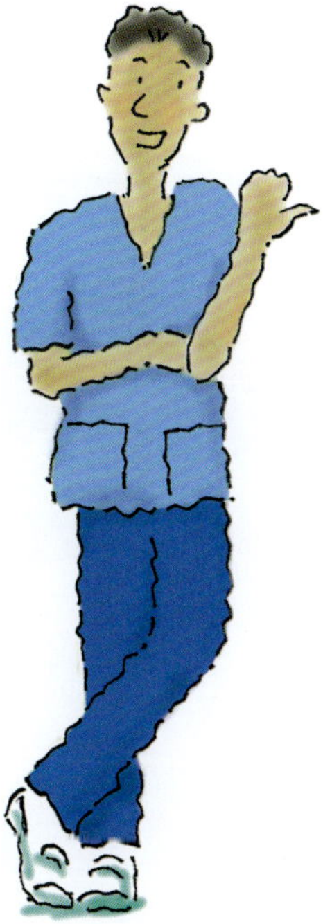

Análisis de sangre

Pruebas para identificar el infarto de miocardio

Después del infarto de miocardio, el tejido dañado libera una cantidad importante de enzimas y proteínas hacia la sangre. Ciertos análisis de sangre ayudan a confirmar el diagnóstico de infarto de miocardio, revelan la cantidad de daño, ayudan a dar seguimiento al proceso de recuperación y valoran la reperfusión después del empleo de fibrinolíticos.

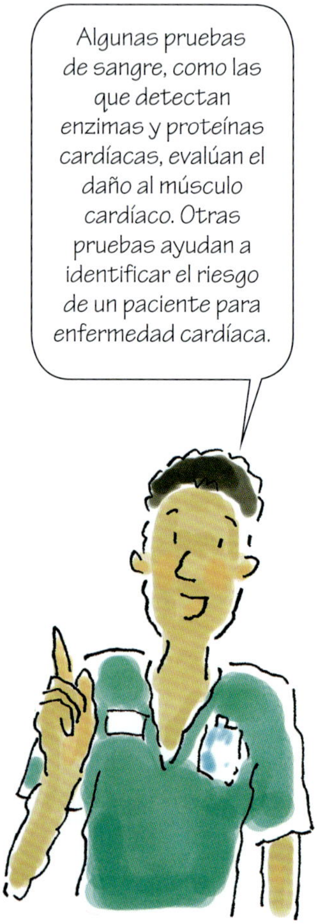
Algunas pruebas de sangre, como las que detectan enzimas y proteínas cardíacas, evalúan el daño al músculo cardíaco. Otras pruebas ayudan a identificar el riesgo de un paciente para enfermedad cardíaca.

Biomarcadores cardíacos séricos

- **Mioglobina**
  - Aumentada.
  - Primer marcador de lesión cardíaca después del infarto.
  - Presente en el músculo esquelético.
- **Creatina-cinasa (CK) y CK-MB**
  - Ambas regresan rápidamente a los valores normales.
  - La CK-MB es más confiable cuando se expresa como el porcentaje total de CK (índice relativo).
  - Se encuentra en el músculo cardíaco (CK-MB) y el músculo esquelético (CK). Las troponinas I y T son las proteínas que regulan la interacción mediada por el calcio entre actina y miosina (Adams, Abendschein & Jaffe, 1993).
- **Troponina I**
  - Isótopo de troponina que se encuentra sólo en el miocardio.
  - Aumentada.
  - Específica de daño cardíaco.
- **Troponina T**
  - Isótopo de troponina menos específico de daño cardíaco (puede indicar daño renal).
  - Aumentada.
  - Se puede determinar de manera rápida.

Valores

Mioglobina

- Valor normal: 0-0.09 µg/mL.
- Se eleva en los primeros 30 min-4 h.
- Alcanza su nivel máximo en 6-10 h.
- Regresa a su valor normal en 24 h.

CK-MB

- Valor normal: 38-190 U/L en hombres; 10-150 U/L en mujeres.
- Se eleva en las primeras 4-8 h.
- Alcanza su nivel máximo en 12-24 h.
- Puede permanecer elevada por hasta 96 h.

Troponina I

- Valor normal: menos de 0.4 µg/mL (puede variar de acuerdo con el laboratorio).
- Se eleva en las primeras 4-6 h.
- Alcanza su valor máximo en 12 h.
- Vuelve a su nivel normal en 3-10 días.

Troponina T

- Valor normal: menos de 0.1 µg/mL (puede variar de acuerdo con el laboratorio).
- Se eleva en las primeras 4-8 h.
- Alcanza su nivel máximo en 12-48 h.
- Vuelve a su valor normal en 7-10 días.

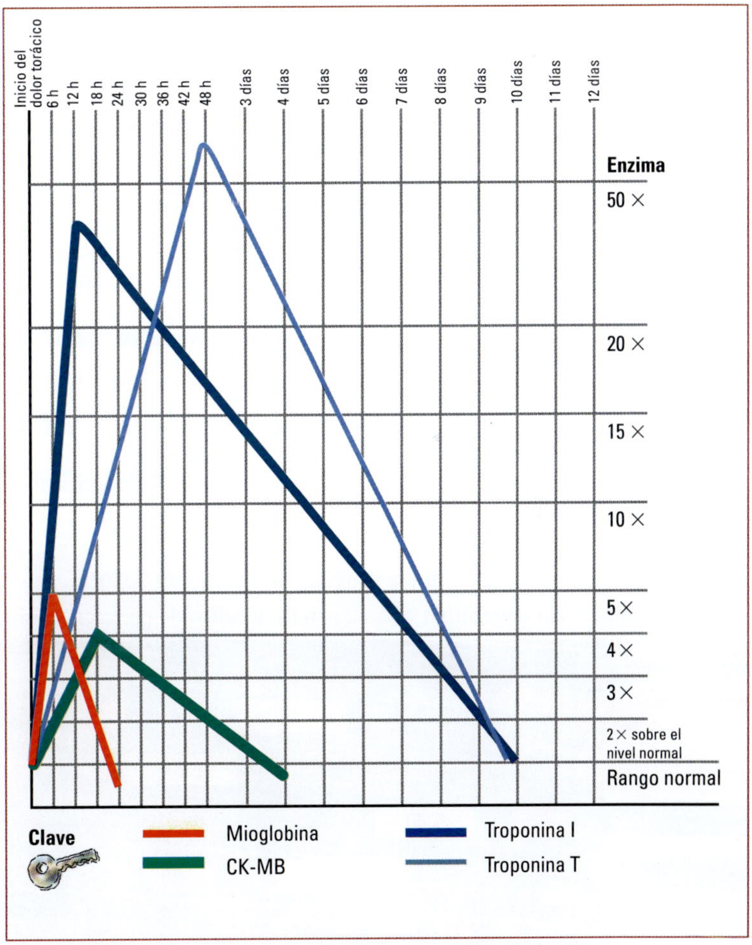

Pruebas para identificar el riesgo de enfermedad cardíaca

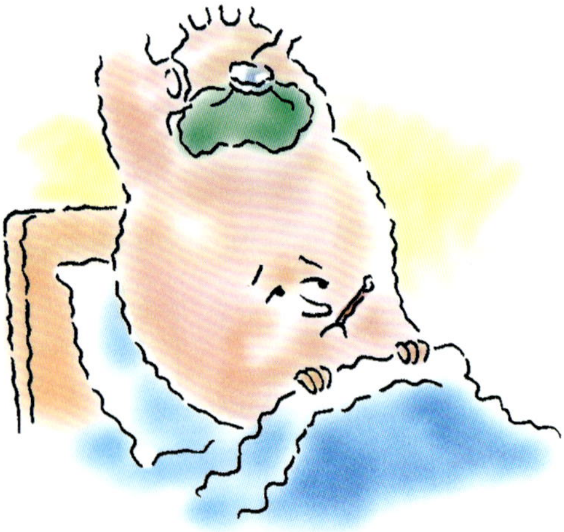

Homocisteína (tHcy)

- Valor normal: ≤ 13 μmol/L.
- Valor elevado:
  - Irrita vasos sanguíneos, lo que provoca ateroesclerosis.
  - Aumenta las concentraciones de lipoproteínas de baja densidad (LDL, *low density lipoproteins*).
  - Facilita la formación de coágulos.

Proteína C reactiva de alta sensibilidad (hs-CRP)

- Valor normal: 0.1-0.3 mg/dL.
- Valor elevado: puede indicar un mayor riesgo de arteriopatía coronaria.

Triglicéridos

- Valor normal: < 150 mg/dL.
- Valor elevado: ayuda a la identificación precoz de hiperlipidemias y a evaluar el riesgo de arteriopatía coronaria.

Colesterol total

- Valor normal: < 200 mg/dL en adultos; < 170 mg/dL en niños y adolescentes.
- Valor elevado: indica dislipidemias hereditarias y arteriopatía coronaria.

Valoración de los resultados de las pruebas de lípidos en sangre

Utiliza esta tabla para determinar el riesgo en los adultos de padecer arteriopatía coronaria.

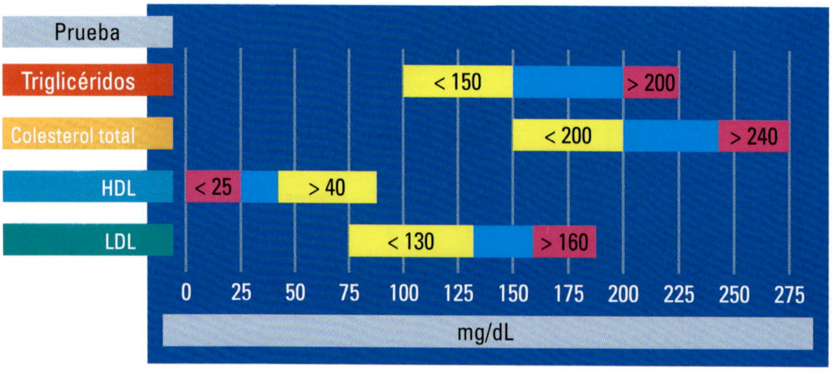

- Valores adecuados: no requiere tratamiento.
- Valores en el límite de la normalidad: puede requerir tratamiento conservador.
- Alto riesgo de arteriopatía coronaria: requiere tratamiento médico.

Fraccionamiento de lipoproteínas

Las pruebas de fraccionamiento de las lipoproteínas aíslan y miden la concentración de lipoproteínas de alta densidad (HDL, *high density lipoproteins*), LDL y lipoproteínas de muy baja densidad (VLDL, *very low density lipoproteins*). Cada una de estas partículas se compone de proteínas, colesterol y triglicéridos en diversas cantidades.

HDL

- Principalmente proteínas.
- Esta prueba detecta la cantidad real en sangre.
- Entre *mayor* sea el valor, *menor* el riesgo de arteriopatía coronaria.
- Los valores normales son de 35-65 mg/dL en hombres y de 35-80 mg/dL en mujeres.

LDL

- Principalmente colesterol.
- LDL = colesterol total – colesterol HDL – colesterol VLDL, cuando el valor de los triglicéridos es menor de 400 mg/dL.
- Cuanto más *alto* sea el nivel de LDL, *mayor* será el riesgo de arteriopatía coronaria.
- Valores normales en personas sin arteriopatía coronaria: < 130 mg/dL.
- Valores deseables en personas con arteriopatía coronaria: < 100 mg/dL.

VLDL

- Principalmente triglicéridos.
- Se calcula con el valor de triglicéridos entre 5.
- Entre mayor sea el valor de VLDL, mayor el riesgo de arteriopatía coronaria.
- Puede medirse con una prueba más sensible cuando los pacientes tienen un alto riesgo. Aquellos con concentraciones de triglicéridos de 400 mg/dL o mayores requieren un seguimiento más complejo.

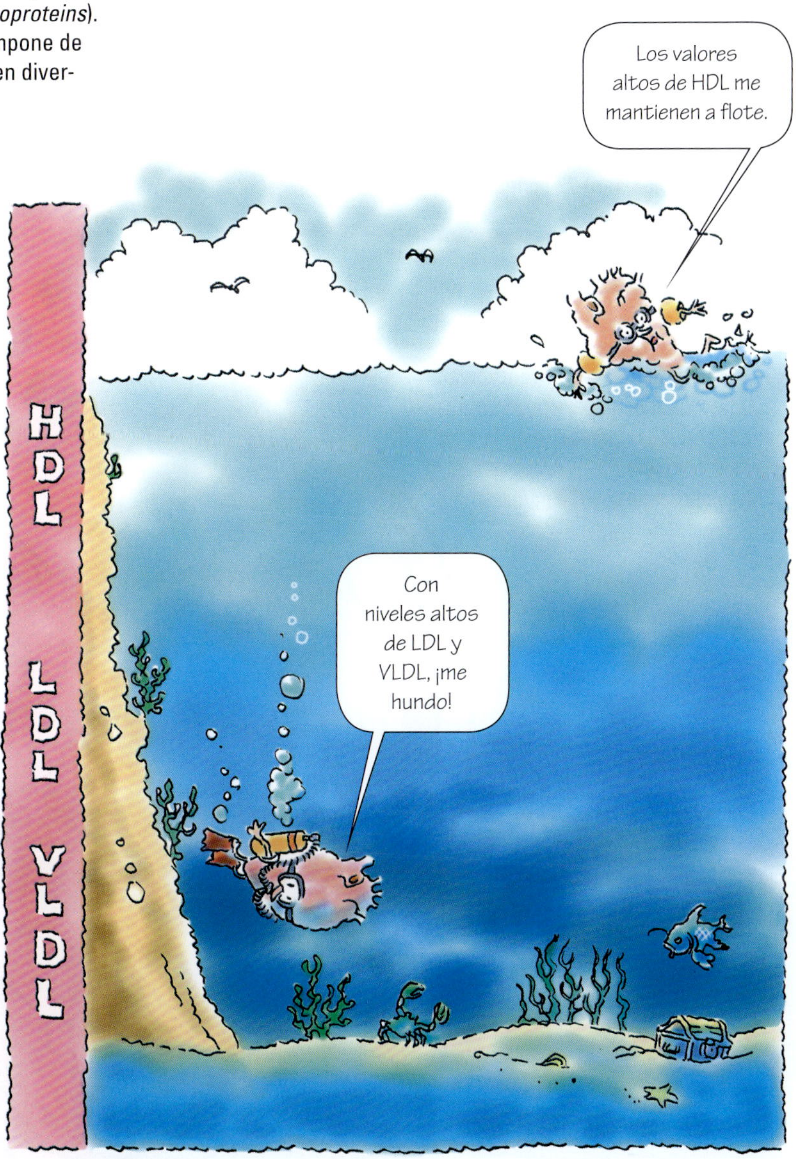

Pruebas para identificar el riesgo de insuficiencia cardíaca

Las células cardíacas producen y almacenan dos neurohormonas, péptido auricular natriurético de tipo A (PANA) y péptido auricular natriurético de tipo B (PANB), que ayudan a mantener el equilibrio cardíaco. Las alteraciones en el equilibrio hídrico del sistema circulatorio desencadenan la liberación de estas hormonas, que actúan como diuréticos y antihipertensivos naturales.

PANA

- Se encuentra en el tejido auricular.
- Valores normales: 20-77 pg/mL.

PANB

- Se encuentra en el tejido ventricular.
- Ayuda a diagnosticar y clasificar de manera precisa la gravedad de la insuficiencia cardíaca.
- Valores normales: < 100 pg/mL.

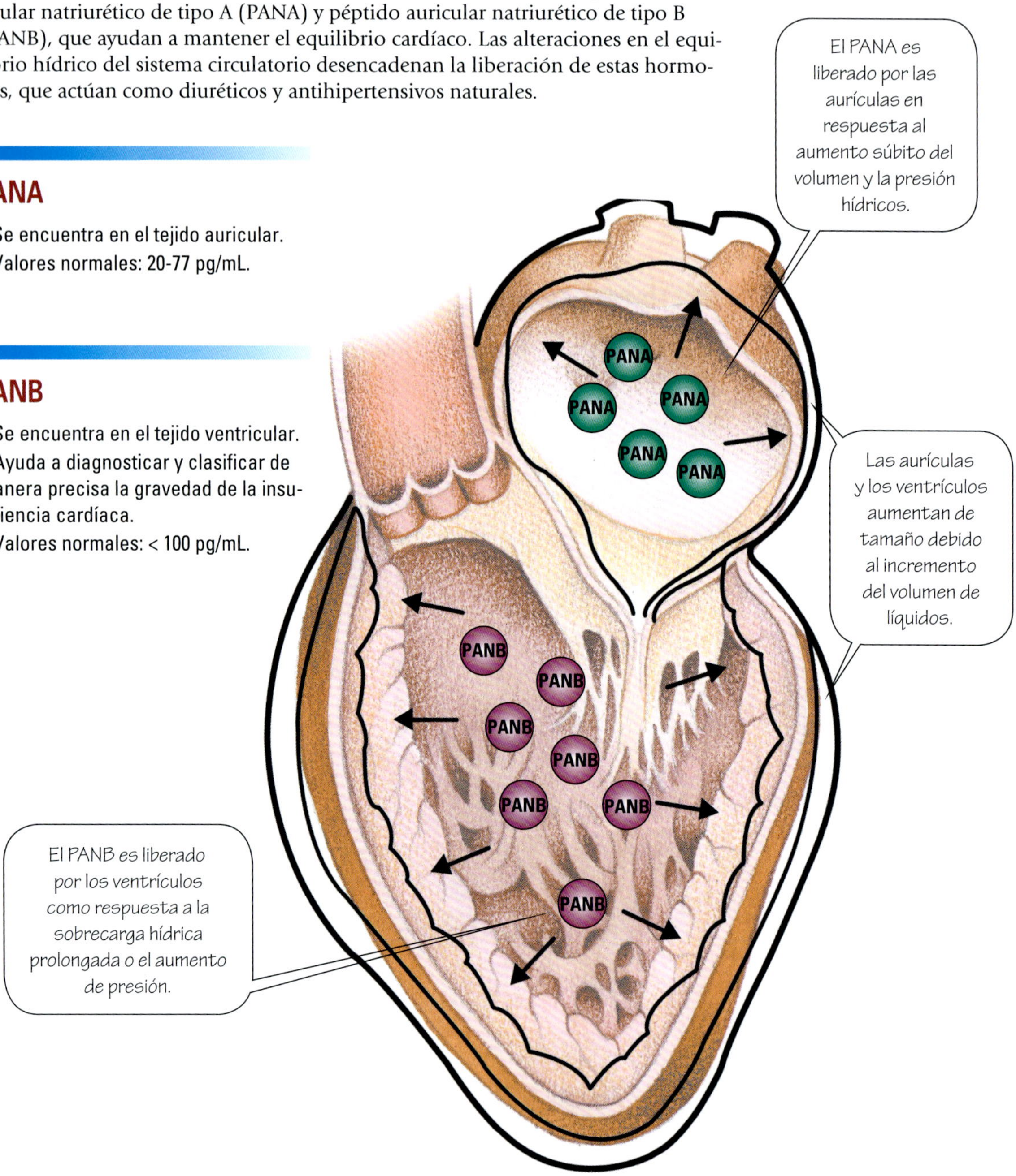

Correlación entre el grado de insuficiencia cardíaca y el valor de PANB

Cuanto mayor sea el valor de PANB en un paciente, mayor será el grado de insuficiencia cardíaca. De igual forma, cuanto mayor sea el grado de insuficiencia cardíaca, menor será la capacidad de un paciente para realizar sus actividades diarias (AD). Utiliza la siguiente gráfica para planear el cuidado de enfermería:

Clasificación de la New York Heart Association

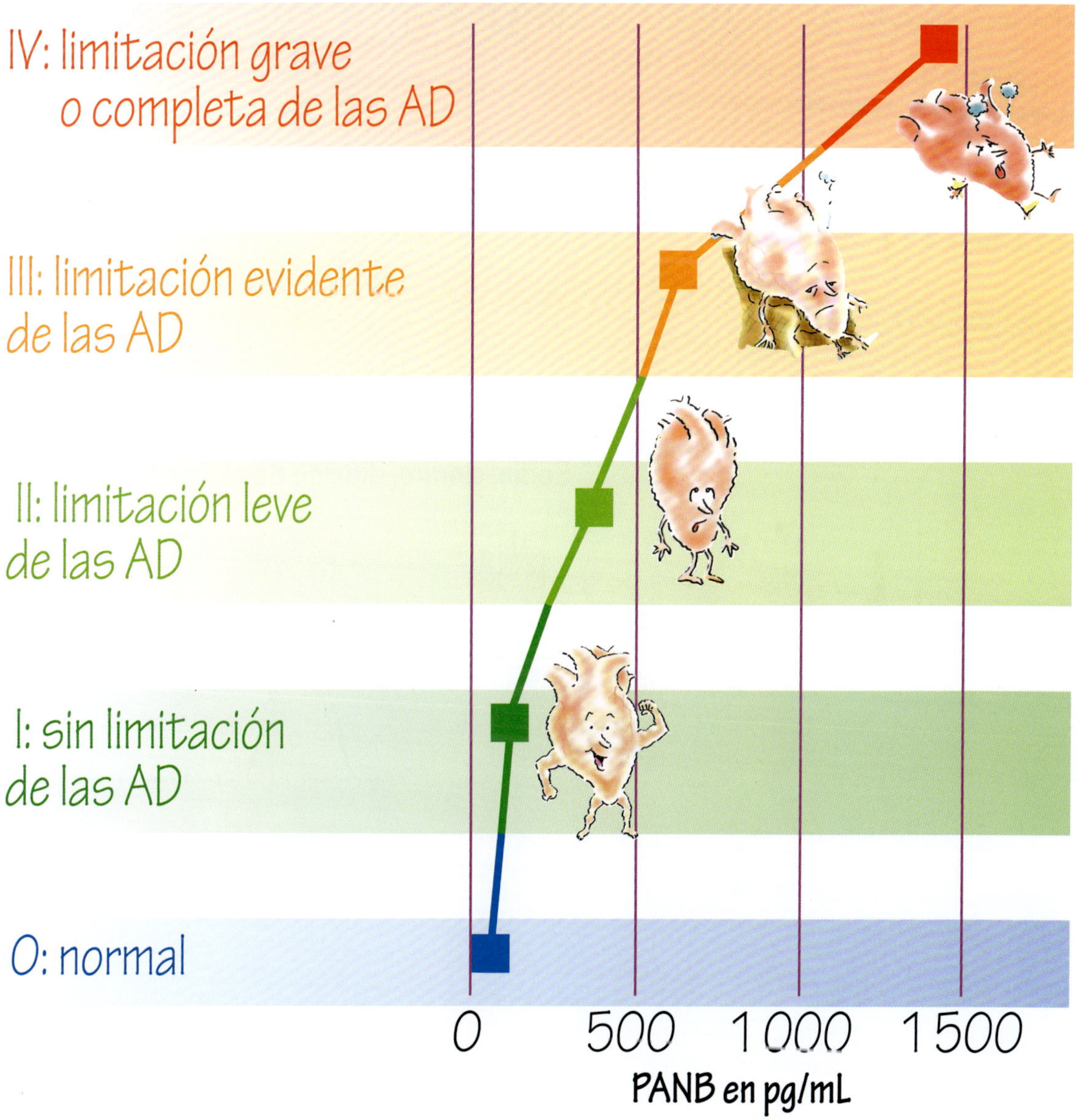

Pruebas globales de valoración

Las pruebas globales se utilizan para valorar el estado general de salud y la respuesta al tratamiento.

Pruebas de electrólitos

Los electrólitos, que se encuentran en el líquido tanto dentro como fuera de la célula, son muy importantes en prácticamente todas las reacciones y funciones celulares.

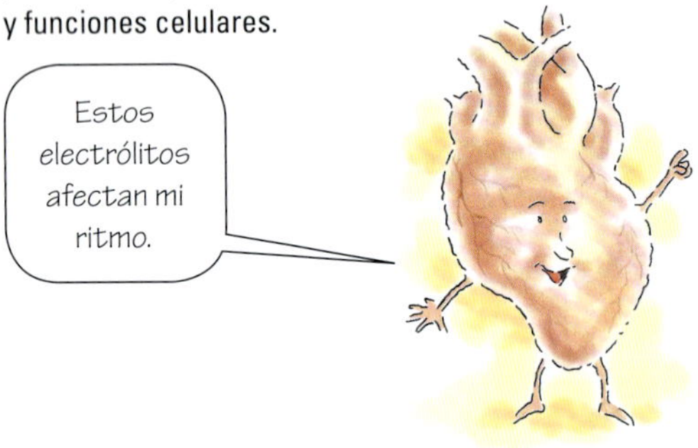

Potasio, calcio, magnesio

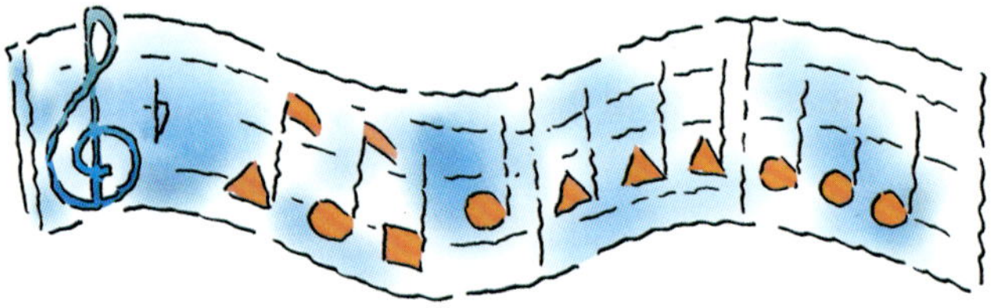

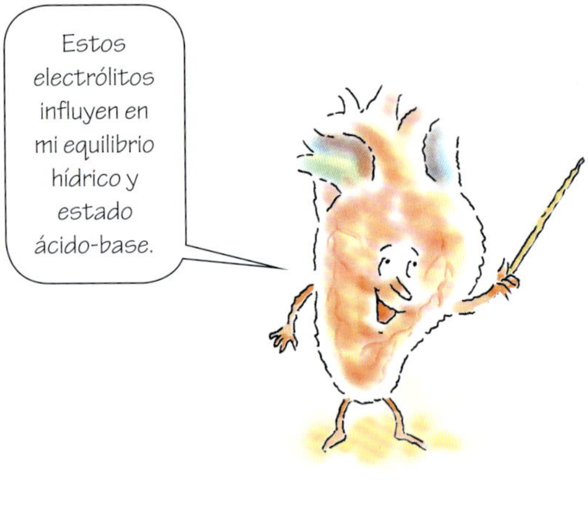
Estos electrólitos influyen en mi equilibrio hídrico y estado ácido-base.

Sodio, cloruro, dióxido de carbono

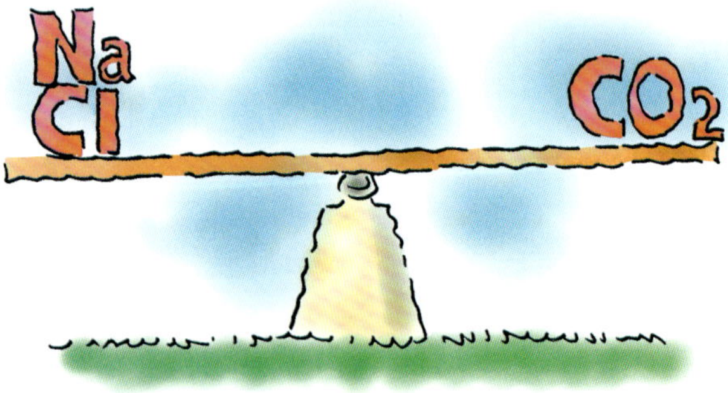
Na
Cl
CO2

Para recordar

Los electrólitos que se asocian de manera más estrecha con el estado cardíaco son el magnesio, calcio, sodio, cloruro, potasio y dióxido de carbono. Para recordarlos, piensa: "El **M**inino **C**ontradictorio, **S**ilvestre, juega **C**artas, **P**ierde y se **D**ivierte".

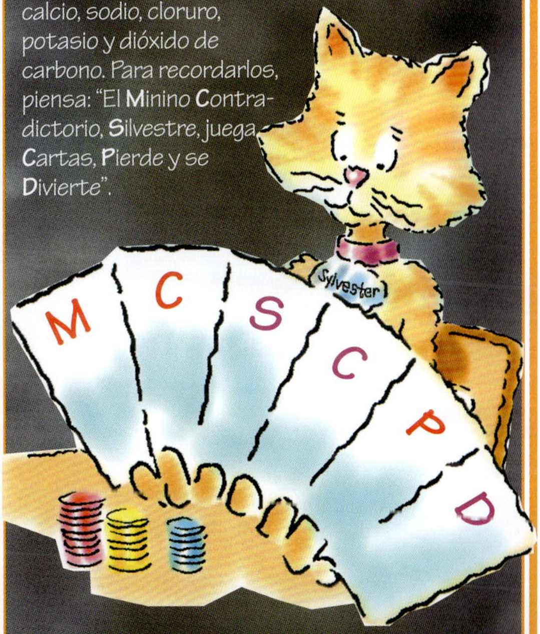

Valores normales de electrólitos

- ■ Magnesio: 1.3-2.1 mg/dL.
- ■ Calcio: 8.2-10.2 mg/dL.
- ■ Sodio: 135-145 mEq/L.
- ■ Cloruro: 100-108 mEq/L.
- ■ Potasio: 3.5-5 mEq/L.
- ■ Dióxido de carbono: 23-30 mEq/L.

▲ Potasio

- Valor más importante.
- Tiene rango terapéutico estrecho.
- Su desequilibrio causa arritmias graves.
- Es afectado por los diuréticos, la penicilina G y algunos fármacos antiinflamatorios no esteroideos.

● Calcio

- Los valores altos causan toxicidad y arritmias cardíacas.
- Los incrementos suelen ser causados por cáncer, enfermedad renal e hiperparatiroidismo (http://www.healthline.com/health/electrolyte-disorders#types4).

■ Magnesio

- Los valores altos causan cambios en el ECG, taquicardia ventricular y fibrilación ventricular.
- Los valores bajos causan cambios en el ECG, bradicardia e hipotensión.

Sodio

- Mantiene la presión osmótica, el equilibrio ácido-base y la transmisión de los impulsos nerviosos.
- Valores disminuidos en la insuficiencia cardíaca grave.
- Disminuye con diuréticos, concentraciones altas de triglicéridos y cantidades bajas de proteínas en sangre.

Cloruro

- Junto con el sodio, ayuda a mantener el equilibrio hídrico y ácido-básico.
- Se presentan valores bajos en la insuficiencia cardíaca y la acidosis metabólica.

Dióxido de carbono

- Compuesto principalmente por bicarbonato.
- Regulado por los riñones.
- Sus concentraciones disminuyen con las tiazidas.

Pruebas de coagulación

El tiempo de tromboplastina parcial activado (TTPa), tiempo de protrombina (TP), tiempo de sangría y tiempo de coagulación activado (TCA) son pruebas que miden el tiempo de coagulación. Se utilizan para medir la respuesta al tratamiento y para la detección precoz de las alteraciones de la coagulación.

Entender la coagulación

La coagulación se activa mediante dos vías diferentes.

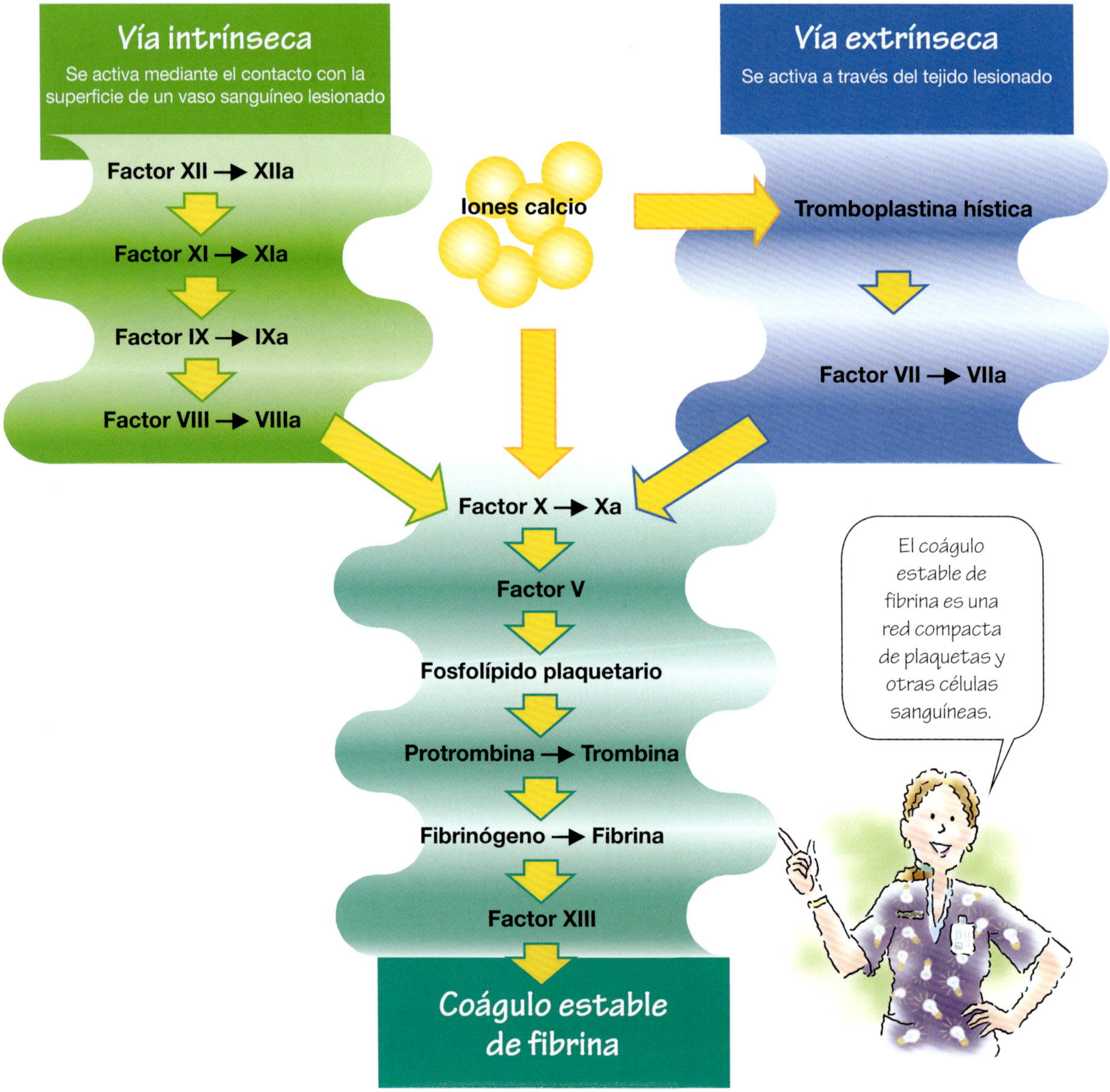

Pruebas de coagulación frecuentes

Prueba	Acción	Relevancia clínica	Lugar de realización	Rango normal	Rango terapéutico	Valores de alerta
TCA	Mide la actividad global de la coagulación.	♥ Evalúa los efectos de las dosis altas de heparina durante los procedimientos cardíacos.	Cabecera del paciente	70-120 s	Dos veces el valor normal	Desconocido
Tiempo de sangría	Determina anomalías en la función plaquetaria.	♥ Detecta anomalías plaquetarias antes o durante la cirugía. ♥ Se utiliza para el diagnóstico de enfermedad de Von Willebrand, alteraciones vasculares y problemas hemostáticos.	Cabecera del paciente	3-10 min	Desconocido	> 15 min
TTPa	Mide los defectos en las vías intrínseca y común de la coagulación.	♥ Evalúa los efectos del tratamiento con heparina. ♥ Valora de forma general la coagulación.	Laboratorio	21-35 s	2-2.5 veces el rango normal	> 70 s
TP	Mide directamente las alteraciones en las vías extrínseca y común de la coagulación.	♥ Evalúa los efectos del tratamiento con cumarina. ♥ Evalúa la deficiencia de vitamina K. ♥ Se emplea para el diagnóstico de insuficiencia hepática.	Laboratorio	11-13 s	2-2.5 veces el rango normal	> 30 s

Comprender el INR

Debido a que las mediciones de TP varían entre laboratorios, el cociente internacional normalizado (INR, *international normalized ratio*) se utiliza, por lo general, como la medida estandarizada de TP. Ambos se emplean para vigilar el tratamiento con warfarina. Las directrices recomiendan que los pacientes en tratamiento con warfarina mantengan un INR de 2.0-3.0, excepto en los casos con prótesis valvulares mecánicas. En estos pacientes, se recomienda un INR de 2.5-3.5.

¿Cuál es el problema?

Cuando el INR es mayor de lo recomendado, significa que la sangre coagula más lento de lo deseado, mientras que un INR menor indica que se forman coágulos más rápido de lo deseado (http://www.mayoclinic.org/tests-procedures/prothrombin-time/details/results/rsc-20163828).

Los valores de INR aumentados pueden indicar coagulación intravascular diseminada, cirrosis, hepatitis, deficiencia de vitamina K, intoxicación por salicilatos o mal control de anticoagulantes orales.

Electrocardiograma

Electrocardiograma de 12 derivaciones

El electrocardiograma (EGC) de 12 derivaciones es una herramienta de diagnóstico que puede ayudar a identificar isquemia miocárdica, infarto de miocardio, alteraciones de conducción, crecimiento de cavidades cardíacas, desequilibrios electrolíticos y toxicidad por fármacos. El ECG de 12 derivaciones típico emplea una serie de electrodos que se colocan en los miembros y el tórax del paciente para valorar el corazón desde 12 ángulos diferentes (derivaciones).

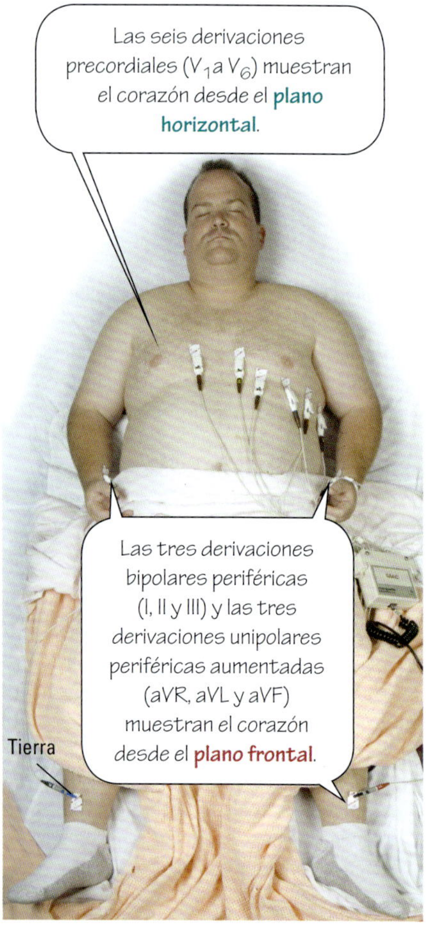

Entender las derivaciones del electrocardiograma

Las ondas del ECG varían de acuerdo con las derivaciones que se analizan y el ritmo cardíaco. Para valorar de manera precisa la actividad eléctrica en el corazón, se debe evaluar el ECG desde todos los ángulos.

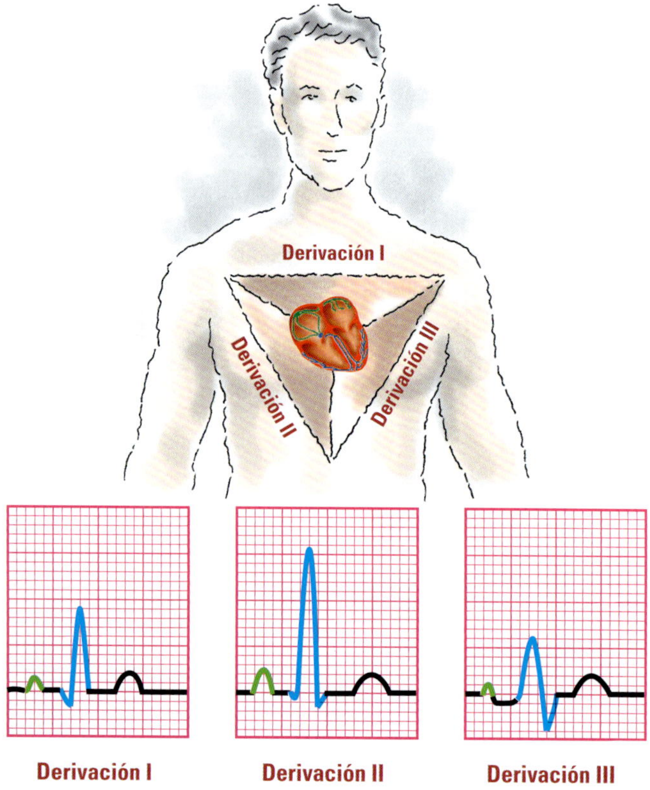

Localización del daño miocárdico mediante un ECG de 12 derivaciones

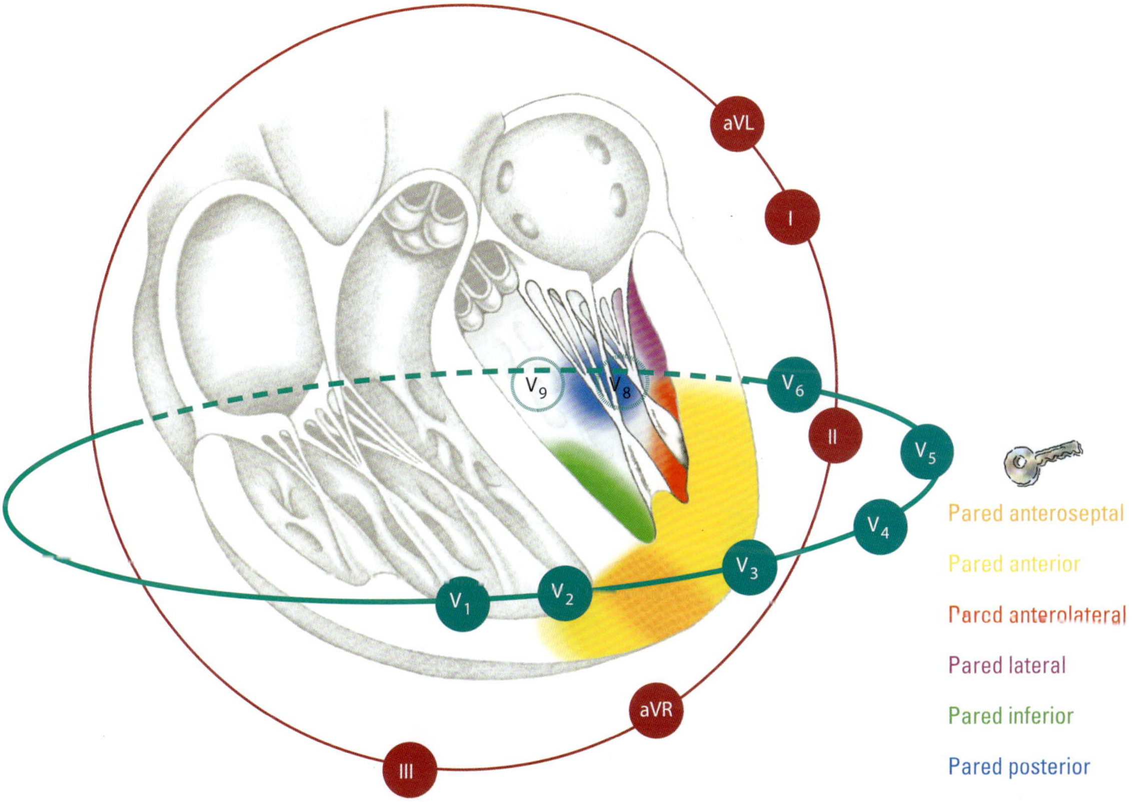

Pared afectada	Derivaciones	Arteria implicada	Cambios compensatorios
Anteroseptal	V_1, V_2, V_3, V_4	Descendente anterior izquierda (DAI)	Ninguno
Anterior	V_2, V_3, V_4	Coronaria izquierda (CI) y DAI	II, III, aVF
Anterolateral	I, aV_L, V_3, V_4, V_5, V_6	DAI y ramas diagonales, circunfleja y ramas marginales	II, III, aVF
Lateral	I, aVL, V_5, V_6	Rama circunfleja de CI	II, III, aVF
Inferior	II, III, aVF	Coronaria derecha (CD)	I, aV_L
Posterior	V_8, V_9	CD o circunfleja	V_1, V_2, V_3, V_4 (R mayor que S en V_1 y V_2, depresión del segmento ST, elevación de la onda T)

Colocación de las derivaciones del ECG derecho

Un ECG derecho proporciona información acerca de la extensión del daño en el ventrículo derecho, en particular durante las primeras 12 h después de un infarto de miocardio. Las derivaciones que se emplean para obtener un ECG derecho, llamadas *derivaciones precordiales derechas*, se nombran mediante la letra "V", el número que representa la posición del electrodo y la letra D, la cual indica la posición de las derivaciones en el lado derecho del tórax. Para registrar las derivaciones precordiales derechas, coloca los electrodos de la siguiente manera:

- V_1D: 4.º espacio intercostal (EIC), línea paraesternal izquierda.
- V_2D: 4.º EIC, línea paraesternal derecha.
- V_3D: entre V_2D y V_1D.
- V_4D: 5.º EIC, línea medioclavicular derecha.
- V_5D: 5.º EIC, línea axilar anterior derecha.
- V_6D: 5.º EIC, línea medioaxilar derecha.

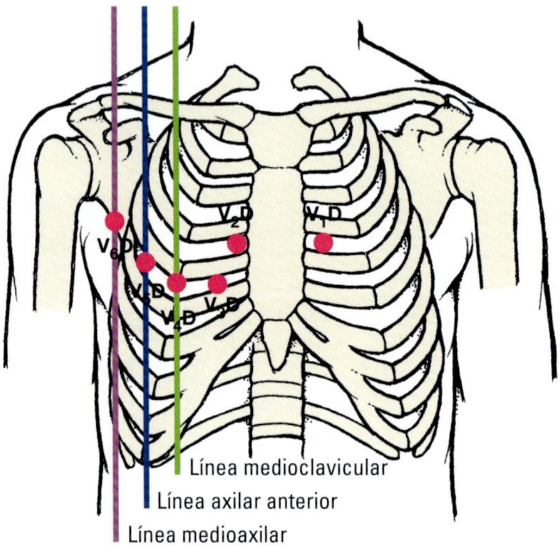

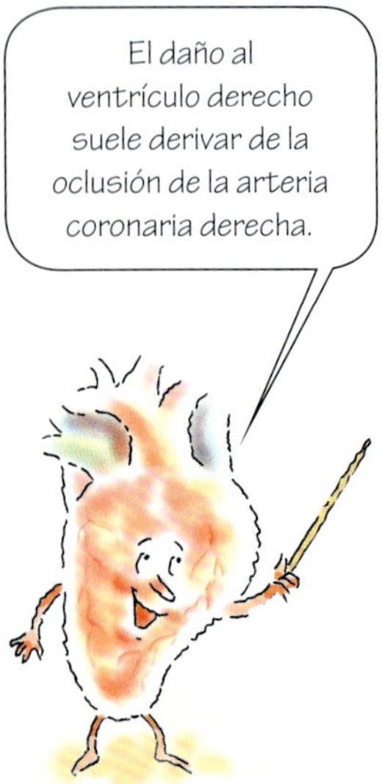
El daño al ventrículo derecho suele derivar de la oclusión de la arteria coronaria derecha.

Vista anterior del corazón

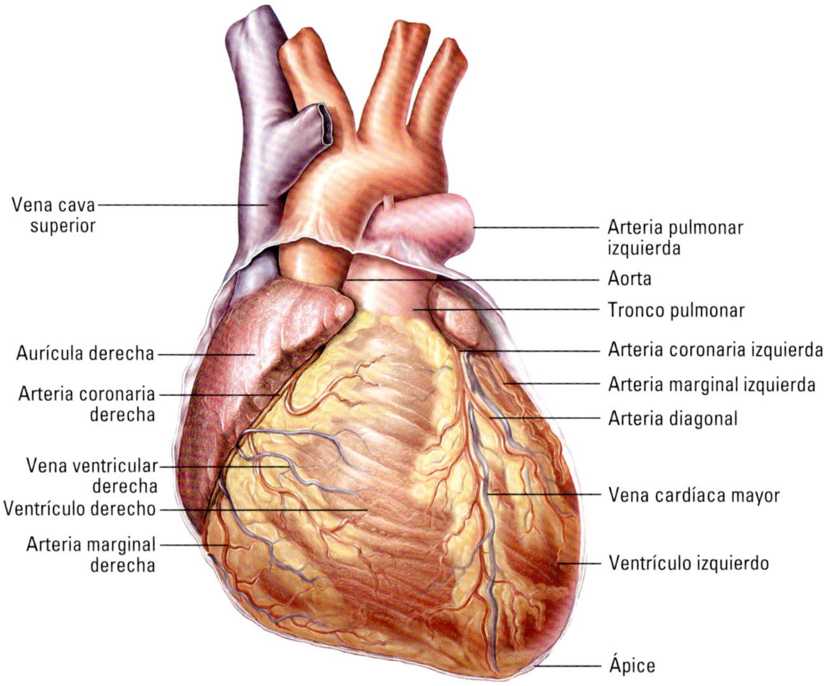

Colocación posterior de las derivaciones del ECG

Debido a que los pulmones y los músculos actúan como barreras, las derivaciones precordiales típicas no pueden valorar la superficie posterior del corazón para detectar lesiones del miocardio en esta área. Para evaluar la parte posterior del corazón, algunos médicos agregan tres derivaciones al ECG de 12 derivaciones estándar. Estas derivaciones se nombran como V_7, V_8 y V_9.

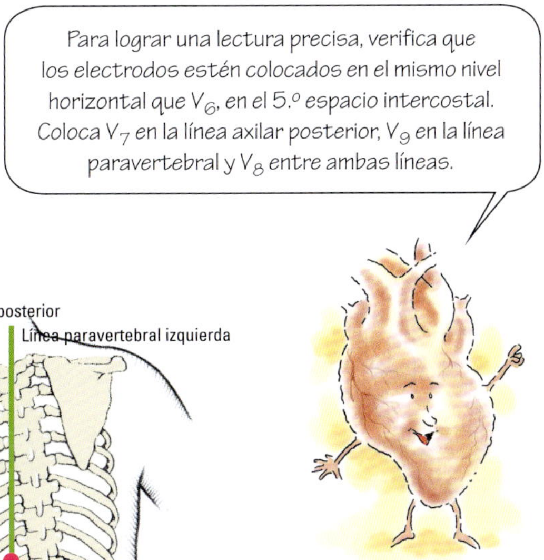

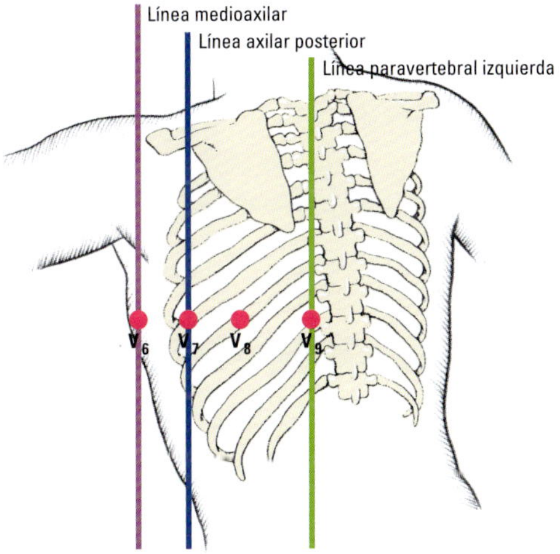

Vista posterior del corazón

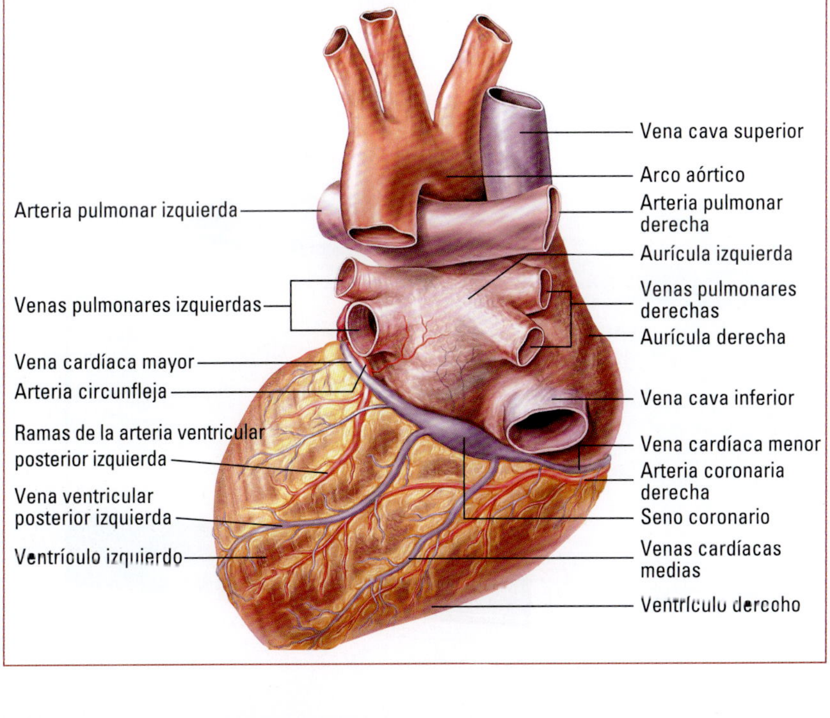

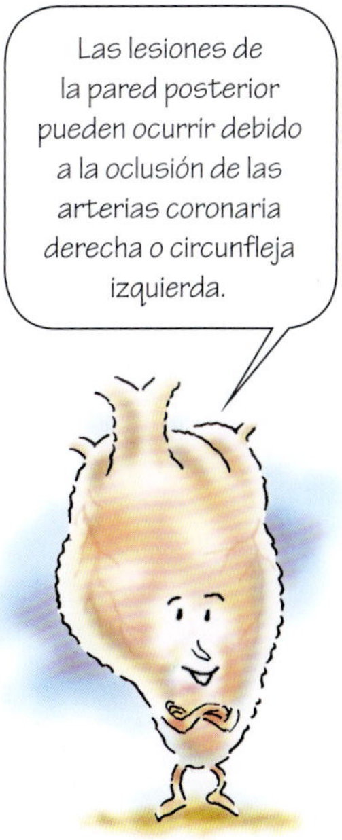

Electrocardiograma de esfuerzo

El *ECG de esfuerzo* es un procedimiento no invasivo que ayuda a valorar la respuesta del corazón a una sobrecarga de actividad. La monitorización continua se emplea para registrar la actividad eléctrica cardíaca mientras el paciente realiza un protocolo estándar de ejercicio. La prueba debe detenerse si el paciente siente dolor en el pecho, fatiga, disnea grave, claudicación, debilidad o mareos, o en caso de hipotensión, palidez, vasoconstricción, desorientación, ataxia, cambios sugerentes de isquemia en el ECG, alteraciones del ritmo, bloqueo cardíaco o anomalías de la conducción ventricular.

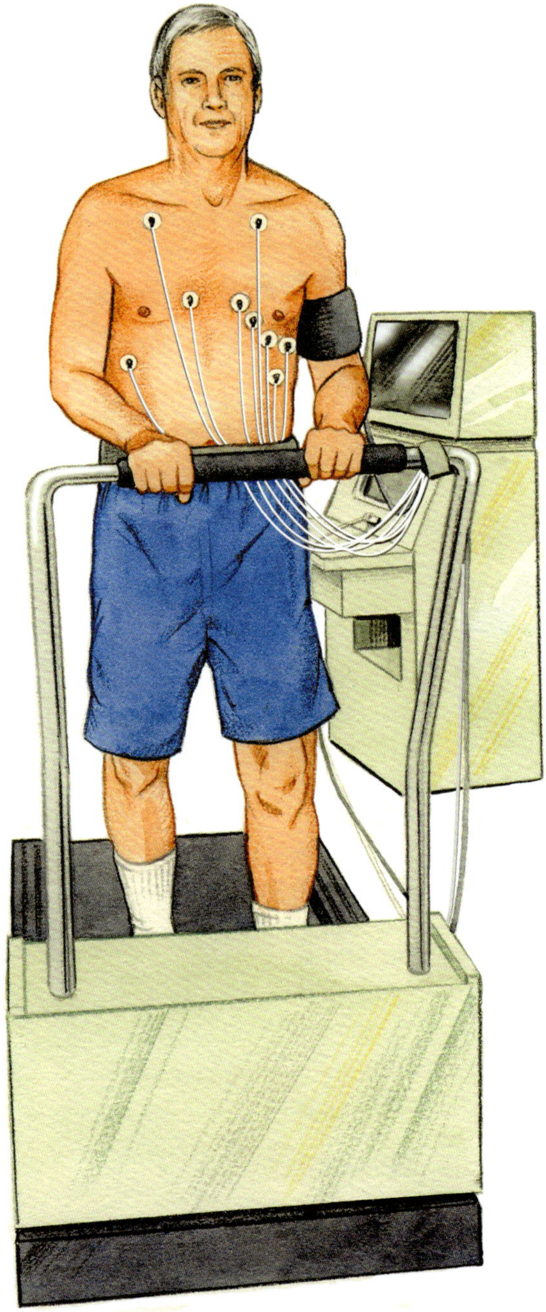

Pruebas de esfuerzo inducido por medicamentos

Si un paciente no es capaz de tolerar la actividad física, puede administrarse un fármaco (dipridamol, adenosina o dobutamina) para hacer reaccionar al corazón como si la persona se estuviera ejercitando. El fármaco se administra por vía intravenosa junto con una sustancia radiactiva denominada *marcador*. Las áreas del músculo cardíaco que carecen de aporte sanguíneo adecuado captan el marcador de manera muy lenta, si acaso.

Un equipo de imágenes nucleares realiza un registro y vuelve a tomar imágenes de 30 min a 3 h después. El cardiólogo emplea las imágenes para determinar cuáles son las áreas del miocardio con suministro de sangre disminuido o con daño permanente derivado de un infarto.

Monitorización Holter

También conocida como *ECG ambulatorio*, la monitorización Holter registra la actividad cardíaca durante la rutina diaria del paciente. El paciente utiliza un monitor portátil conectado a electrodos en su tórax, el cual registra sus actividades y síntomas asociados. Por lo general, la prueba dura 24 h y se emplea para identificar arritmias intermitentes.

Una mirada al monitor Holter

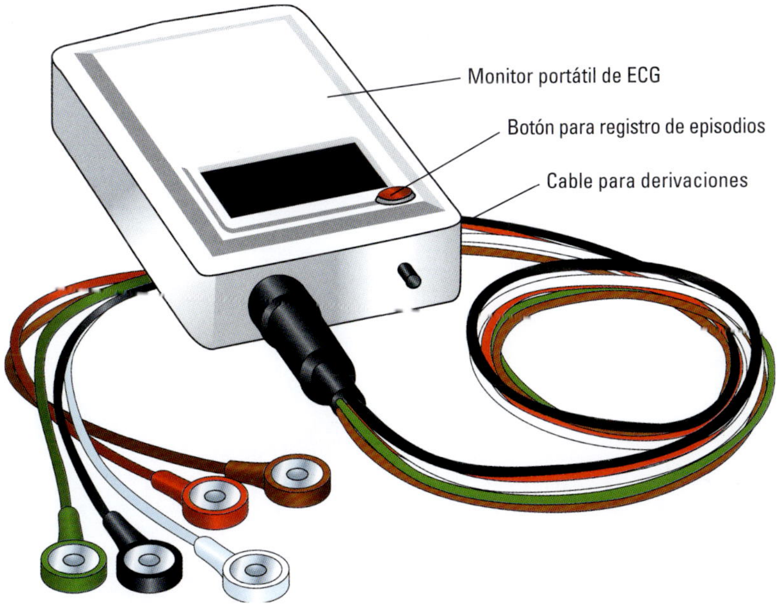

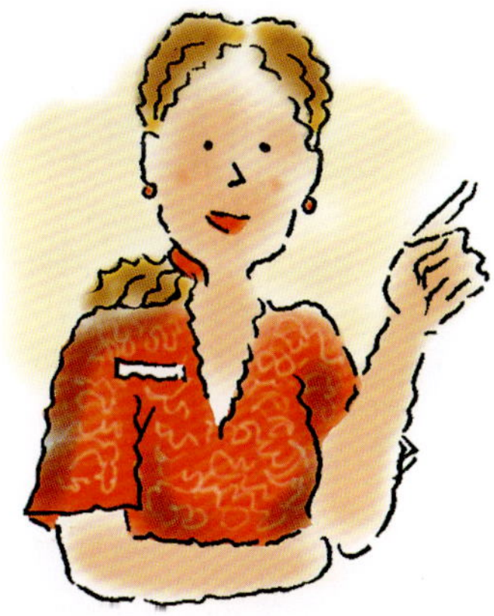

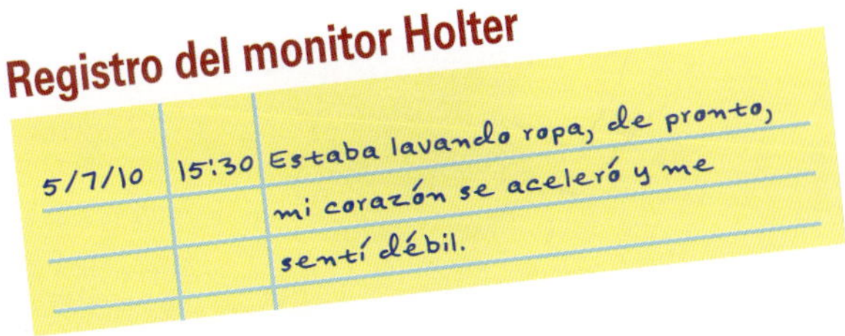
Registro del monitor Holter
5/7/10
15:30
Estaba lavando ropa, de pronto,
mi corazón se aceleró y me
sentí débil.

Estudios de electrofisiología

Los estudios de electrofisiología se utilizan para determinar la causa de una arritmia y la mejor opción de tratamiento. Un catéter con electrodo bipolar o tripolar se introduce en una vena, a través de la aurícula derecha y por la valva septal de la válvula tricúspide. Primero, se registra la actividad habitual del corazón. El catéter envía señales eléctricas al corazón para que éste cambie su frecuencia y se inicie la arritmia. A continuación, se emplean diversos fármacos para intentar controlar la arritmia.

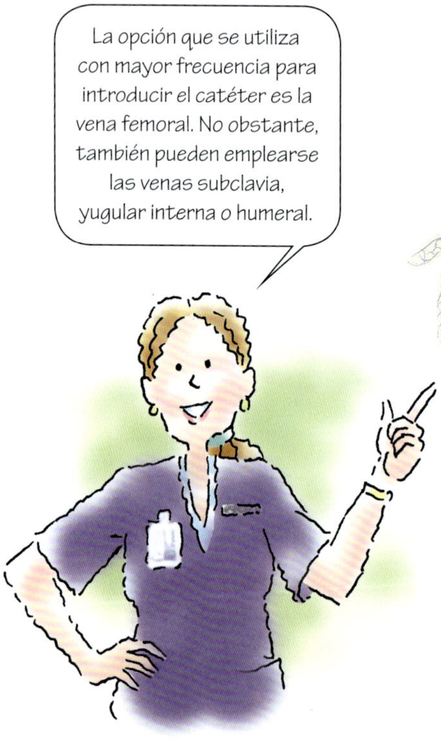
La opción que se utiliza con mayor frecuencia para introducir el catéter es la vena femoral. No obstante, también pueden emplearse las venas subclavia, yugular interna o humeral.

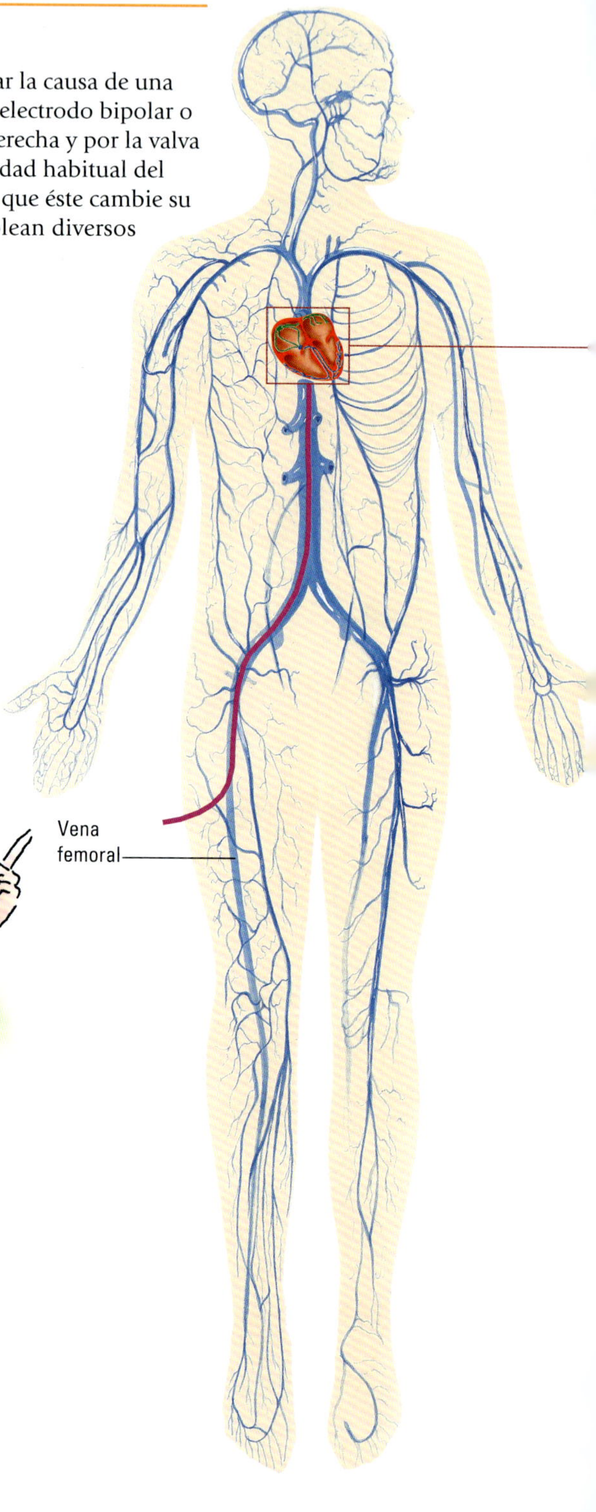

Intervalos normales de conducción (en adultos)

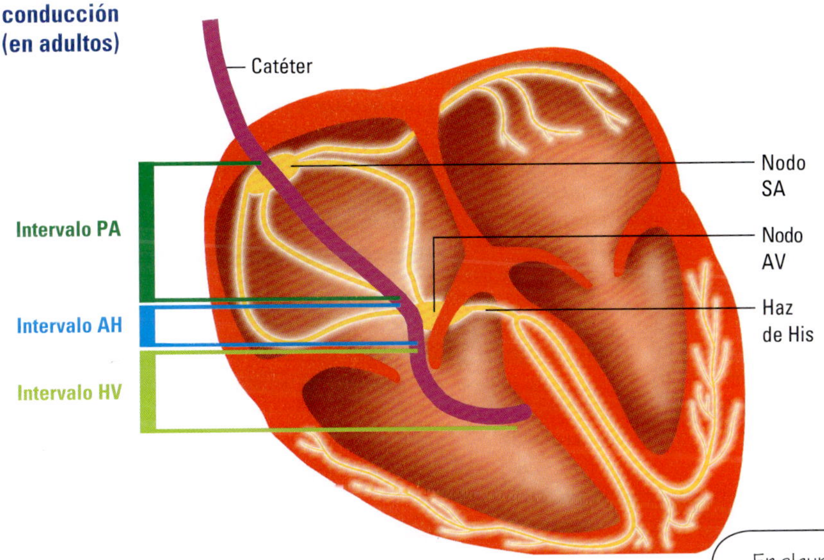

Intervalo PA = conducción desde el nodo SA hacia el nodo AV = 20-40 ms.
Intervalo AH = conducción desde el nodo AV hacia el haz de His = 45-150 ms.
Intervalo HV = conducción desde el haz de His hacia los ventrículos = 35-55 ms.

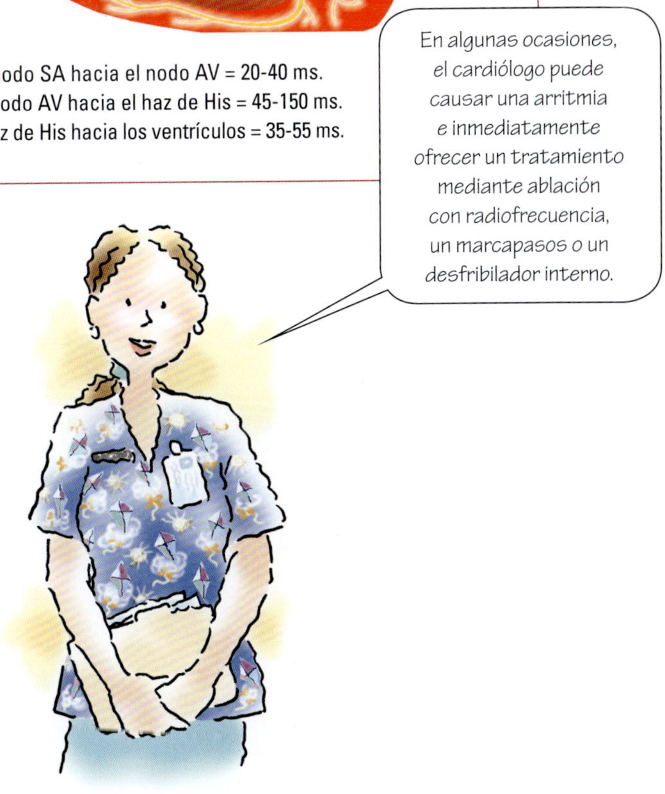
En algunas ocasiones, el cardiólogo puede causar una arritmia e inmediatamente ofrecer un tratamiento mediante ablación con radiofrecuencia, un marcapasos o un desfribilador interno.

Estudios por imagen

Se emplean diversos estudios radiográficos y de imagen para ayudar a visualizar las estructuras del corazón y los vasos sanguíneos a lo largo del sistema cardiovascular. A pesar de que muchas de estas técnicas no son invasivas y son rápidas de realizar, algunas requieren de la inserción de un catéter cardíaco, la inyección de medios de contraste o de medicina nuclear para mejorar aún más las imágenes.

Cateterismo cardíaco

El cateterismo cardíaco consiste en introducir un catéter a través de las venas y arterias para realizar varias mediciones. Se emplea para:

- Medir las presiones en las cavidades cardíacas y la vena pulmonar
- Valorar el flujo sanguíneo entre cavidades
- Determinar si existe insuficiencia valvular
- Registrar la contractilidad cardíaca
- Detectar cortocircuitos intracardíacos
- Visualizar las arterias coronarias

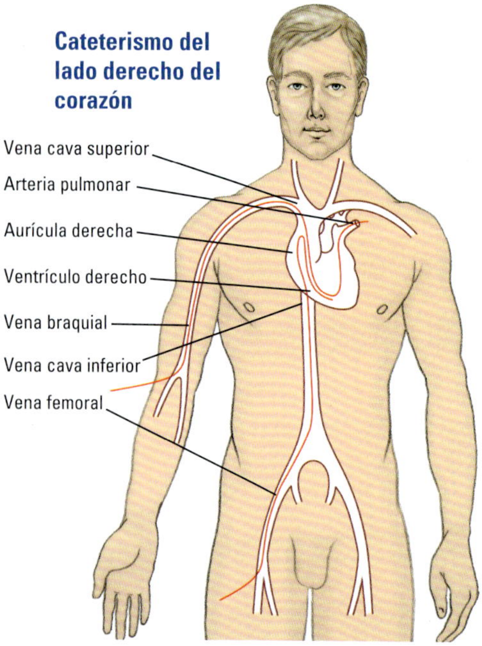

Límites superiores de curvas de presión normales

Cavidades del lado derecho del corazón

Se muestran dos registros de presión para cada cavidad. Las gráficas en el lado derecho de este diagrama representan registros simultáneos de las presiones en la aurícula derecha, el ventrículo derecho y la arteria pulmonar.

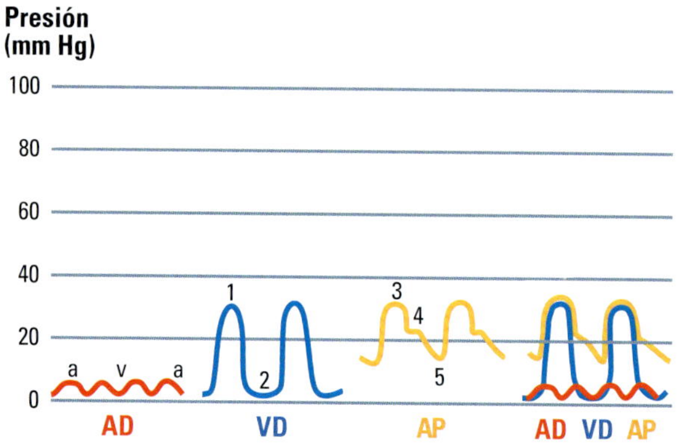

AD = Aurícula derecha
VD = Ventrículo derecho
AP = Arteria pulmonar
Onda a = Contracción
Onda v = Llenado pasivo
1 = VD, presión sistólica máxima
2 = VD, presión telediastólica
3 = AP, presión sistólica máxima
4 = AP, presión dicrota
5 = AP, presión diastólica

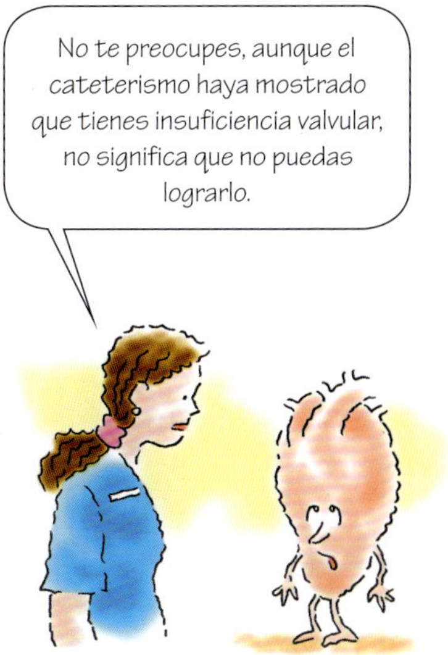
No te preocupes, aunque el cateterismo haya mostrado que tienes insuficiencia valvular, no significa que no puedas lograrlo.

Cavidades del lado izquierdo del corazón

Por lo general, los patrones de presión en el lado izquierdo del corazón son similares a los del lado derecho, pero son mucho más intensos debido a que la resistencia sistémica al flujo es mucho mayor que la resistencia pulmonar.

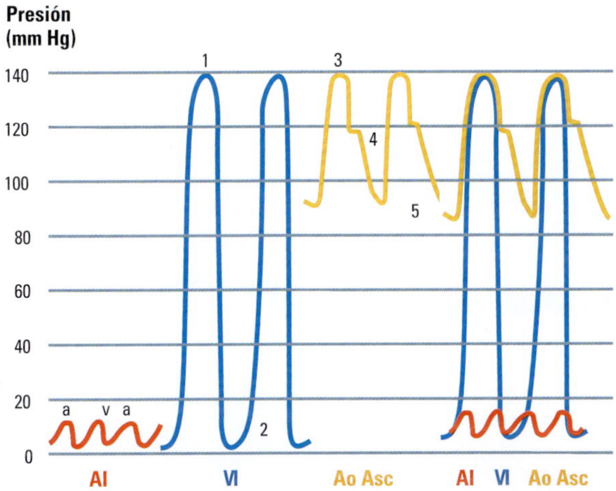

AI = Aurícula izquierda
VI = Ventrículo izquierdo
Ao Asc = Aorta ascendente
Onda a = Contracción
Onda v = Llenado pasivo
1 = VI, presión sistólica máxima
2 = VI, presión telodiastólica
3 = AP, presión sistólica máxima
4 = AP, escotadura dicrota
5 = AP, presión diastólica

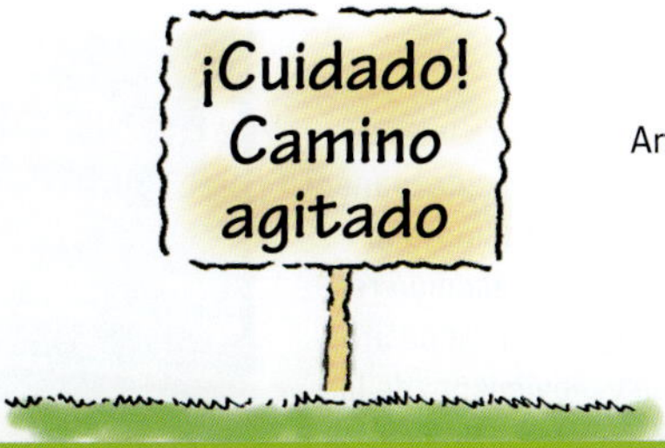
¡Cuidado! Camino agitado

Observa al paciente en busca de bradicardia, hipotensión o náuseas durante la extracción del catéter femoral.

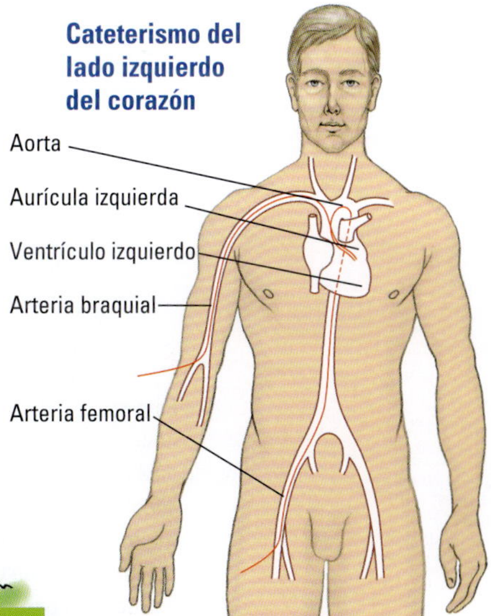

Ecocardiograma

Un ecocardiógrafo emplea ondas sonoras de muy alta frecuencia para ayudar a explorar el tamaño, forma y movimiento de las estructuras cardíacas.
Funciona de la siguiente manera:

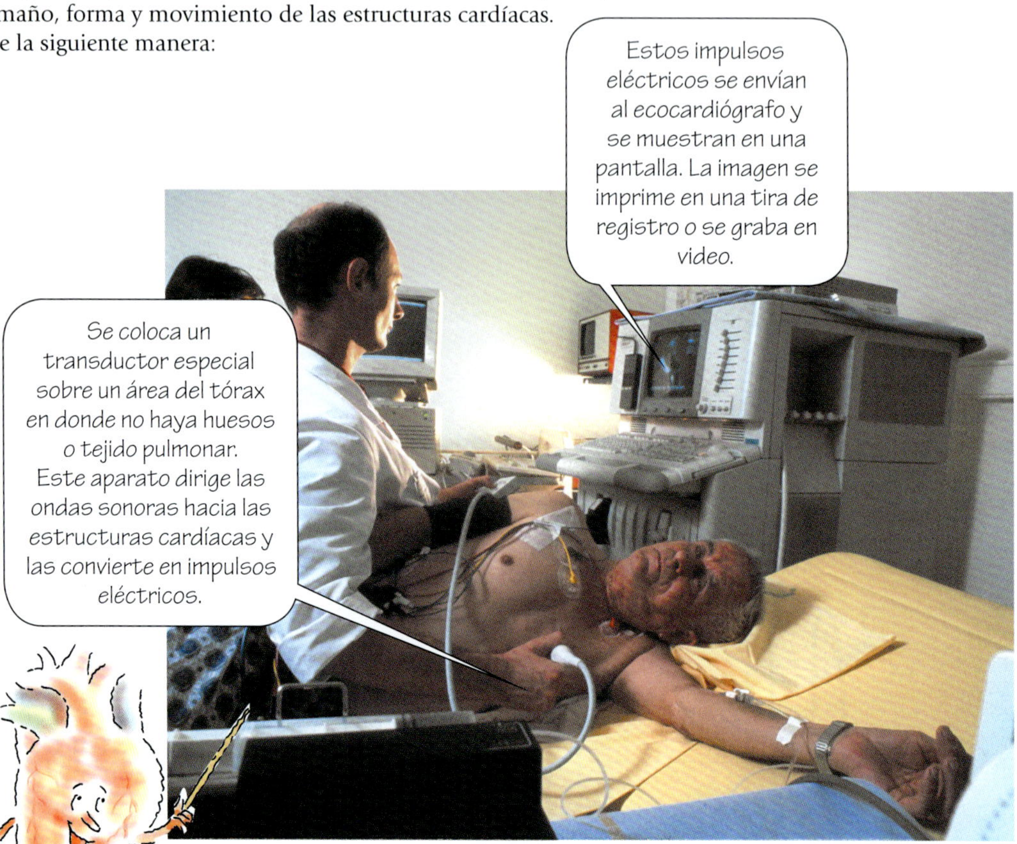

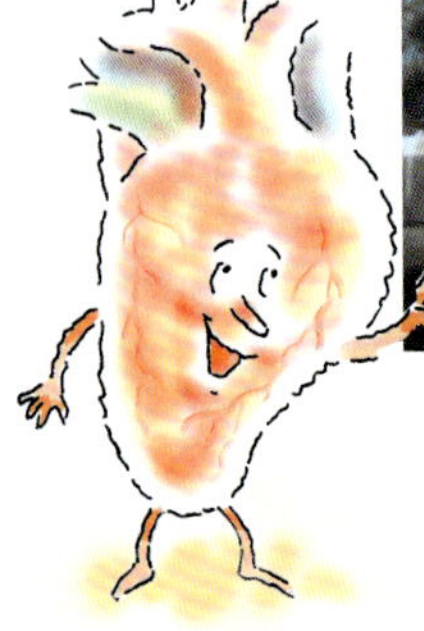

En imágenes

Esta imagen digital muestra las cavidades y válvulas cardíacas de manera más detallada que una radiografía simple. Las ondas de ultrasonido rebotan (eco) en el corazón y muestran el tamaño, forma y movimiento de las estructuras cardíacas, así como el flujo sanguíneo a través del corazón. Lo anterior ayuda a visualizar la función y presión cardíacas.

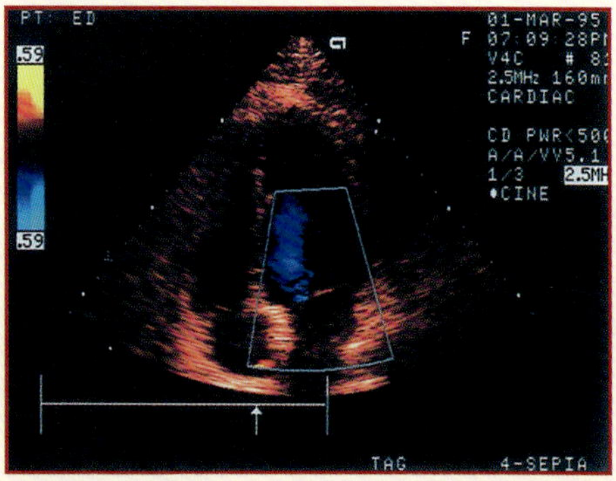

Comparación de dos tipos de ecografía

Las técnicas de ecocardiografía que se emplean con mayor frecuencia son el modo M (movimiento) y la bidimensional. En muchas ocasiones, ambas técnicas se realizan en conjunto para complementarse. La ecocardiografía puede utilizarse para detectar estenosis mitral, prolapso mitral, insuficiencia aórtica, anomalías del movimiento de la pared y derrame pericárdico. Las áreas sombreadas debajo del transductor corresponden a estructuras cardíacas que interceptan y reflejan las ondas sonoras.

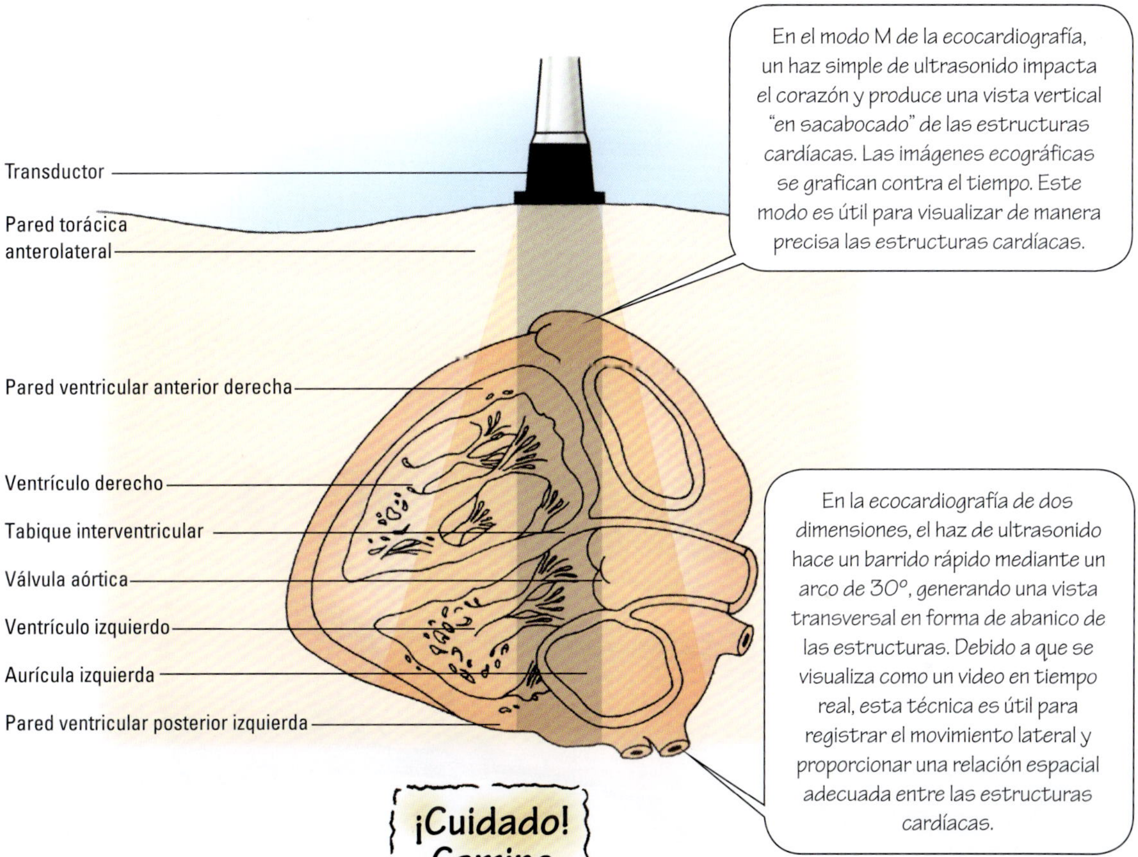

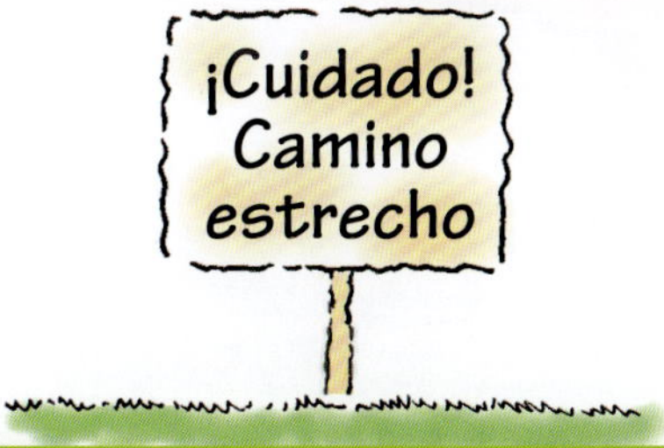

La movilidad de la pared ventricular es diferente en el ecocardiograma antes y después de las pruebas de esfuerzo con ejercicio y puede evidenciar isquemia miocárdica.

Ecocardiografía transesofágica

En la ecocardiografía transesofágica se combina el ultrasonido con la endoscopia para ofrecer una mejor vista de las estructuras cardíacas.

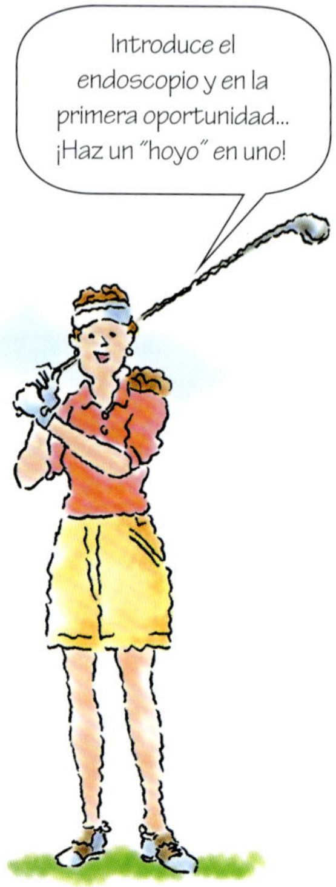
Introduce el endoscopio y en la primera oportunidad... ¡Haz un "hoyo" en uno!

Cómo se realiza

Se introduce en el esófago un pequeño transductor unido al extremo de un endoscopio para poder obtener imágenes desde la parte posterior del corazón. Esta prueba consigue menor penetración de tejido, menor interferencia de las estructuras de la pared torácica y obtiene imágenes de alta calidad de la aorta torácica (excepto de la parte superior de la aorta ascendente, obstruida por la tráquea).

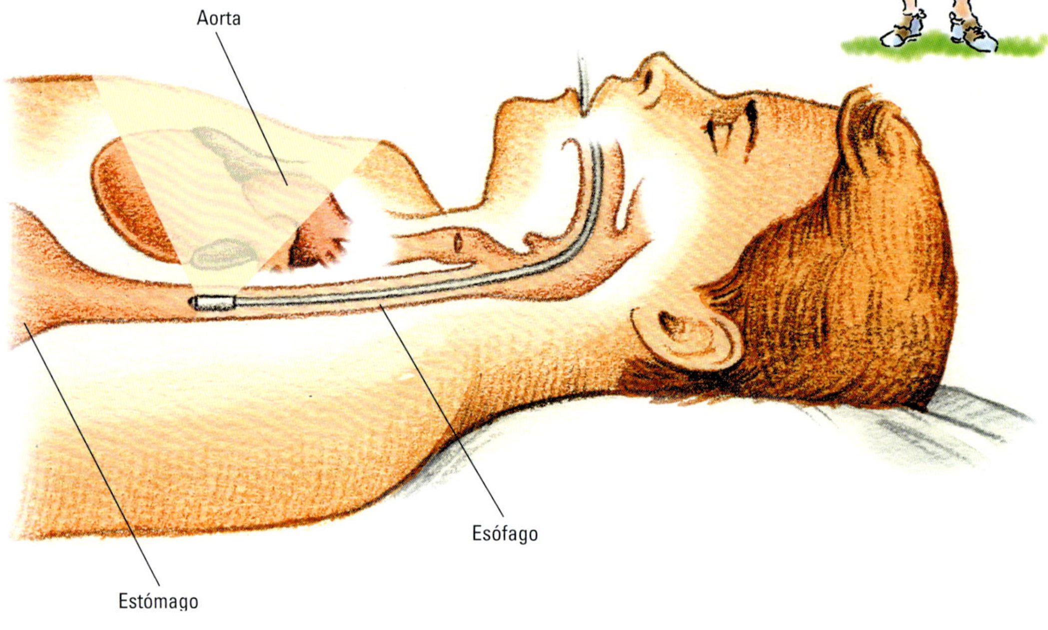

Utilidad del ecocardiograma transesofágico

Las imágenes detalladas que se obtienen con el ecocardiograma transesofágico pueden ayudar a que los médicos vean:

- El tamaño del corazón y qué tan gruesas son sus paredes.
- Qué tan bien bombea el corazón.
- Si existe tejido anómalo alrededor de las válvulas cardíacas que indique infección bacteriana, vírica o micótica, o cáncer.
- Si la sangre fluye en sentido contrario a través de las válvulas (regurgitación) o si las válvulas son estrechas o están obstruidas (estenosis).
- Si existen coágulos en las cavidades, en especial las superiores, después de un ictus (http://www.heart.org/HEARTORG/Conditions/HeartAttack/DiagnosingaHeartAttack/Transesophageal-Echocardiography TEE_UCM_441655_Article.jsp#.WYeJfFGQyss).

El ecocardiograma transesofágico se emplea para valorar la enfermedad valvular o las reparaciones de ésta. También se utiliza para diagnosticar:

- Alteraciones torácicas y aórticas
- Endocarditis
- Cardiopatías congénitas
- Trombos intracavitarios
- Tumores

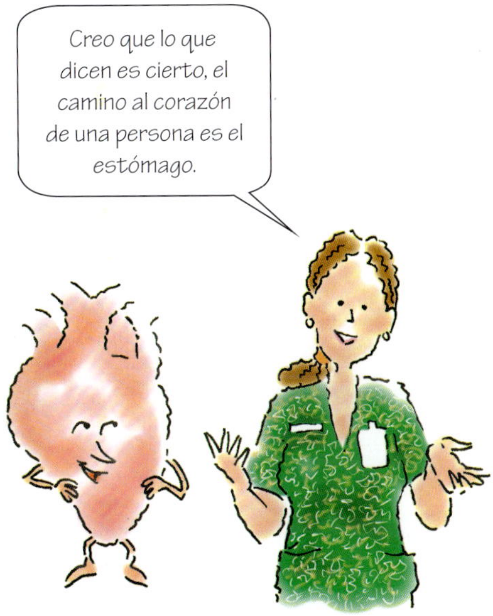
Creo que lo que dicen es cierto, el camino al corazón de una persona es el estómago.

Para recordar

Complicaciones de la ecocardiografía

Depresión respiratoria debida a sedación
Aspiración de secreciones hacia la tráquea
Respuesta vagal debida a estimulación del nervio vago
Perforación esofágica debida al transductor (pon atención en caso de que el paciente degluta con más frecuencia)

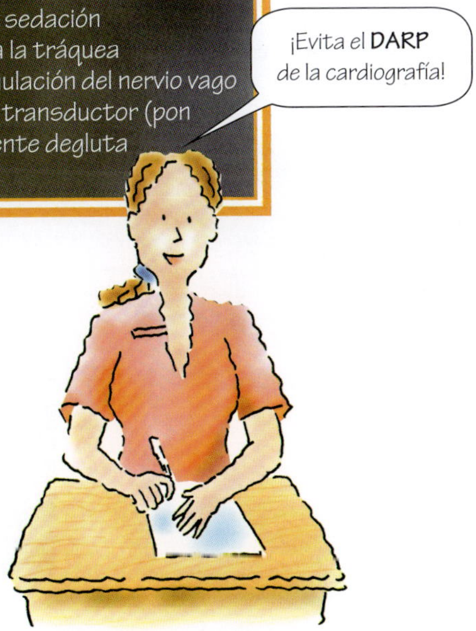
¡Evita el DARP de la cardiografía!

Resonancia magnética cardíaca

También conocida como *resonancia magnética nuclear*, la resonancia magnética (RM) cardíaca proporciona imágenes tomográficas de alta resolución en tres dimensiones. La RM cardíaca permite la visualización de las valvas y estructuras valvulares, anomalías y procesos pericárdicos, hipertrofia ventricular, neoplasias cardíacas, infartos, malformaciones anatómicas y deformidades estructurales. Puede emplearse para dar seguimiento a la cardiopatía isquémica y la eficacia del tratamiento.

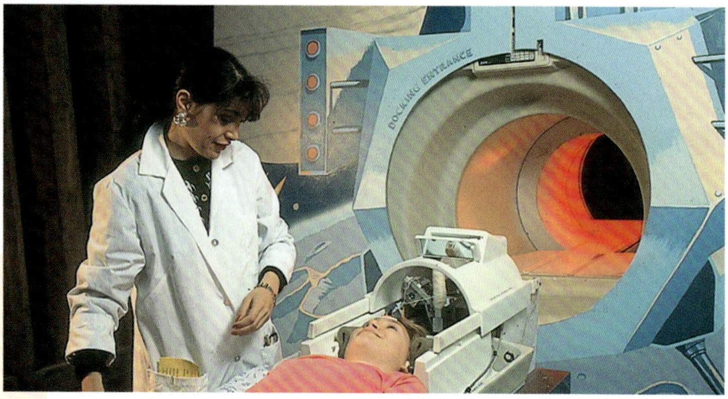

El resonador registra las señales electromagnéticas que emite el núcleo. Después, se traducen las señales en imágenes detalladas. Las imágenes muestran las características del tejido sin la interferencia de los pulmones o los huesos, como se muestra a continuación.

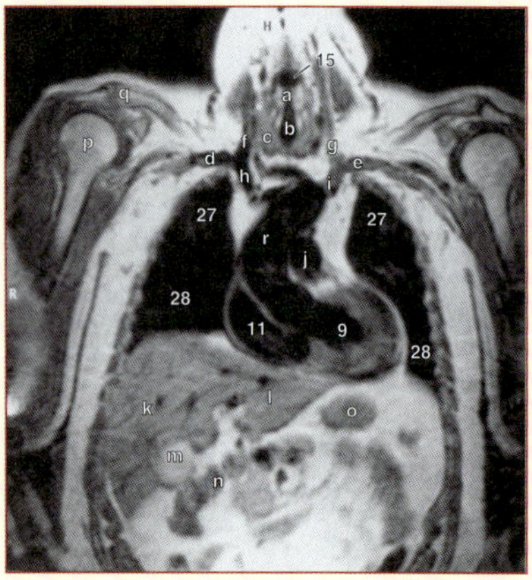

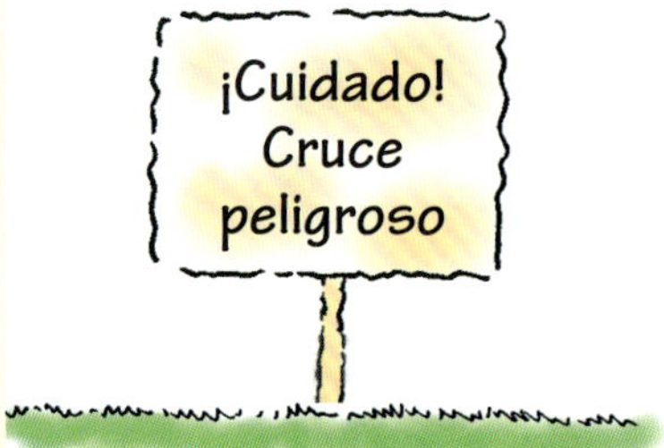

No permitas que entren los pacientes con marcapasos, desfribiladores internos o parches transdérmicos; el metal interfiere con el estudio.

Tomografía por emisión de positrones

La tomografía por emisión de positrones (PET, *positron emission tomography*) combina los elementos de la tomografía y las imágenes con radionúclidos convencionales.

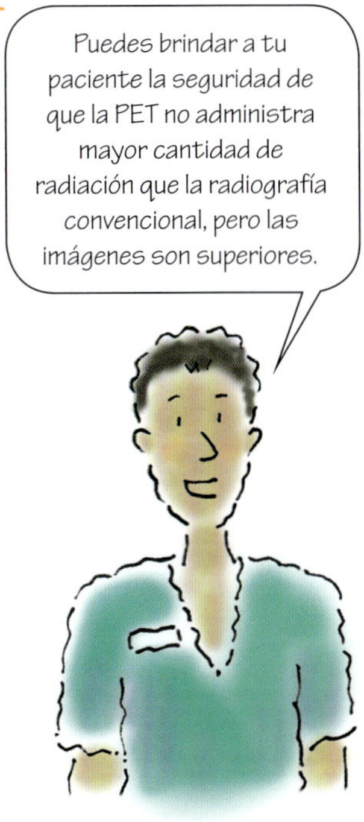
Puedes brindar a tu paciente la seguridad de que la PET no administra mayor cantidad de radiación que la radiografía convencional, pero las imágenes son superiores.

Cómo funciona

1

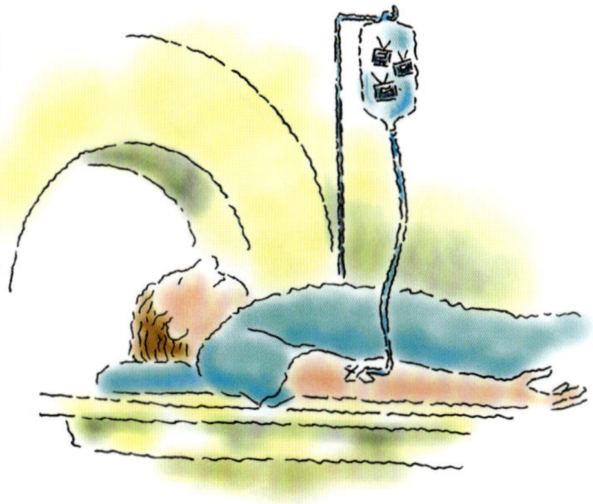

Se administran radioisótopos al paciente mediante inyección, inhalación o infusión intravenosa. Un isótopo es dirigido a la sangre y el otro a la glucosa.

2

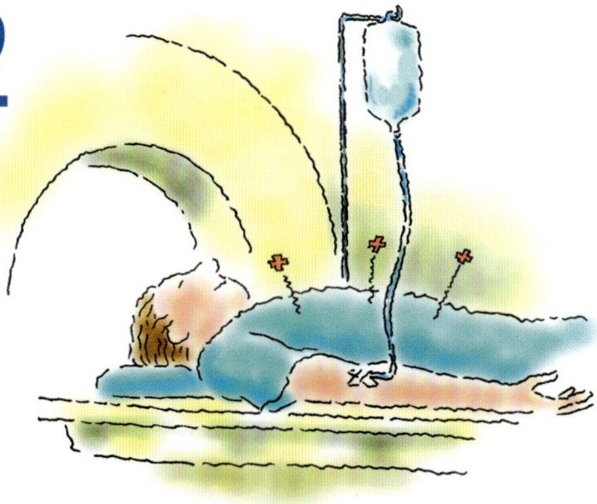

Estos isótopos emiten partículas llamadas *positrones*.

3 La PET detecta y reconstruye los positrones para generar una imagen.

¿Qué muestra?

- El flujo sanguíneo y el metabolismo de glucosa normales indican perfusión coronaria adecuada.
- El flujo sanguíneo reducido y el metabolismo de glucosa aumentado indican isquemia.
- El flujo sanguíneo y metabolismo de glucosa disminuidos indican necrosis tisular cardíaca o cicatrización.

Angiografía con radionúclidos (valoración de la movilidad de la pared)

La angiografía con radionúclidos, también conocida como *multiple-gated acquisition scanning* (*MUGA*), se emplea para valorar el desempeño regional y global de los ventrículos y el bombeo cardíaco, en especial del ventrículo izquierdo (https://www.unitypoint.org/cedarrapids/filesimages/Physician%20and%20Clinics/Cardiology/Patient%20ed%202016/UPC_Cardiac%20Blood%20Pool_5-13.pdf).

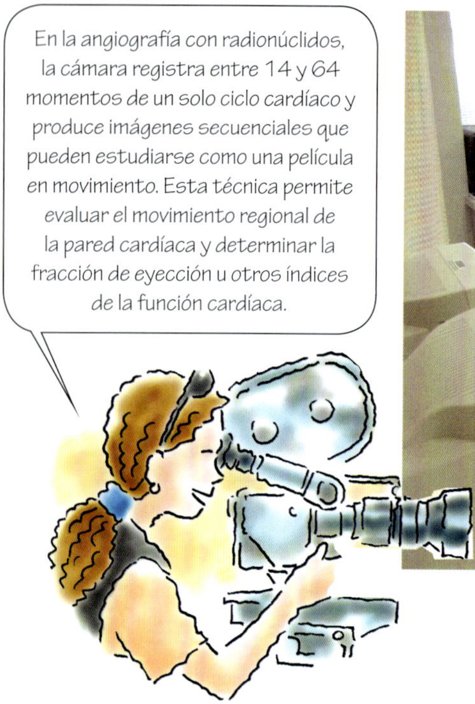
En la angiografía con radionúclidos, la cámara registra entre 14 y 64 momentos de un solo ciclo cardíaco y produce imágenes secuenciales que pueden estudiarse como una película en movimiento. Esta técnica permite evaluar el movimiento regional de la pared cardíaca y determinar la fracción de eyección u otros índices de la función cardíaca.

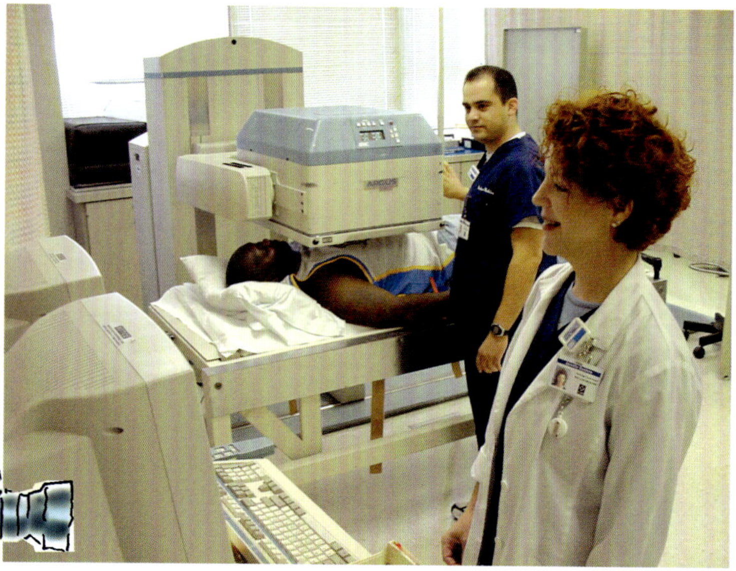

La sal y pimienta de la vida

Existen muchas variedades de la angiografía con radionúclidos:

- En la *angiografía con radionúclidos de esfuerzo* se realiza el mismo estudio en reposo y durante el ejercicio para detectar los cambios en la fracción de eyección y el gasto cardíaco.
- En la *angiografía con radionúclidos con nitroglicerina*, la cámara de gammagrafía registra momentos en el ciclo cardíaco después de la administración sublingual de nitroglicerina, con la intención de valorar el efecto del fármaco sobre la función ventricular.

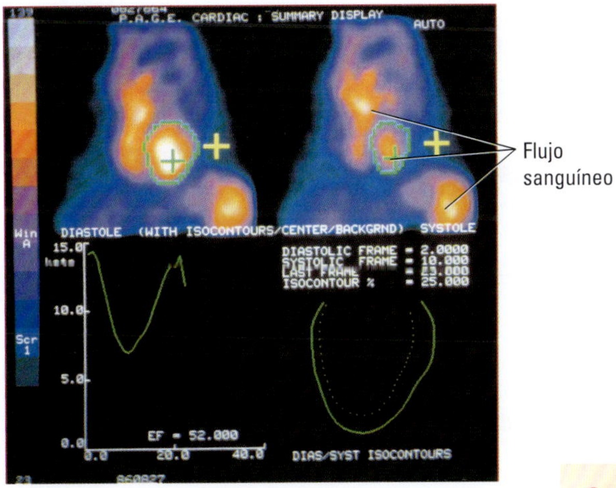

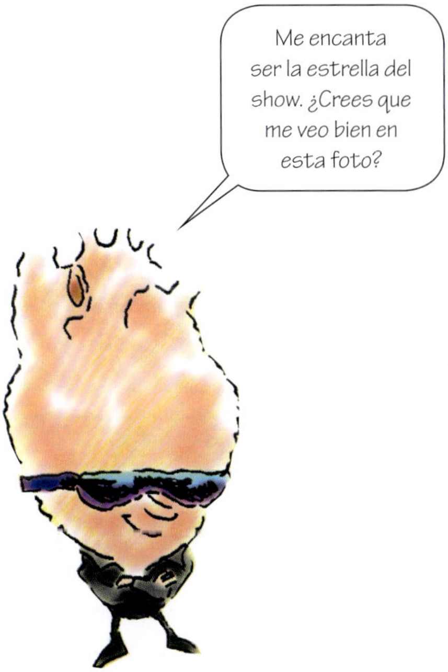
Me encanta ser la estrella del show. ¿Crees que me veo bien en esta foto?

Sabías que...

La angiografía con radionúclidos es la manera más precisa para calcular la fracción de eyección. Los oncólogos la utilizan para detectar de manera precoz los signos de daño cardíaco causados por los fármacos de quimioterapia, como el clorhidrato de doxorrubicina.

Imágenes de puntos "calientes" y "fríos"

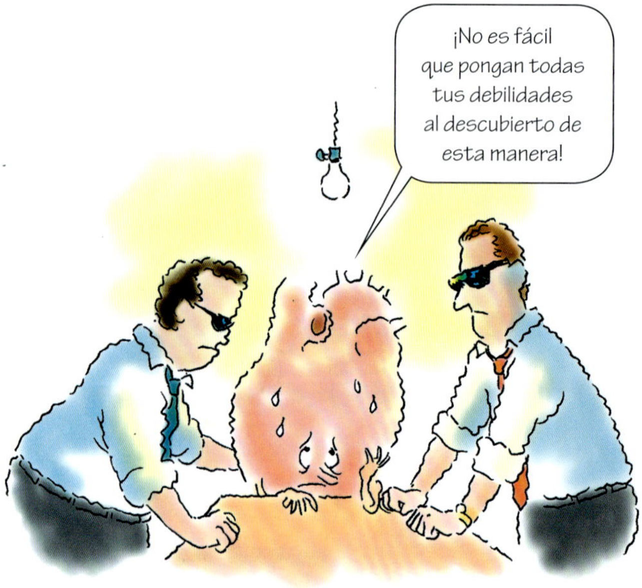
¡No es fácil
que pongan todas
tus debilidades
al descubierto de
esta manera!

^{99m}Tc + RM = CALIENTE

Las imágenes con tecnecio-99 (^{99m}Tc) pirofosfato, también conocidas como *imágenes calientes* o *PYP* (de *pyrophosphate*), ayudan a diagnosticar las lesiones miocárdicas agudas al mostrar la ubicación y tamaño del tejido recién dañado.

Cómo funciona

- Se inyecta ^{99m}Tc pirofosfato al paciente.
- Las células dañadas absorben los isótopos.
- Las áreas dañadas se muestran como puntos de anaranjado a rojo intenso en la imagen.
- Las imágenes revelan infartos transmurales, ventriculares derechos y posteriores.
- También son visibles los aneurismas y los tumores ventriculares.

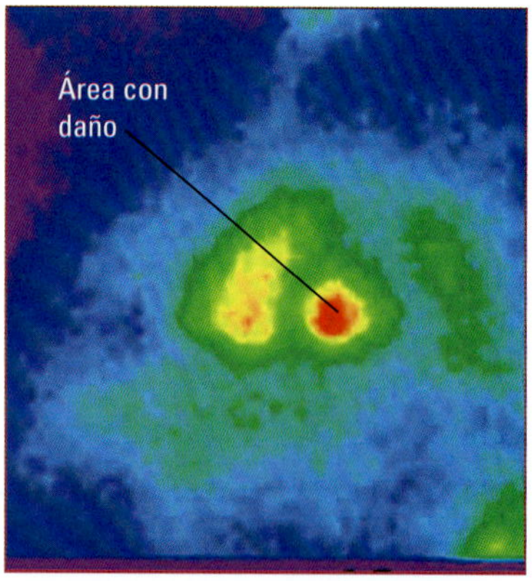

Consejos para el estudio

Indica al paciente que deberá permanecer recostado sobre su espalda con los brazos sobre su cabeza hasta 30 min después del estudio. Lo anterior tiene como finalidad permitir que el equipo se mueva 360° alrededor del cuerpo.

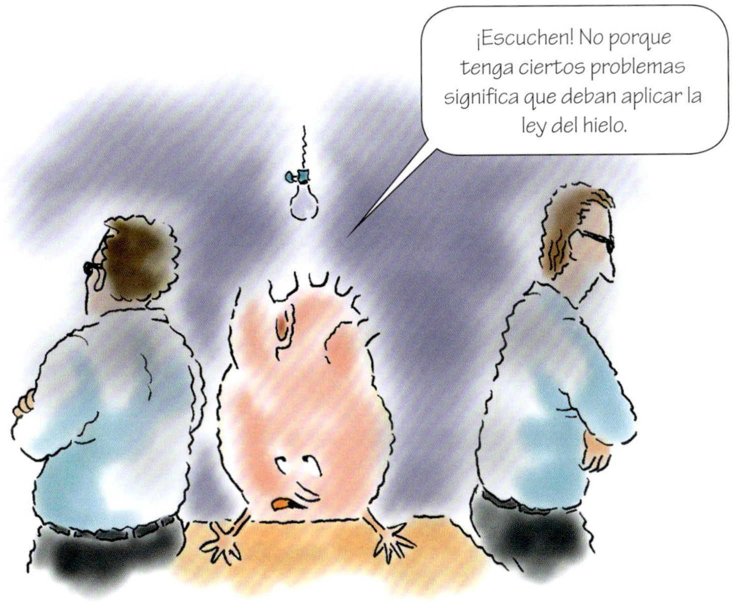
¡Escuchen! No porque tenga ciertos problemas significa que deban aplicar la ley del hielo.

^{201}TI + RM = FRÍO

También conocidas como *puntos fríos*, las imágenes con talio (^{201}Tl) evalúan el flujo sanguíneo miocárdico y el estado de las células.

Cómo funciona

- Se inyecta ^{201}Tl en el paciente.
- Los isótopos son absorbidos rápidamente por el tejido sano y emiten rayos gamma. El tejido dañado absorbe de manera lenta los isótopos.
- Las áreas dañadas se ven como puntos **oscuros** en la imagen.
- El estudio revela áreas isquémicas e infartadas.
- La técnica también se emplea para valorar la función ventricular y la presencia de derrame pericárdico.

Consejos para el estudio

Si el paciente no puede alzar los brazos, aún se puede realizar el estudio unidimensional con ^{201}Tl. Se toman imágenes desde tres ángulos diferentes (*imágenes planares*).

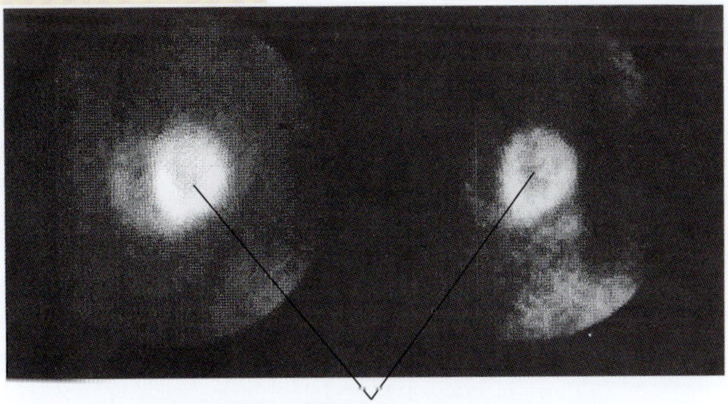

La distribución uniforme de los isótopos indica flujo sanguíneo normal hacia el ventrículo izquierdo.

Radiografía de tórax

La radiografía de tórax es una de las pruebas de uso más frecuente y con mayor relación de coste-efictividad para diagnosticar la enfermedad cardíaca. En la vista posteroanterior de la radiografía se emite una pequeña cantidad de radiación ionizante hacia el tórax del paciente, desde atrás hacia adelante. Las estructuras que absorben la radiación (hueso) se muestran de forma más brillante que los tejidos menos densos (pulmones). Con frecuencia, se incluyen una o más vistas laterales del tórax.

Usos

- Ayuda a determinar el tamaño y forma del corazón, los grandes vasos y, en algunas ocasiones, los pulmones. Lo anterior puede revelar sobrecarga hídrica o líquido pericárdico.
- Puede mostrar evidencia de tumores o calcificaciones.
- Puede ayudar a verificar la ubicación de desfibriladores, marcapasos y catéteres.
- Ayuda a diagnosticar la enfermedad valvular, malformaciones congénitas, aneurismas, pericarditis, miocardiopatía, insuficiencia cardíaca, algunos tipos de cáncer y diversas enfermedades pulmonares.

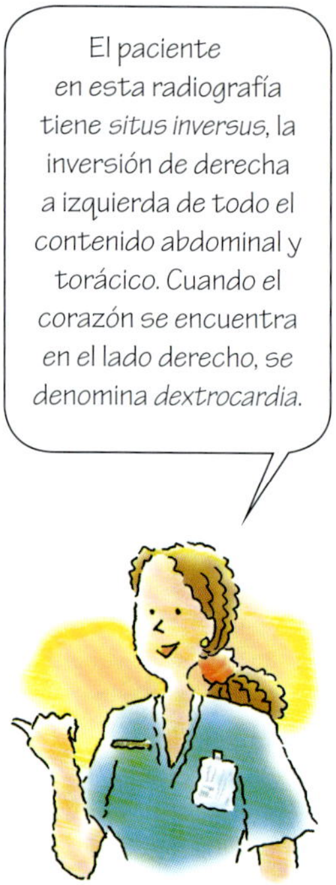
El paciente en esta radiografía tiene *situs inversus*, la inversión de derecha a izquierda de todo el contenido abdominal y torácico. Cuando el corazón se encuentra en el lado derecho, se denomina *dextrocardia*.

Radiografía de tórax normal

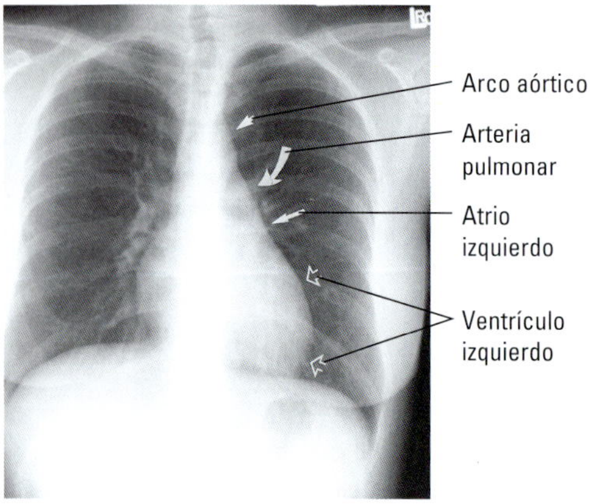

Radiografía de paciente con dextrocardia

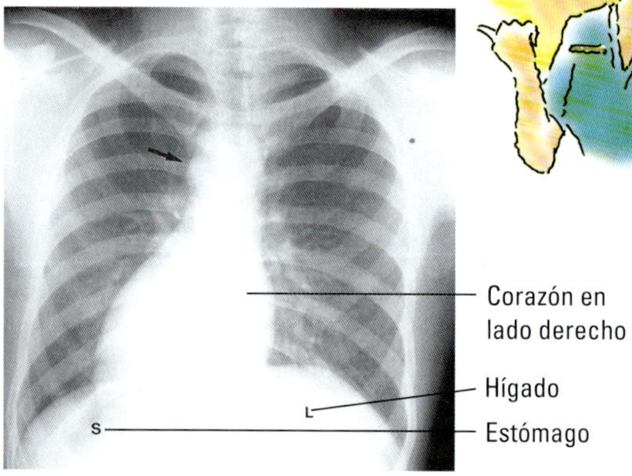

Ecografía intravascular

La ecografía intravascular consiste en un pequeño transductor unido al extremo de un catéter que se introduce durante el cateterismo cardíaco. El catéter suele introducirse en la arteria femoral y se dirige hacia las arterias coronarias. El transductor emite ondas sonoras de alta frecuencia que rebotan en las paredes arteriales y regresan al él, lo que produce imágenes de las paredes desde el interior.

La ecografía intravascular se emplea frecuentemente junto con las intervenciones coronarias percutáneas, como la angioplastia. Es útil para identificar el tipo y cantidad de ateroesclerosis o cualquier anomalía en la luz arterial. La ecografía intravascular también se puede utilizar para valorar el estado de las endoprótesis vasculares y la obstrucción después de su colocación.

Ecografía intravascular de la aorta descendente torácica

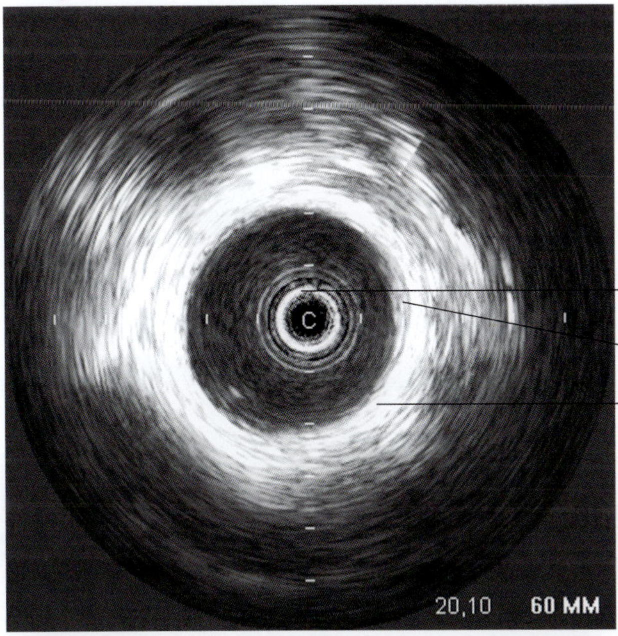

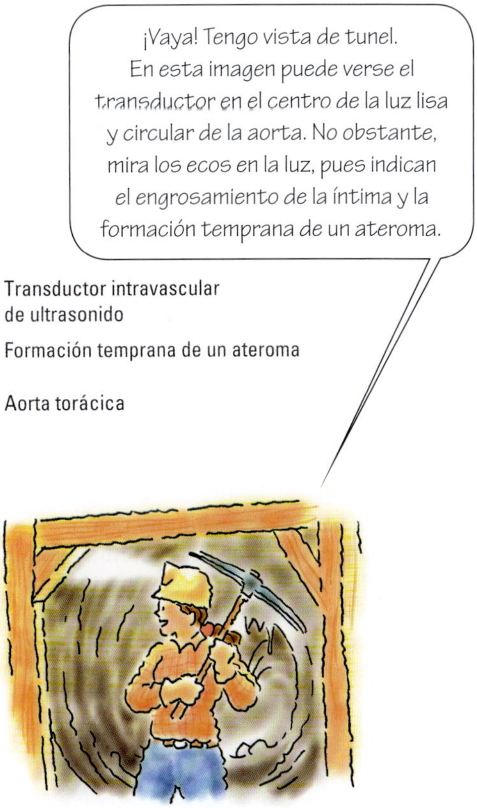
¡Vaya! Tengo vista de tunel. En esta imagen puede verse el transductor en el centro de la luz lisa y circular de la aorta. No obstante, mira los ecos en la luz, pues indican el engrosamiento de la íntima y la formación temprana de un ateroma.

Ecografía Doppler no invasiva

Ecografía doble

La ecografía doble consiste en el empleo de ondas sonoras de alta frecuencia para obtener imágenes y valorar el flujo sanguíneo en las arterias y venas principales del abdomen, órganos, miembros (brazos y piernas) y sistema cerebrovascular extracraneal (cuello). Esta prueba no invasiva utiliza la ecografía para obtener imágenes de los vasos y determinar la velocidad, dirección y patrón del flujo sanguíneo a través de ellos. Las imágenes arteriales de la ecografía doble pueden detectar placas de ateroma, fístulas arteriovenosas, aneurismas y tumores del cuerpo carotídeo. Las imágenes venosas de ecografía doble pueden emplearse para valorar la insuficiencia venosa y la trombosis venosa.

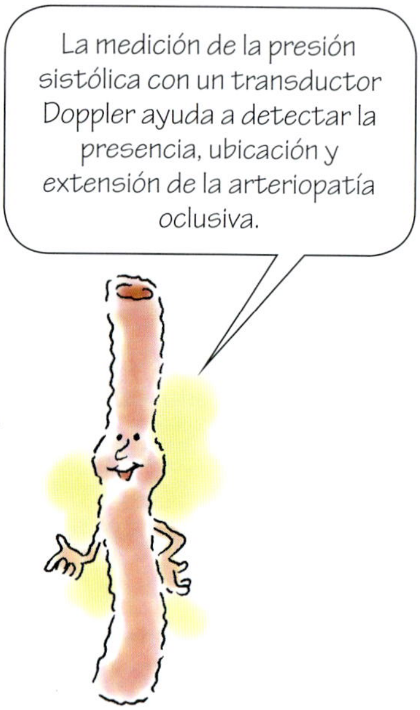
La medición de la presión sistólica con un transductor Doppler ayuda a detectar la presencia, ubicación y extensión de la arteriopatía oclusiva.

El transductor manual dirige las ondas sonoras de alta frecuencia hacia la arteria o vena que se valora.

Las ondas sonoras impactan los eritrocitos en movimiento.

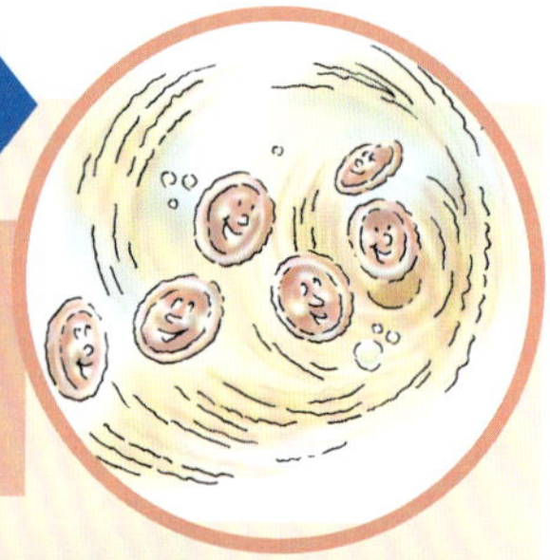

Las ondas sonoras se reflejan de vuelta al transductor en frecuencias que corresponden a la velocidad del flujo sanguíneo a través del vaso.

A continuación, el sistema informático procesa las ondas sonoras para permitir el registro de audio e imágenes del flujo sanguíneo.

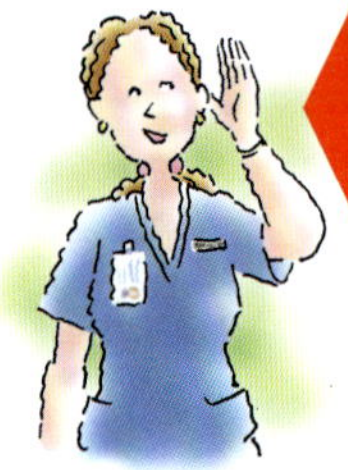

Pletismografía

La *pletismografía* utiliza un equipo manual Doppler para obtener registros cuantitativos de los cambios en el volumen o el flujo sanguíneo hacia un miembro.

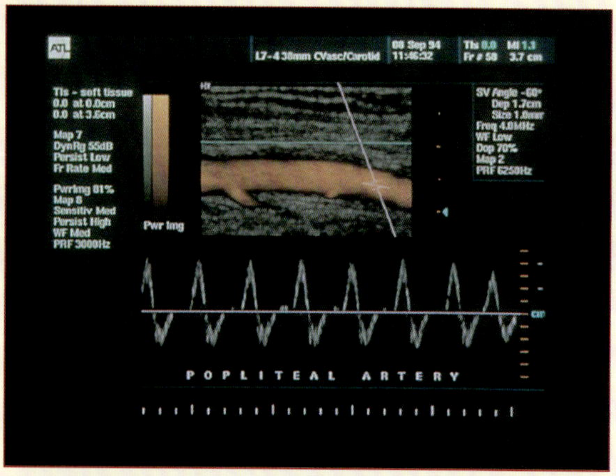

Ecografía doble de la arteria poplítea

En la imagen se muestra una ecografía doble a color de la arteria poplítea con espectro de onda trifásica normal.

Medición del índice tobillo-brazo

También se puede utilizar un dispositivo de ecografía Doppler para medir el índice tobillo-brazo (ITB), a fin de ayudar a identificar la arteriopatía periférica. Para realizar esta prueba, realiza los siguientes pasos:

1. Explica el procedimiento al paciente.
2. Prepara tu equipo.
3. Lávate las manos.
4. Coloca al paciente en posición supina.
5. Extiende gel conductor tibio en la superficie del brazo del paciente, donde se palpó el pulso braquial, y registra la lectura sistólica.
6. Ubica el pulso tibial posterior y repite el procedimiento; registra tus hallazgos.
7. Localiza el pulso dorsal del pie y repite el procedimiento.
8. Emplea la gráfica de la derecha para calcular el ITB.

Registra tus hallazgos.

Cálculo del ITB

Para calcular el ITB, divide la presión sistólica mayor que se obtuvo en cada pierna (dorsal del pie o tibial posterior) por la presión sistólica braquial mayor.

Ejemplos de lectura sistólica (mm Hg)	Izquierda	Derecha
Tibial posterior	128	96
Dorsal del pie	130	90
Braquial	132	130
Cálculos	130 ÷ 132 = 0.98	96 ÷ 132 = 0.73

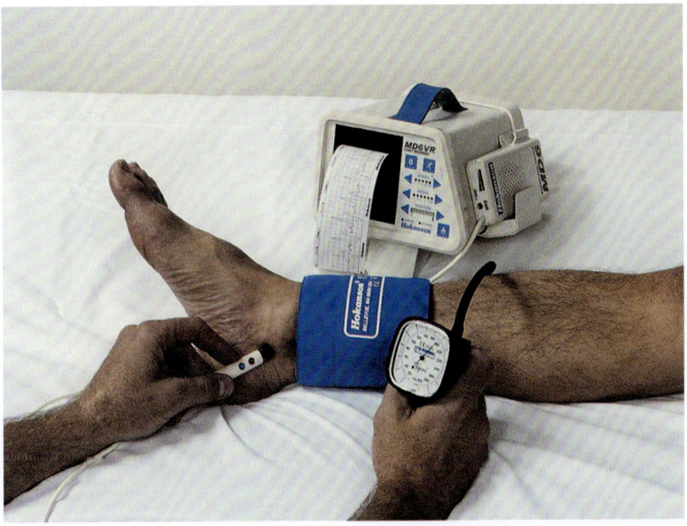

Significado de los resultados

- **Mayor de 1.30:** rigidez (se observa frecuentemente en los pacientes con diabetes, insuficiencia renal y fumadores).
- **1.0-1.29:** normal.
- **0.91-0.99:** limítrofe.
- **0.41-0.90:** arteriopatía periférica de leve a moderada.
- **0.00-0.40:** arteriopatía grave.

Flebografía

También conocida como *flebografía (venografía) ascendente con contraste*, consiste en la exploración radiográfica de las venas del miembro inferior. Durante la prueba se introduce un catéter en una vena (por lo general, en el pie) y se inyecta un medio de contraste. A continuación, se utiliza radiación para visualizar las estructuras internas.

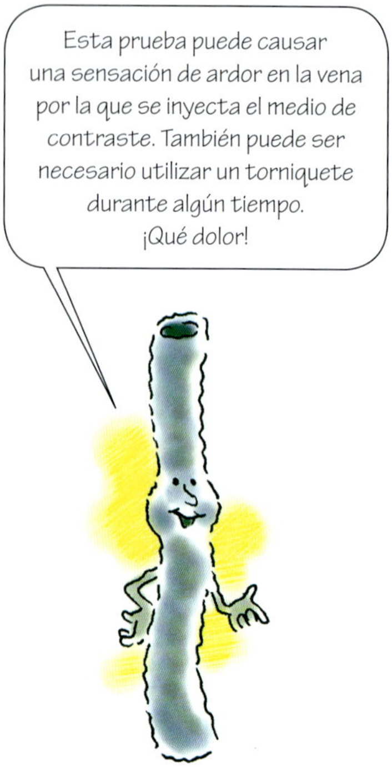
Esta prueba puede causar una sensación de ardor en la vena por la que se inyecta el medio de contraste. También puede ser necesario utilizar un torniquete durante algún tiempo. ¡Qué dolor!

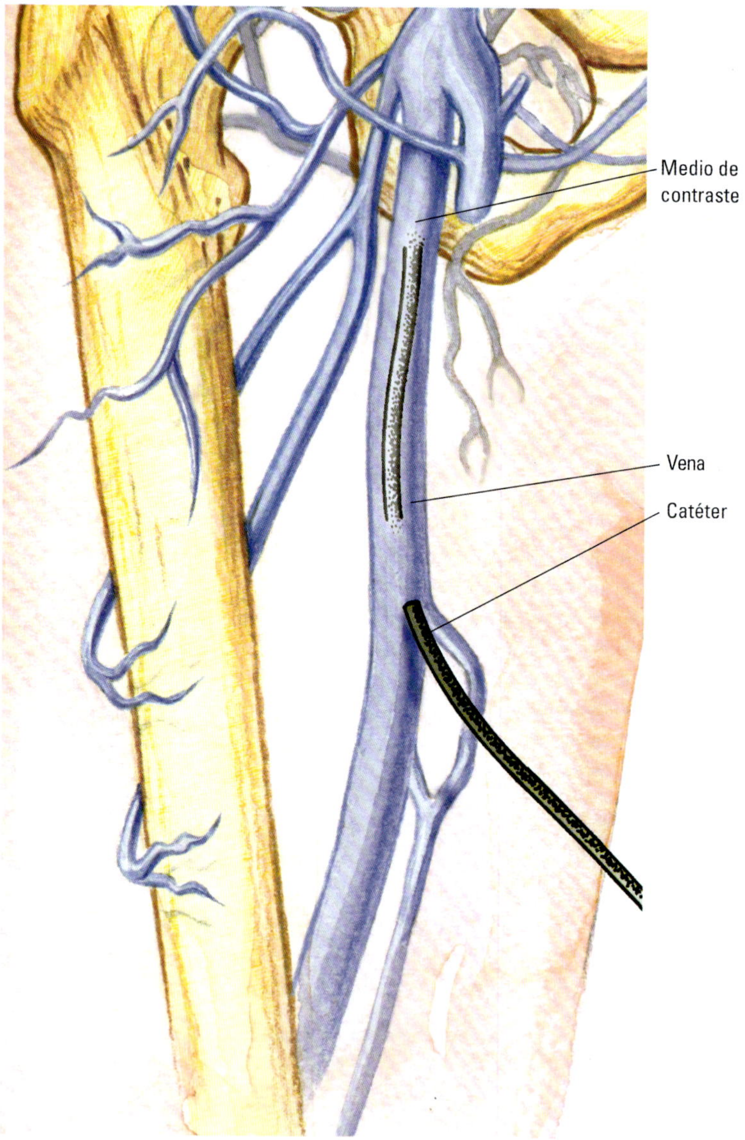

¿Cuál es el problema?

Este procedimiento no se utiliza para la detección precoz sistemática debido a que expone al paciente a dosis de radiación relativamente altas y puede causar complicaciones como flebitis, daño local al tejido y, en ocasiones, trombosis venosa profunda. Se emplea en los pacientes en quienes los hallazgos de la ecografía doble son inciertos.

Arteriografía periférica

La arteriografía periférica, o *angiografía*, es la inyección de un medio de contraste en una arteria periférica que se acompaña de cineangiogramas (películas que se mueven de manera rápida en un fluoroscopio) y registra el paso del medio de contraste a través del sistema vascular. La arteriografía también puede hacerse mediante un resonador y un medio de contraste.

Esta técnica de imágenes revela el ritmo, ubicación, grado de obstrucción y circulación colateral. El procedimiento es particularmente útil para dar seguimiento a la enfermedad crónica y valorar a los candidatos a cirugía reconstructiva.

Angiografía de la arteria femoral y sus ramas

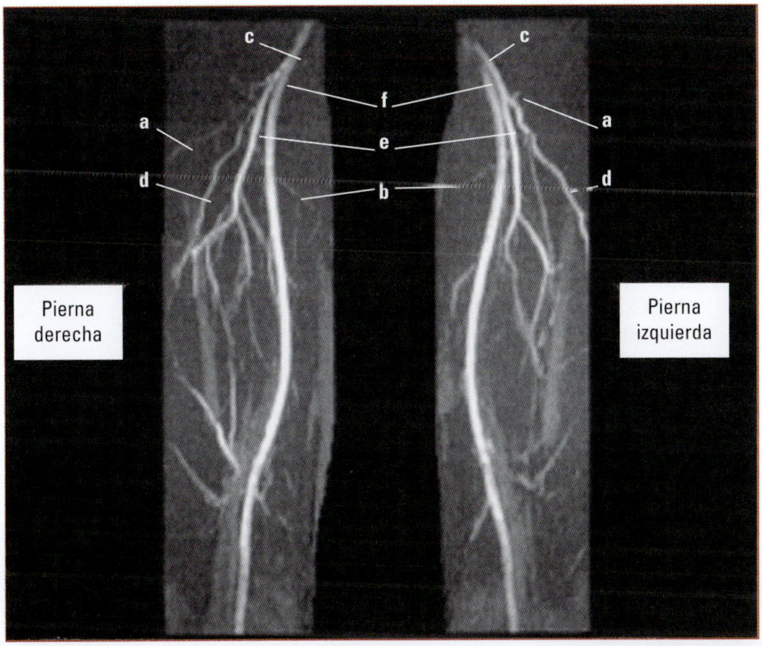

a = arteria circunfleja femoral lateral
b = arteria circunfleja femoral medial
c = arteria femoral
d = rama descendente de la arteria femoral profunda
e = arteria femoral profunda
f = arteria femoral

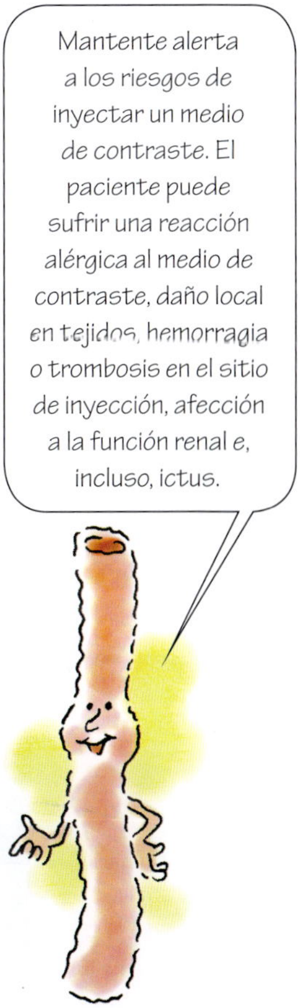

Preguntas de autoevaluación

En pares

Relaciona la prueba diagnóstica con la descripción correcta.

1. Prueba PANB ________
2. Ecocardiograma ________
3. Flebografía ________
4. Fraccionamiento de lipoproteínas ________
5. Angiografía con radionúclidos ________
6. TTPa ________
7. ECG de 12 derivaciones ________

A. También se conoce como *valoración del movimiento de la pared cardíaca.*

B. Utiliza ondas sonoras de alta frecuencia que impactan las estructuras cardíacas.

C. Aísla y mide los tres tipos de colesterol en sangre.

D. Utiliza una serie de electrodos para valorar el corazón desde diferentes ángulos.

E. Ayuda a diagnosticar y clasificar la gravedad de la insuficiencia cardíaca con base en los niveles hormonales.

F. Valora los factores de coagulación y ayuda a evaluar la respuesta a la heparina.

G. Consiste en el cateterismo del miembro inferior para valorar venas.

Marca el lugar

Coloca una "X" sobre esta ilustración para marcar el área que representa el daño miocárdico.

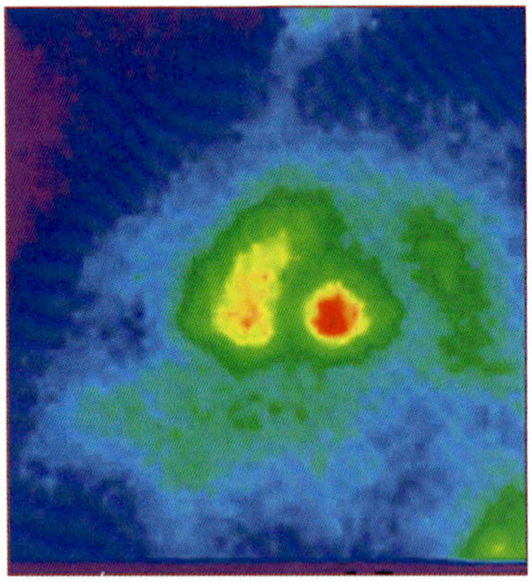

Respuestas: En pares: 1E, 2B, 3G, 4C, 5A, 6F, 7D. Marca el lugar: *Véase* la p. 76.

Bibliografía

Adams, J.E., III, Abendschein, D.R., & Jaffe, A.S. Biochemical Markers of Myocardial Injury. Is MB Creatine Kinase the Choice for the 1990s? *Circulation* 88(2):750–763, 1993.

http://www.healthline.com/health/electrolyte-disorders#types4

http://www.mayoclinic.org/tests-procedures/prothrombin-time/details/results/rsc-20163828

http://www.heart.org/HEARTORG/Conditions/HeartAttack/DiagnosingaHeartAttack/Transesophageal-Echocardiography TEE_UCM_441655_Article.jsp#.WYeJfF-GQyss

https://www.unitypoint.org/cedarrapids/filesimages/Physician%20and%20Clinics/Cardiology/Patient%20ed%202016/UPC_Cardiac%20Blood%20Pool_5-13.pdf

Capítulo 4

Interpretación del electrocardiograma

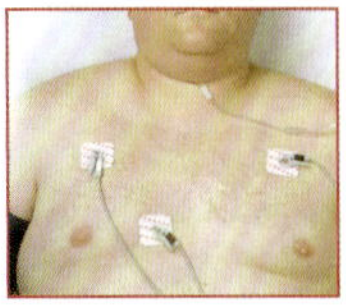

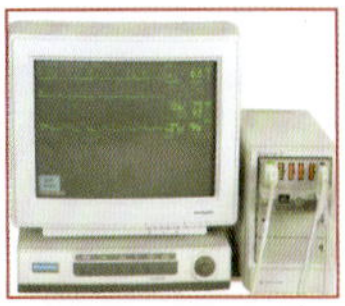

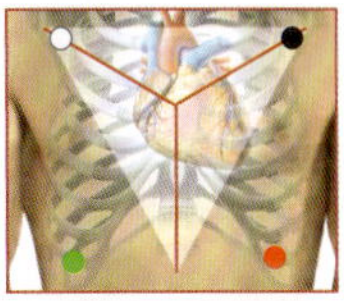

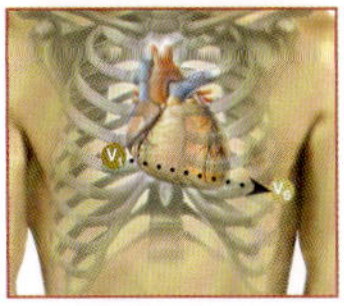

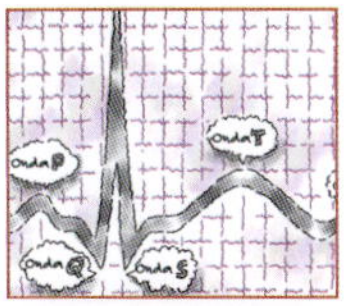

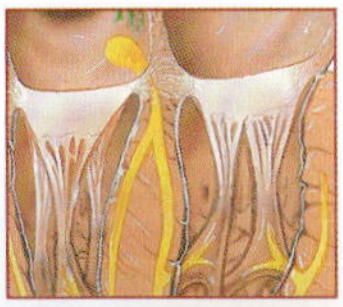

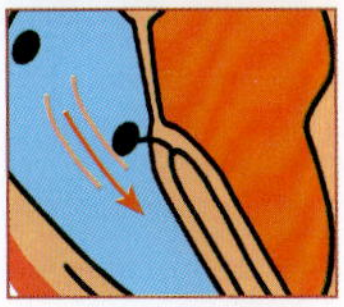

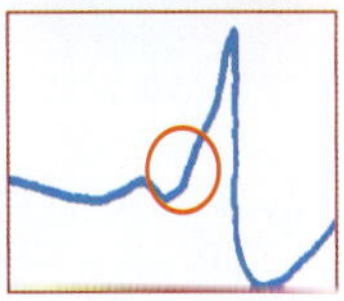

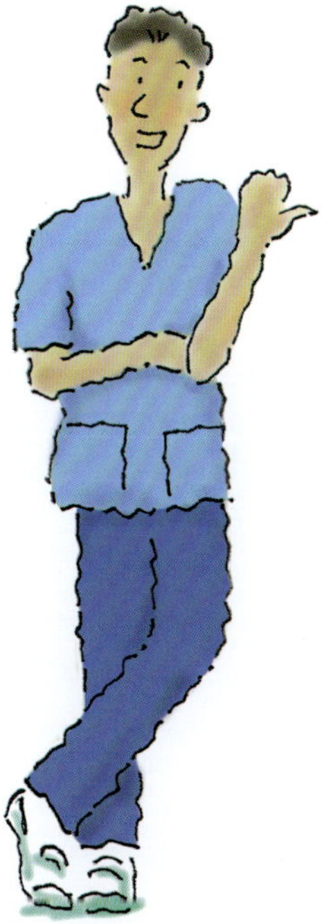

Monitorización cardíaca

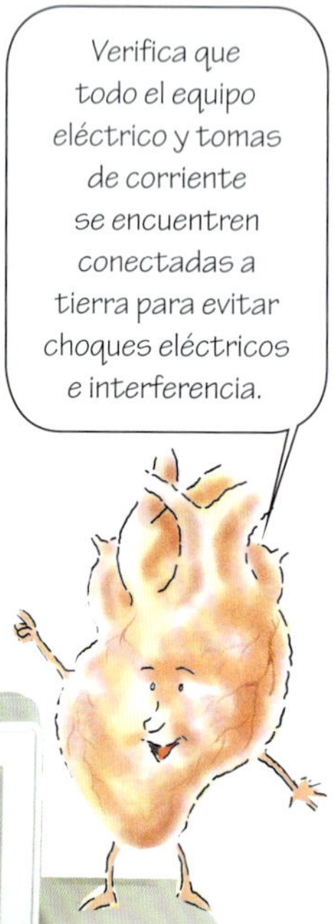

La electrocardiografía (ECG) se utiliza para diagnosticar y monitorizar las alteraciones cardíacas. Cuando un paciente es hospitalizado, el primer paso es comenzar la monitorización cardíaca continua. En un sistema eléctrico, el paciente se conecta directamente a un electrocardiógrafo mediante electrodos, los cables correspondientes y un cable para el monitor. La mayoría de los sistemas emplean tres o cinco derivaciones y proporcionan una lectura continua y simultánea de una o más de ellas. La selección de la derivación depende de la situación clínica del paciente. Por lo general, se utilizan las derivaciones V_1 o V_6 y un miembro.

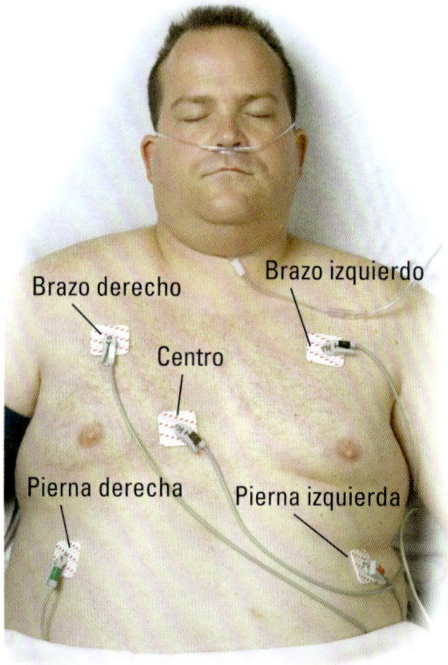

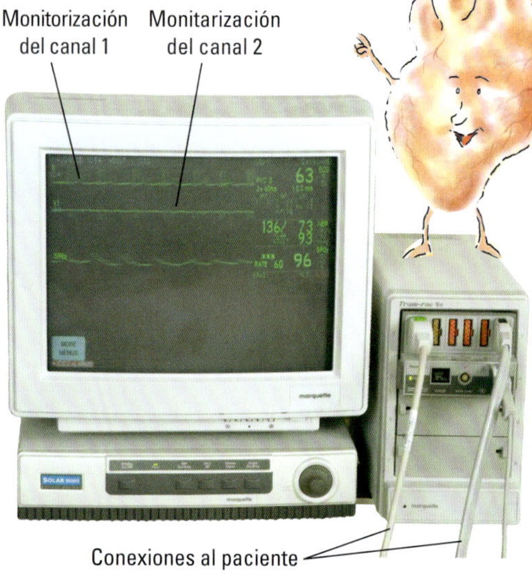

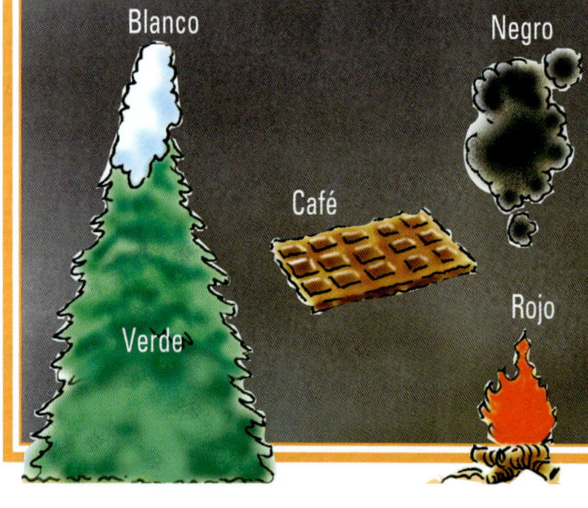

Para recordar

Para recordar dónde debes colocar los electrodos en la configuración de cinco cables, comienza por recordar la frase "blanco a la derecha". Después puedes pensar en la nieve sobre los árboles (electrodo blanco sobre electrodo verde) y el humo sobre el fuego (electrodo negro sobre electrodo rojo). Por supuesto, el chocolate (marrón) se encuentra al centro, cerca del corazón.

Derivaciones

Estas ilustraciones muestran las vistas del corazón que se obtienen con las diferentes derivaciones, así como el mejor uso de cada una de ellas. La corriente que se mueve desde el polo negativo hacia el positivo se expresa como una elevación de los complejos en la tira de ECG; la corriente que va de positivo a negativo se expresa como un descenso en la tira de ECG.

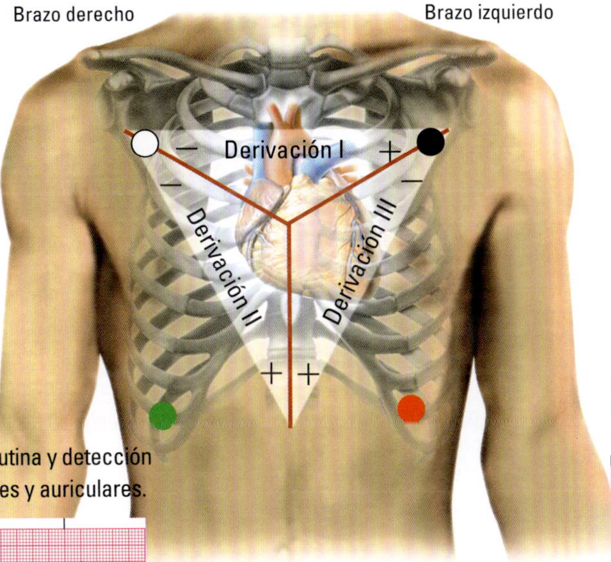

Derivación I

Detección de arritmias auriculares y hemibloqueos.

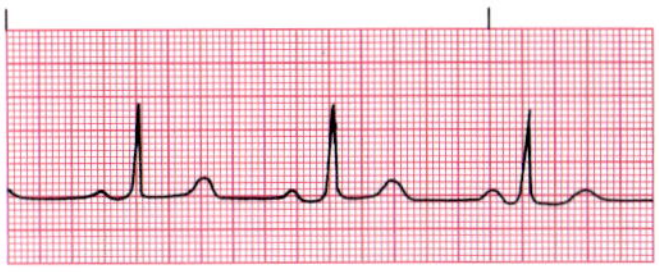

Derivación II

Monitorización de rutina y detección de arritmias sinusales y auriculares.

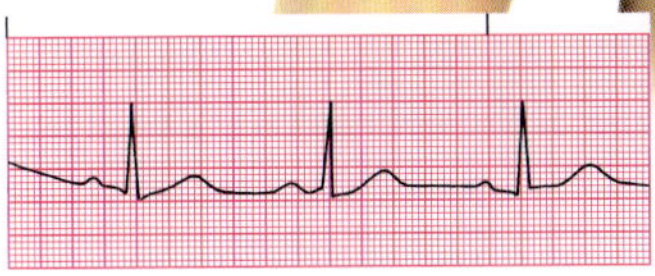

Derivación III

Detección de arritmias auriculares.

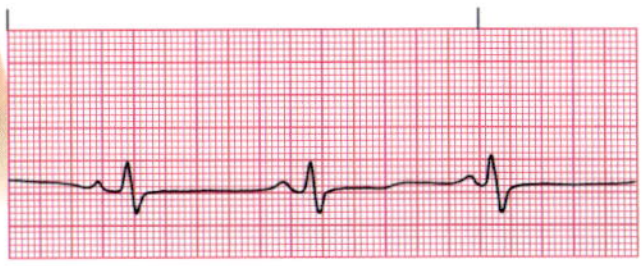

Para valorar V_6 se debe mover la derivación desde la posición de V_1 precordial hacia la posición de V_6 precordial.

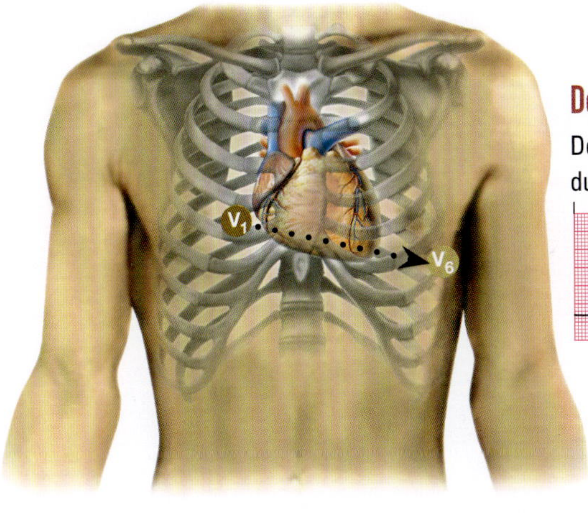

Derivación V_1

Detección de bloqueos de rama y arritmias ventriculares; diferenciación de taquicardia ventricular frente a supraventricular.

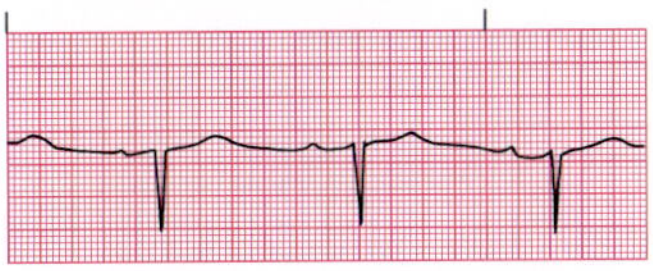

Derivación V_6

Detección de cambios de conducción ventricular.

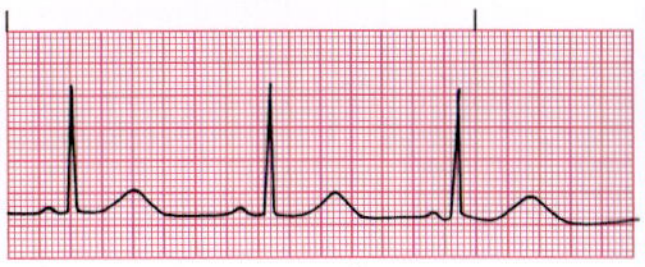

Solución de problemas en la monitorización

Observación	Causa probable	Solución
Artificio (interferencia en la onda) 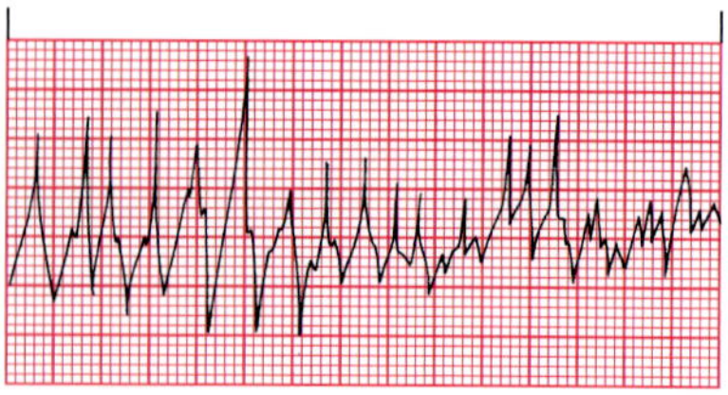	• Actividad física	• Determina si el paciente rechina los dientes, toca los electrodos o se mueve.
	• Convulsiones	• Si el paciente tiene convulsiones, informa al personal médico y actúa según la indicación.
	• Escalofríos	• Conserva cálido al paciente. Si es posible, evita el contacto de los cables con el tórax y el abdomen.
	• Ansiedad	• Ayuda a que el paciente se relaje. Informa al personal médico si es necesario.
	• Cambios en la temperatura corporal	• Valora la temperatura, es posible que necesites otros electrodos.
	• Aumento o disminución	• Revisa los electrodos y recolócalos si es necesario. Limpia la piel.
	• Colocación incorrecta de los electrodos	• Revisa el gel de conducción. Si el gel está seco, coloca otros electrodos.
	• Cortocircuito en cables o electrodos	• Reemplaza el equipo dañado.
	• Interferencia eléctrica por la presencia de otro equipo en la habitación	• Verifica que todo el equipo eléctrico esté conectado a tierra. • Informa al departamento biomédico.
Falsa alarma de taquicardia 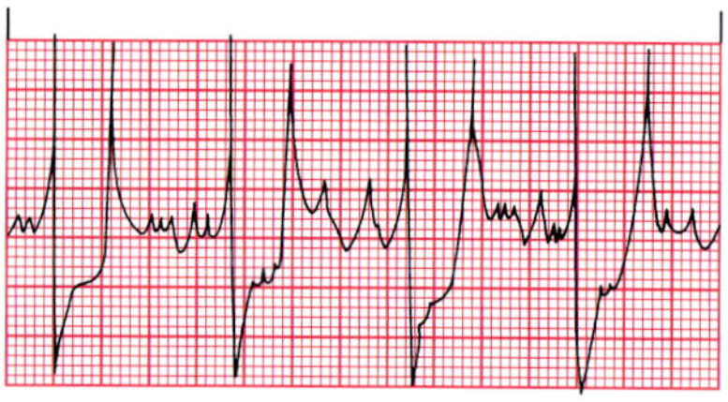	• Ajuste de ganancia muy elevado, en especial en la opción MCL_1	• Valora al paciente en busca de signos y síntomas de hipercalemia. • Disminuye la ganancia. • Aleja los electrodos entre ellos.
Señal débil 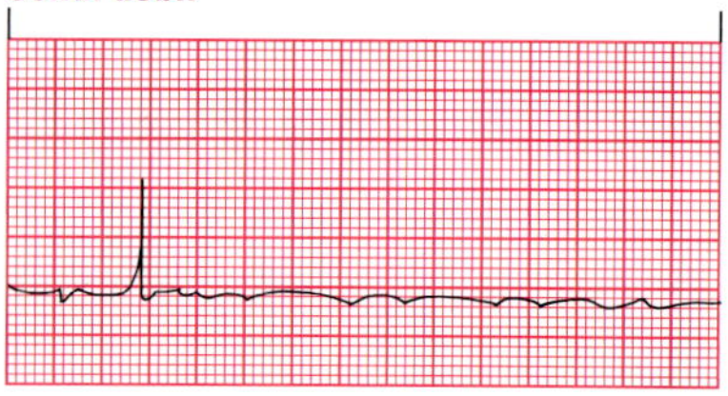	• Colocación incorrecta de electrodos	• Coloca de nuevo los electrodos. • Reajusta la ganancia para que la altura del complejo sea > 1 mV.
	• Complejo QRS muy pequeño para registrarlo	• Intenta monitorizar al paciente con otra derivación. Acerca más los electrodos.
	• Fallo o defecto en un cable	• Reemplaza cualquier cable defectuoso.

Observación	Causa probable	Solución
Línea de base cambiante 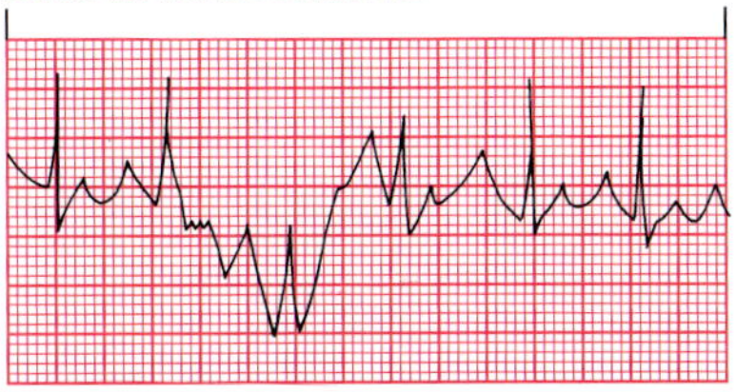	• Paciente inquieto • Colocación incorrecta de los electrodos; electrodos sobre huesos	• Ayuda a que el paciente se relaje. • Reubica los electrodos. Si el paciente tiene una derivación respiratoria, colócalos en el sitio correcto.
Línea de base borrosa (interferencia eléctrica) 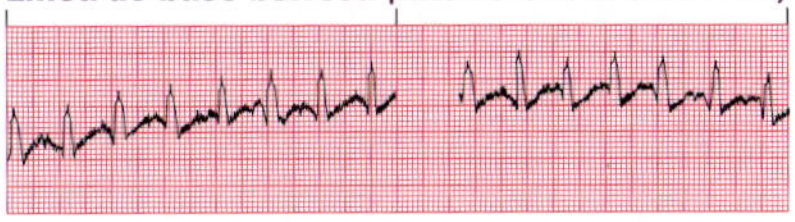	• Interferencia eléctrica de otro equipo en la habitación • Contacto a tierra de la cama del paciente inadecuado • Fallos en los electrodos	• Verifica que todo el equipo eléctrico esté conectado a tierra. • Revisa que la tierra de la cama esté conectada a la tierra de la instalación eléctrica. • Reemplaza los electrodos.
Línea de base (sin ondas) 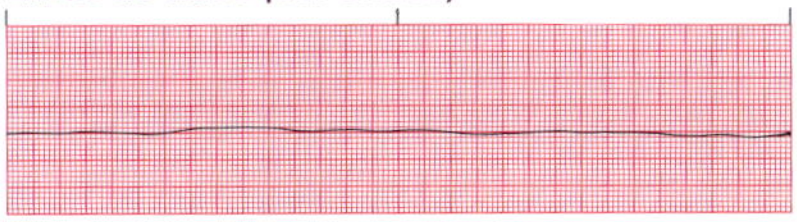	• Colocación inadecuada de los electrodos • Electrodo desconectado • Gel conductor seco • Fallo o defecto en el cable	• Recoloca los electrodos. • Verifica que los electrodos estén conectados. Reubícalos si es necesario. • Coloca otros electrodos. • Sustituye los cables defectuosos o dañados.

Nota: cuando sea necesario cambiar los electrodos, debes cambiar todas las derivaciones al mismo tiempo. Nunca debes cambiar sólo una o dos derivaciones.

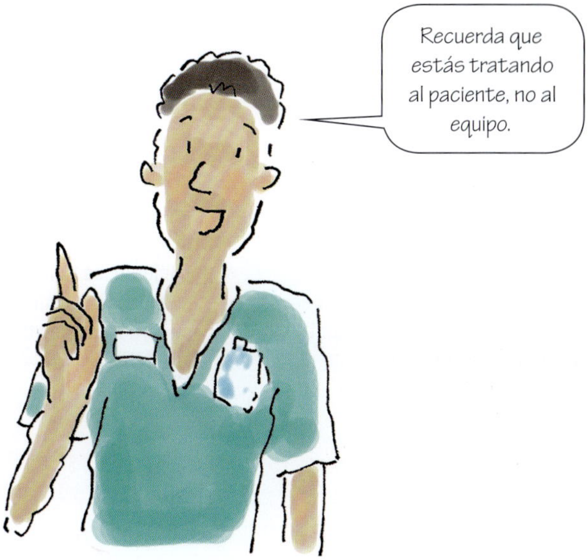

Tiras de ritmo

En la electrocardiografía, la actividad eléctrica del corazón se muestra en un monitor y puede imprimirse en una tira de ritmo.

Un papelito muy valioso

La tira de ECG consta de una retícula con líneas verticales y horizontales. La parte superior del papel del ECG tiene marcas de tiempo que representan intervalos de 3 s.

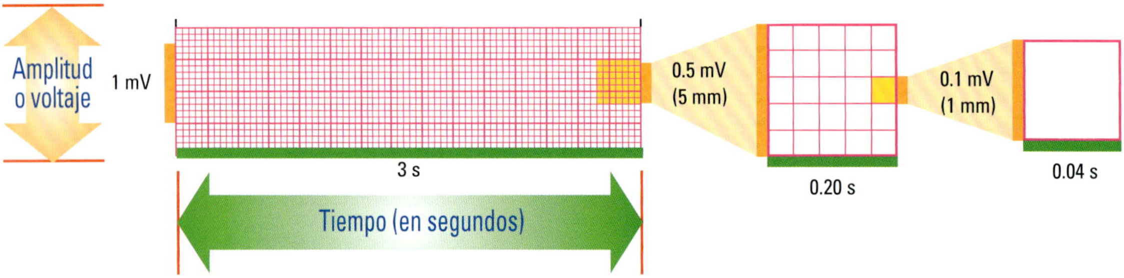

Eje vertical

El eje vertical mide la amplitud en milímetros (mm) o el voltaje eléctrico en milivoltios (mV). Para determinar la amplitud de una onda, segmento o intervalo, cuenta el número de cuadros pequeños desde la línea de base hasta el punto más alto o bajo de la onda, segmento o intervalo.

Eje horizontal

El eje horizontal de la tira de ECG representa el tiempo. Al calcular o medir la frecuencia cardíaca de un paciente, se utiliza con frecuencia una tira de 6 s que consta de 30 cuadros grandes (se muestra una tira de 3 s).

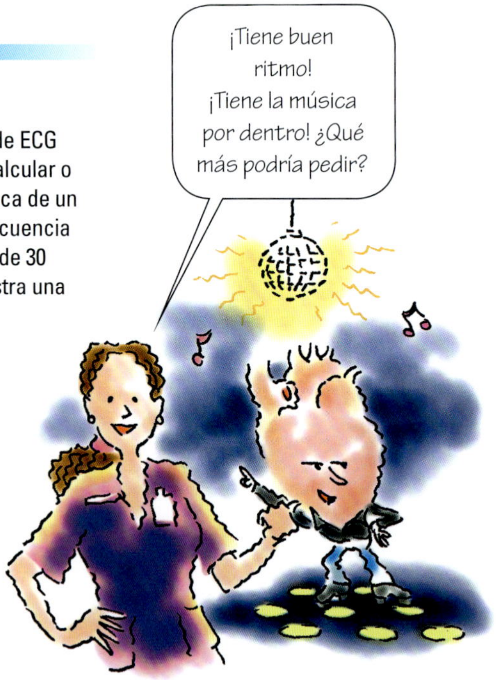
¡Tiene buen ritmo! ¡Tiene la música por dentro! ¿Qué más podría pedir?

Componentes del electrocardiograma

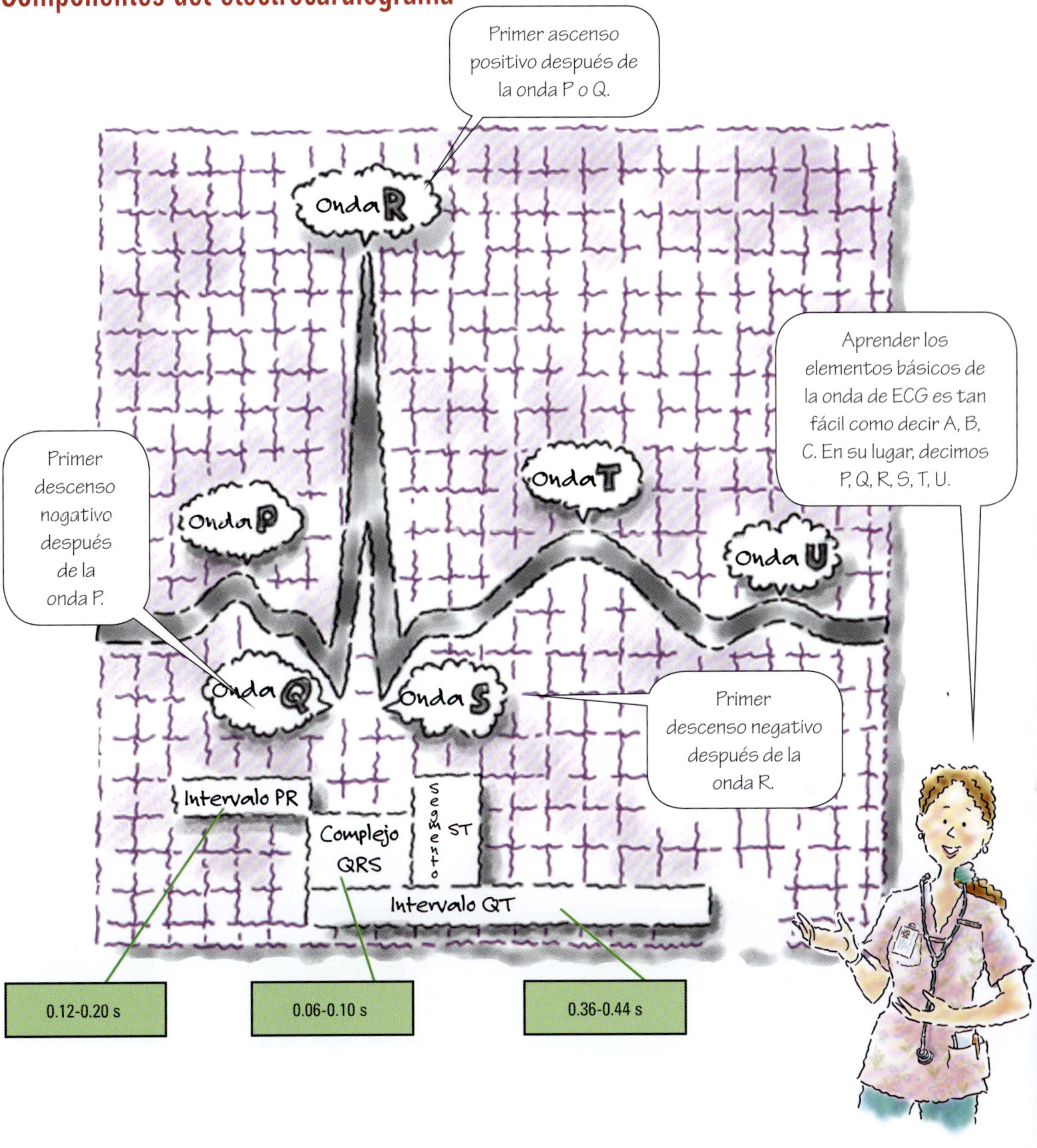

Método de ocho pasos

1 Valoración de los ritmos auriculares y ventriculares

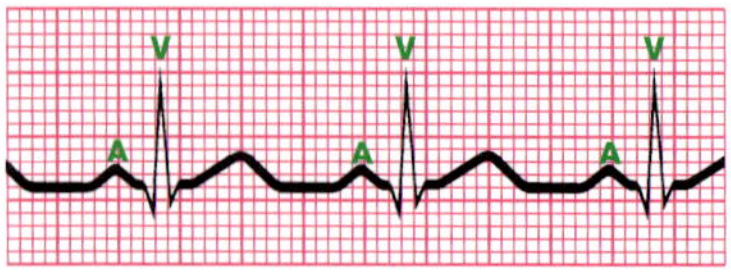

En el caso del ritmo auricular, utiliza un compás para medir el intervalo entre las ondas P (intervalo P-P) en diversos ciclos del ECG. Coloca el compás en el mismo punto, al comienzo de la onda P o en su punto más alto. La onda P debe observarse en intervalos regulares, con sólo algunas variaciones asociadas con la respiración.

Para evaluar el ritmo ventricular, utiliza un compás para medir el intervalo R-R. Recuerda colocar el compás en el mismo sitio que el complejo QRS. Si los intervalos R-R se mantienen constantes, el ritmo ventricular también lo es.

3 Evaluación de la onda P

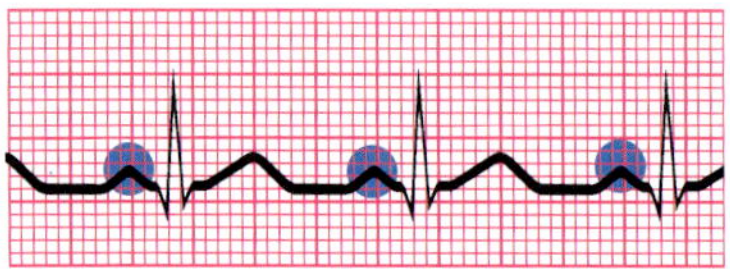

Observa el tamaño, forma y ubicación de la onda P. Si cada uno de los complejos QRS tiene onda P, es el nodo sinoauricular (SA) el que inicia el impulso eléctrico, como debe ser.

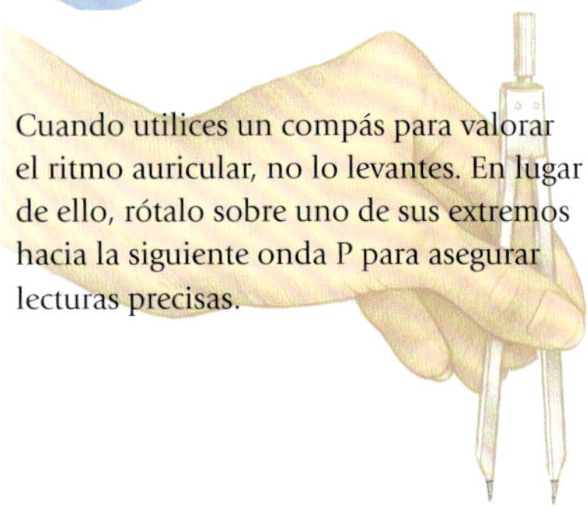

Cuando utilices un compás para valorar el ritmo auricular, no lo levantes. En lugar de ello, rótalo sobre uno de sus extremos hacia la siguiente onda P para asegurar lecturas precisas.

2 Determinación de las frecuencias auriculares y ventriculares

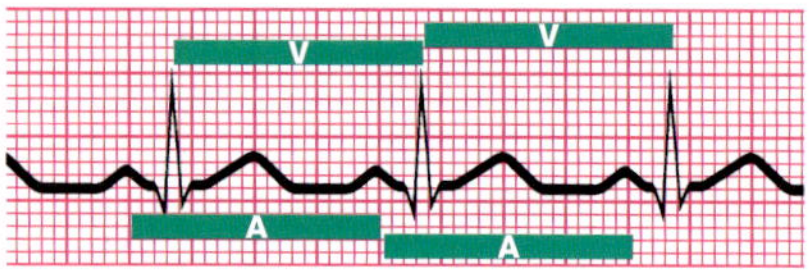

Para calcular la frecuencia auricular cuando ésta es irregular, cuenta el número de cuadros pequeños entre puntos idénticos de dos ondas P consecutivas y divide 1 500 por ese número. Para determinar la frecuencia ventricular, utiliza el mismo método en dos ondas R consecutivas.

Cálculo de la frecuencia

Existen tres métodos que se pueden utilizar para calcular la frecuencia auricular o ventricular.

Método de los 6 segundos

El método de los 6 s es útil para estimar la frecuencia de un ritmo irregular. Cuenta el número de ondas P u ondas R en dos intervalos consecutivos de 3 o 6 s y multiplícalo por 10. El cálculo de la onda P estima la frecuencia auricular, mientras que la onda R estima la frecuencia ventricular.

Método de los 1 500

El método de los 1 500, descrito en el paso 2, es el más preciso para los ritmos regulares, pero toma un poco más de tiempo. Primero, cuenta el número de cuadros pequeños entre dos ondas P consecutivas, ya sea al inicio de la onda o en su punto más alto; utiliza el ápice de la onda o el ascenso inicial. Después, divide 1 500 por el número que obtuviste; esta es la frecuencia auricular. Puedes utilizar el mismo método con dos ondas R consecutivas para calcular la frecuencia ventricular.

Método secuencial

Este método también es preciso sólo en el cálculo de ritmos regulares. Primero, encuentra una onda P con su punto más alto sobre una línea oscura. Asigna los siguientes números a las seis líneas oscuras consecutivas: 300, 150, 100, 75, 60 y 50. Después, encuentra la cúspide de la siguiente onda P. Estima la frecuencia con base en el número asignado a la línea oscura más cercana.

4 Cálculo del intervalo PR

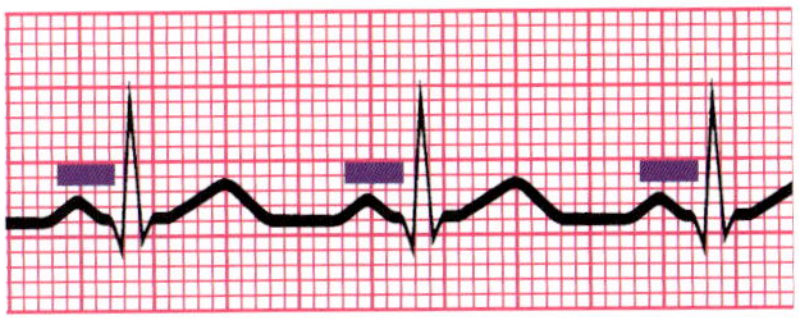

Cuenta el número de cuadros pequeños entre el inicio de la onda P y el inicio del complejo QRS. Multiplica el número de cuadros por 0.04 s. El intervalo normal es de 0.12-0.20 s, o de 3-5 cuadros pequeños.

5 Cálculo de la duración del complejo QRS

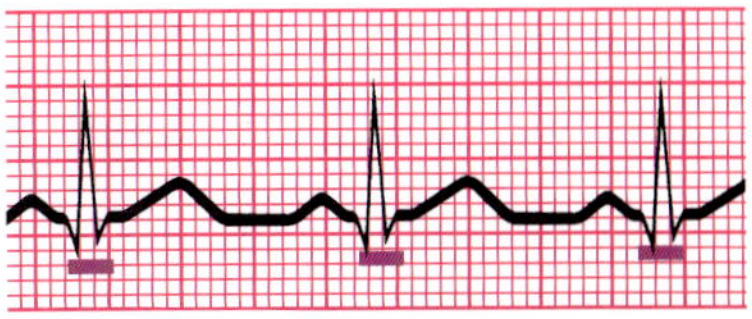

Cuenta el número de cuadros entre el inicio y el final del complejo QRS, y multiplica este número por 0.04 s. Un complejo QRS normal es menor de 0.12 s, o menos de tres cuadros pequeños. Algunas fuentes especifican que la duración normal del complejo QRS es de 0.06-0.10 s. Verifica que todos los complejos QRS sean del mismo tamaño y forma, y si hay un complejo después de todas las ondas P.

6 Valoración de la onda T

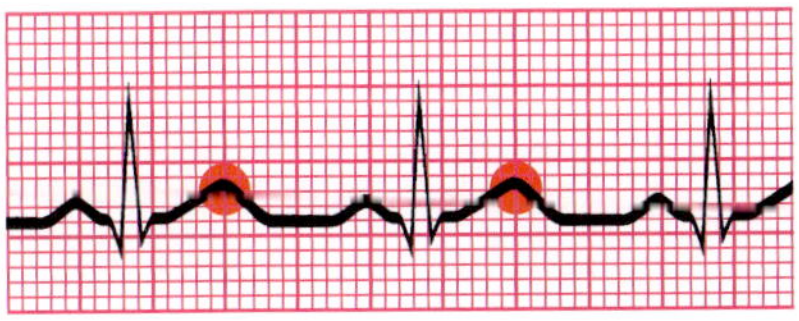

Verifica que la onda T esté presente, que tenga forma y amplitud normales, y la misma amplitud que los complejos QRS.

7 Cálculo de la duración del intervalo QT

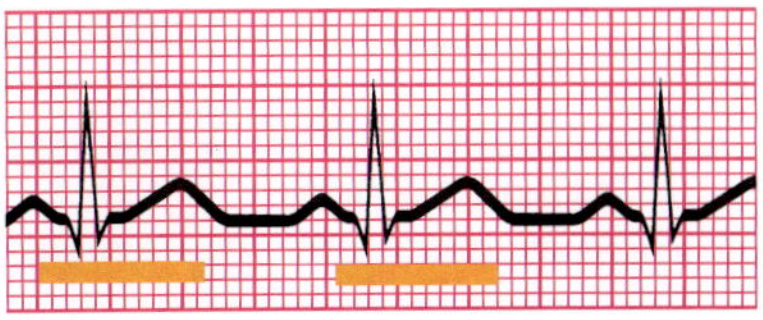

Cuenta el número de cuadros desde el inicio del complejo QRS hasta el final de la onda T. Multiplica este número por 0.04 s. El rango intervalo es de 0.36-0.44 s, o de 9-11 cuadros pequeños.

8 Evaluación del resto de los componentes

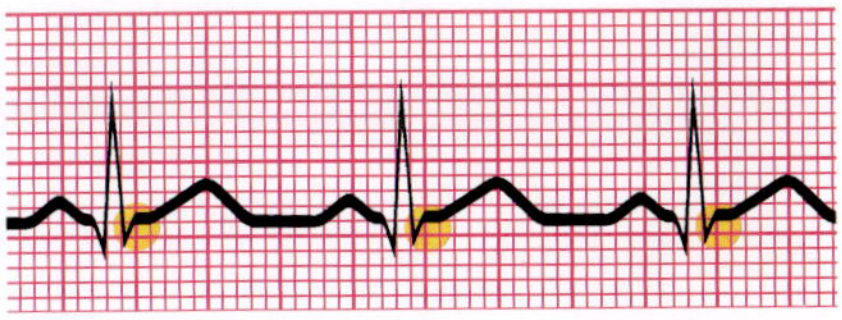

De manera rápida, busca anomalías en los latidos y de otro tipo. A continuación, verifica que el registro no muestre problemas con el monitor. Después, verifica que el segmento ST no tenga anomalías y busca la onda U. Por último, interpreta el ritmo de acuerdo con el sitio de origen, la frecuencia y el ritmo.

Arritmias

Las *arritmias cardíacas* son variaciones del patrón normal de estimulación eléctrica del corazón. Las arritmias van desde leves, que no provocan síntomas y no requieren tratamiento (arritmia sinusal), hasta aquellas que necesitan intervenciones de emergencia y pueden causar la muerte (fibrilación ventricular).

Localización de las arritmias

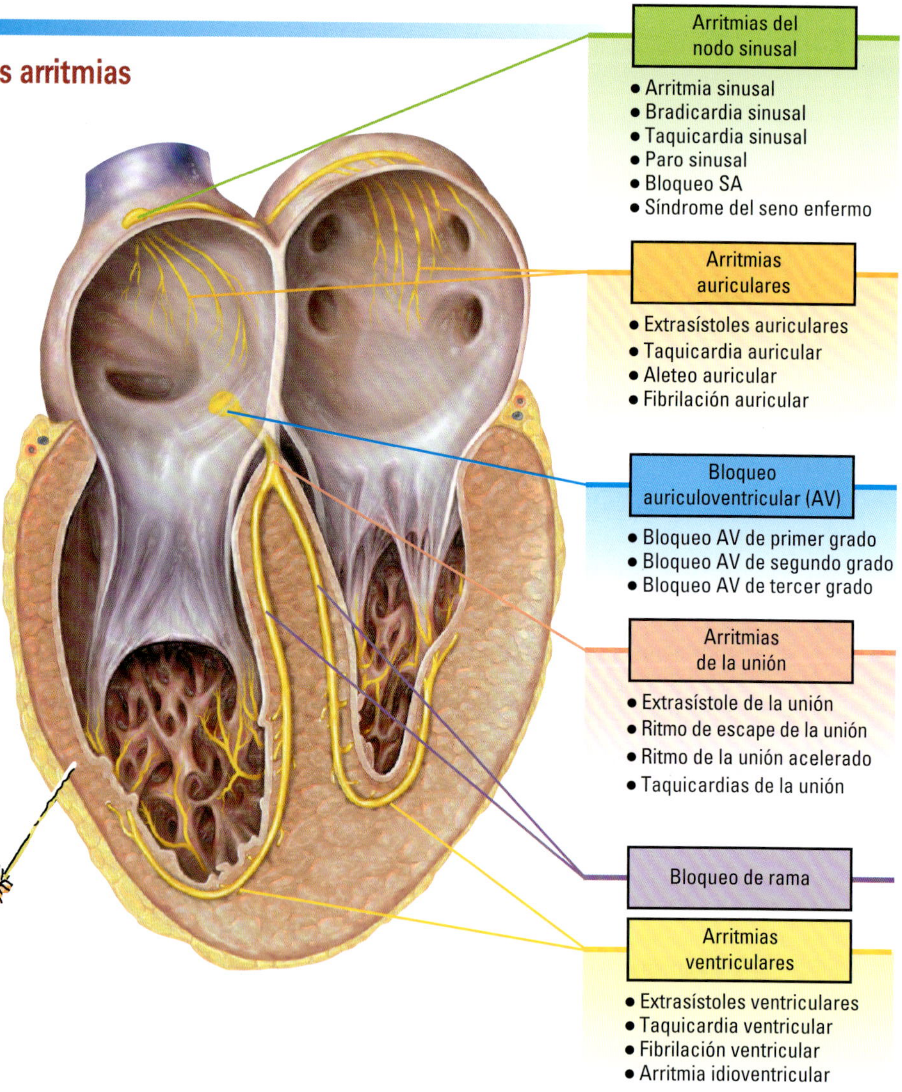

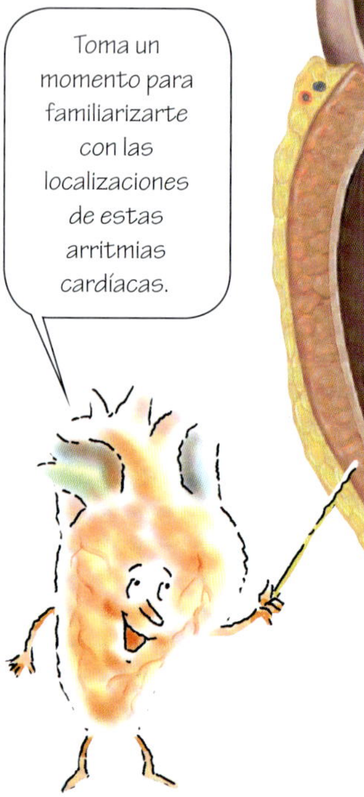

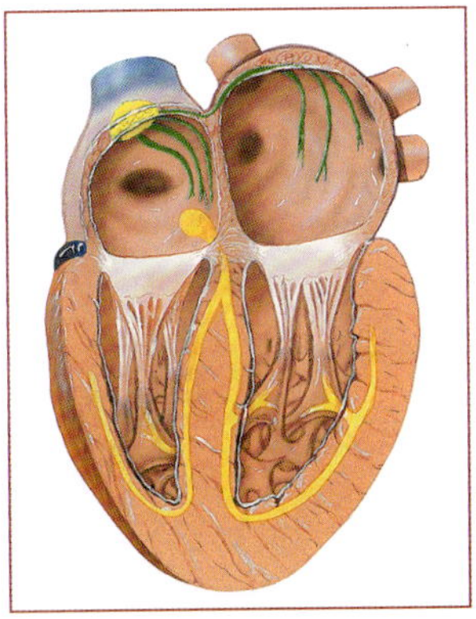

Arritmias del nodo sinusal

Cuando el corazón funciona de manera normal, el nodo SA, también conocido como *nodo sinusal*, funciona como el marcapasos primario. El nodo SA tiene esta función debido a la frecuencia de su activación automática (60-100 latidos/min), la cual excede a la de cualquier otro de los marcapasos cardíacos. Las arritmias del nodo SA se presentan cuando la velocidad de activación del nodo aumenta o disminuye.

Frecuencias de los marcapasos

Marcapasos	Frecuencia (latidos/min)
Nodo SA	60-100
Nodo AV	40-60
Fibras de Purkinje	20-40

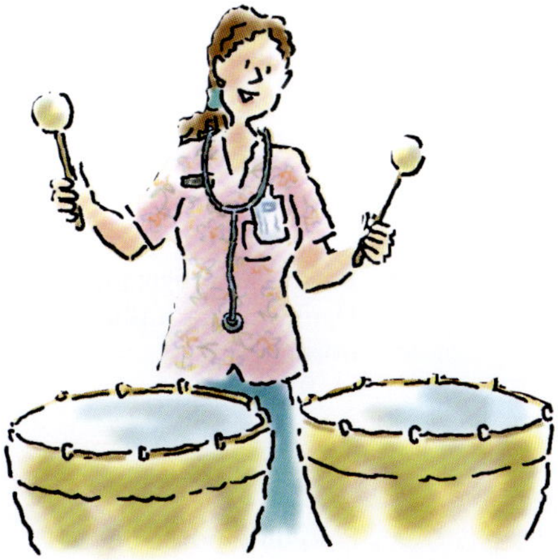

Arritmia sinusal

En la arritmia sinusal, el nodo SA se activa de manera irregular. Cuando la arritmia sinusal se asocia con respiraciones, la frecuencia cardíaca incrementa con la inspiración y disminuye con la espiración, como se muestra a la derecha. La arritmia sinusal puede ser causada por infarto de miocardio en la pared inferior, consumo de digoxina o morfina, y aumento de la presión intracraneal. Si la arritmia sinusal no se relaciona con la inspiración, es probable que la causa requiera tratamiento.

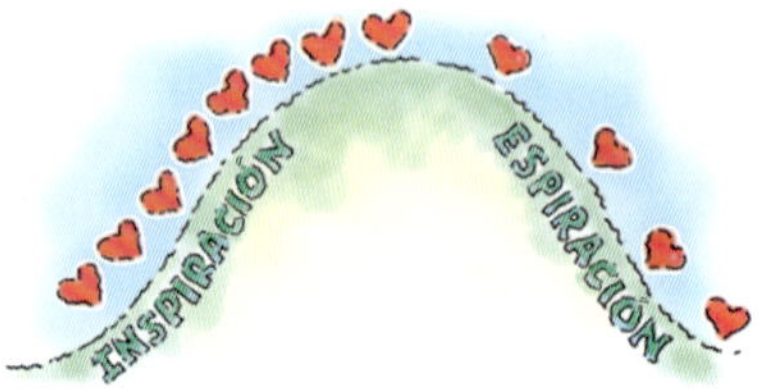

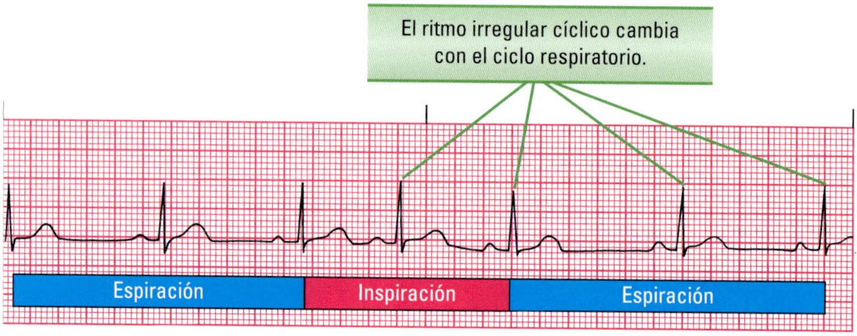

Ritmo

- Irregular
- Corresponde con el ciclo respiratorio
- Los intervalos P-P y R-R se acortan durante la inspiración y se alargan en la espiración
- La diferencia entre el intervalo P-P más corto y más largo es mayor de 0.12 s

Frecuencia

- Por lo general, dentro de los límites normales (60-100 latidos/min)
- Cambia con la respiración (aumenta durante la inspiración y disminuye durante la espiración debido a la acción del nervio vago)

Onda P

- Tamaño normal
- Configuración normal
- Onda P antes de cada complejo QRS

Intervalo PR

- Puede variar ligeramente
- Dentro de los límites normales

Complejo QRS

- Precedido por la onda P

Onda T

- Tamaño normal
- Configuración normal

Intervalo QT

- Puede variar ligeramente.
- Por lo general, dentro de los límites normales

Otros

- Desaceleración y aceleración fásica

Bradicardia sinusal

La bradicardia sinusal es la frecuencia cardíaca menor de 60 latidos/min. Lo anterior puede ser un ritmo normal en algunos individuos, como en los atletas. Si el corazón se desacelera de forma anómala a frecuencias menores de 45 latidos/min en individuos que no son atletas, pueden mostrar signos y síntomas de disminución del gasto cardíaco, como mareos, confusión y, probablemente, síncope.

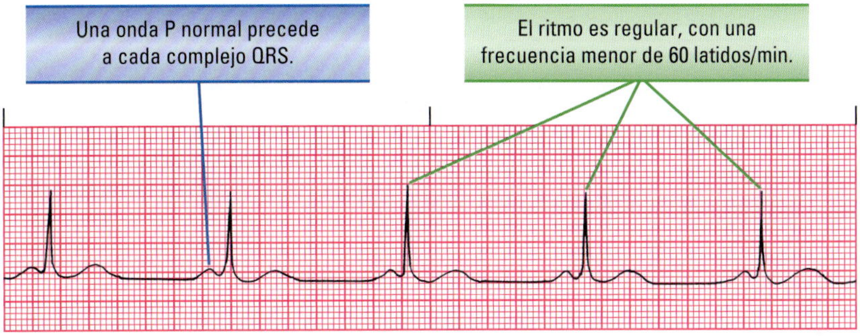

Ritmo
- Regular

Frecuencia
- Menos de 60 latidos/min

Onda P
- Tamaño normal
- Configuración normal
- Onda P antes de cada complejo QRS

Intervalo PR
- Dentro de los límites normales
- Constante

Complejo QRS
- Duración normal
- Configuración normal

Onda T
- Tamaño normal
- Configuración normal

Intervalo QT
- Dentro de los límites normales
- Posiblemente prolongado

Frecuencia cardíaca en niños

La frecuencia cardíaca varía de manera considerable con la edad, por lo que debes evaluar la bradicardia y la taquicardia en contexto, pues las definiciones de ambas son diferentes en niños y adultos. Por ejemplo, la bradicardia puede presentarse en un lactante sano durante el sueño y la taquicardia puede ser una respuesta normal cuando el niño llora o se encuentra molesto.

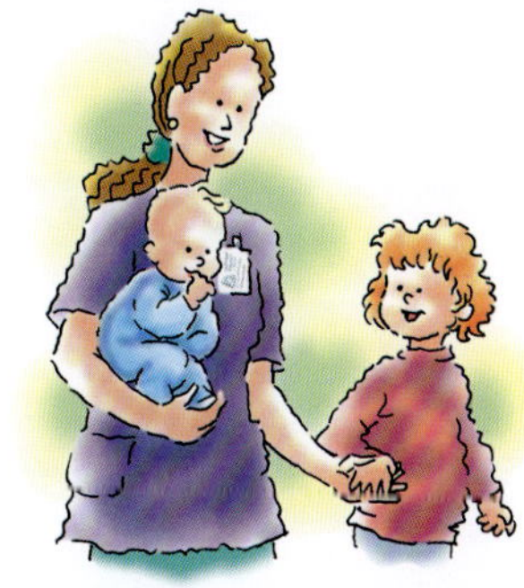

Edad	Normal (latidos/min)
Recién nacido	80-160
De 1 semana a 3 meses	80-220
De 3 meses a 2 años	70-150
De 2 a 10 años	60-110
> 10 años	50-100

Taquicardia sinusal

La taquicardia sinusal en un adulto se caracteriza por una frecuencia sinusal mayor de 100 latidos/ min. La frecuencia no suele exceder los 180 latidos/min, excepto durante el ejercicio intenso.

La taquicardia sinusal puede ser una respuesta normal en algunos casos, como en la fiebre. No obstante, en un paciente que ha sufrido un infarto de miocardio, puede sugerir daño cardíaco grave. La taquicardia persistente puede indicar insuficiencia cardíaca inminente o *shock* cardiógeno.

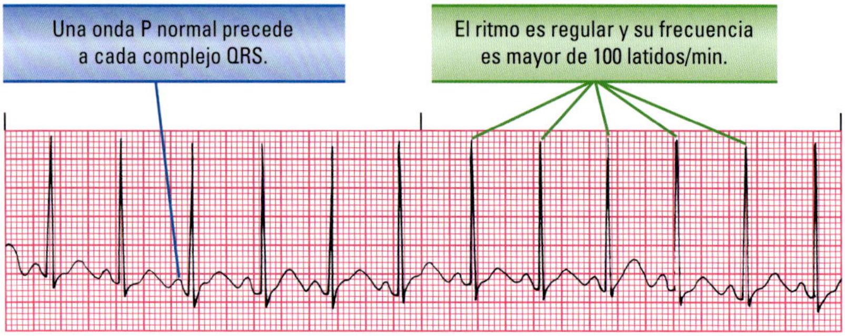

Ritmo

- Regular

Frecuencia

- Mayor de 100 latidos/min

Onda P

- Tamaño normal
- Configuración normal
- Puede incrementar su amplitud
- Precede a cada complejo QRS
- A medida que la frecuencia aumenta, puede sobreponerse con la onda T precedente y ser difícil de identificar

Intervalo PR

- Dentro de los límites normales
- Constante

Complejo QRS

- Duración normal
- Configuración normal

Onda T

- Tamaño normal
- Configuración normal

Intervalo QT

- Dentro de los límites normales
- Por lo general, acortado

Paro sinusal

Se presenta cuando las aurículas no son estimuladas y no hay un complejo PQRST en un registro de ECG por lo demás normal. Esta alteración se llama *pausa sinusal* si no se observan uno o dos latidos, y *paro auricular* si no se observan tres o más latidos. Las causas del paro sinusal incluyen hipoxia, infección aguda, cardiopatía o infarto de miocardio con daño del nodo SA, consumo de algunos fármacos y estimulación vagal.

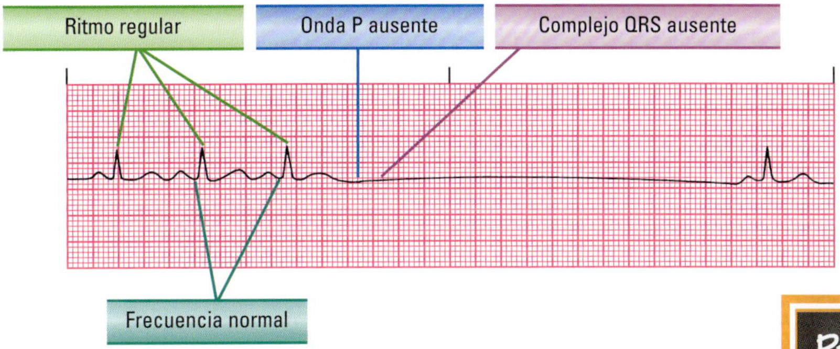

Ritmo

- Constante, excepto durante el paro (irregular como resultado de los complejos ausentes o extrasístoles del ventrículo o nodo AV que funcionan como marcapasos de "urgencias")

Frecuencia

- Por lo general, dentro de los límites normales
- La longitud o frecuencia de la pausa puede producir bradicardia

Onda P

- Ausente durante el paro
- Cuando está presente, tiene configuración y tamaño normales

Intervalo PR

- Dentro de los límites normales cuando hay una onda P

Complejo QRS

- Cuando está presente, tiene configuración y duración normales
- Ausente durante el paro

Onda T

- Si está presente, con configuración y tamaño normales
- Ausente en el paro

Intervalo QT

- Si está presente, dentro de límites normales
- Ausente en el paro

Otros

- La pausa no es un múltiplo de los intervalos P-P subyacentes
- Las extrasístoles de la unión se presentan probablemente al final de la pausa

Para recordar

Cuando el paciente experimente un paro sinusal, emplea el siguiente acrónimo para recordar las características y formas:

Complejos PQRST ausentes (tres o más)
Insuficiencia cardíaca, síncope, mareos, confusión o angina
Frecuencia disminuida
Ritmo irregular
Antiarrítmicos (tratamiento excesivo con digoxina, procainamida u otros)
Soluciona con atropina y un marcapasos si el paciente se encuentra inestable

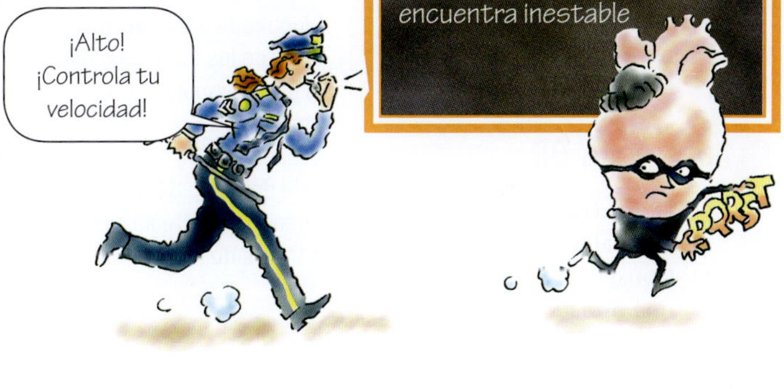

Bloqueo sinoauricular

En el bloqueo SA, el nodo emite impulsos en intervalos regulares; sin embargo, algunos impulsos se atrasan al salir de la aurícula. El tipo de bloqueo más frecuente es el *bloqueo de salida del nodo SA*, que puede ser consecuencia de una infección aguda, infarto de miocardio en la pared inferior, arteriopatía coronaria que ha dañado el nodo, enfermedad hipertensiva, enfermedad del nodo SA o empleo de medicamentos, como los bloqueadores β-adrenérgicos, antagonistas del calcio, inotrópicos y antiarrítmicos.

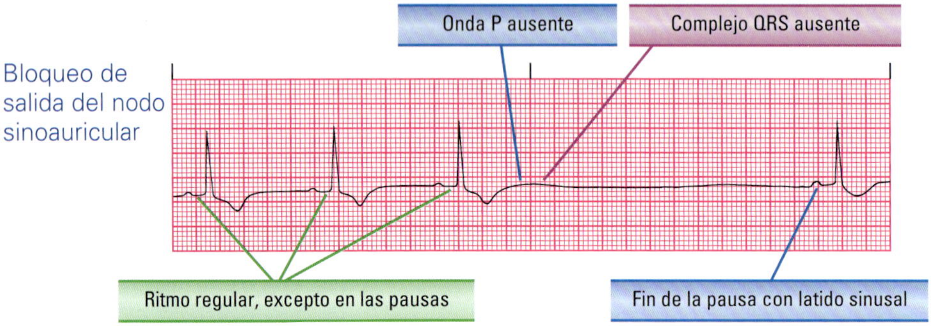

Ritmo

- Constante, excepto durante una pausa (irregular como resultado de la pausa)

Frecuencia

- Dentro de los límites normales antes de la pausa (60-100 latidos/min)
- La longitud o frecuencia de la pausa puede producir bradicardia

Onda P

- Ausente en períodos, incluyendo todo el complejo PQRST
- Cuando está presente, es de tamaño y configuración normales y antecede a todos los complejos QRS

Intervalo PR

- Dentro de los límites normales
- Constante cuando hay una onda P

Complejo QRS

- Duración normal
- Configuración normal
- Ausente durante la pausa

Onda T

- Tamaño normal
- Configuración normal
- Ausente durante la pausa

Intervalo QT

- Dentro de los límites normales
- Ausente durante la pausa

Otros

- Una pausa que es el múltiplo del intervalo P-P infrayacente

Paro sinusal frente a bloqueo sinusal

El paro sinusal es causado por el bloqueo en la conducción que se presenta en un nivel superior del nodo SA; el impulso es bloqueado antes de que alcance las aurículas, por lo que el impulso nunca abandona el nodo SA. En el bloqueo SA, el impulso sale del nodo SA y es bloqueado durante su camino a través de las aurículas.

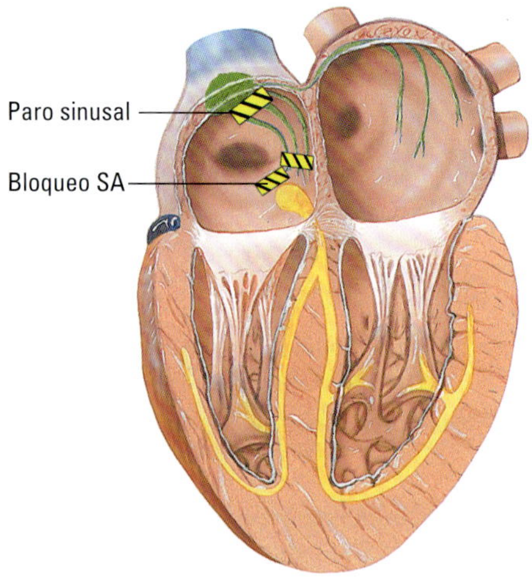

Síndrome del seno enfermo

También conocido como *disfunción del nodo sinusal*, este síndrome es consecuencia de una alteración en la automaticidad del nodo, de una conducción anómala o del bloqueo de los impulsos provenientes de la región del nodo SA, incluyendo una o alguna combinación de las siguientes alteraciones:

- Bradicardia sinusal
- Bloqueo SA
- Paro sinusal
- Bradicardia sinusal alternada con taquicardia (síndrome taqui-bradi)
- Episodios de taquiarritmias auriculares, como fibrilación auricular y aleteo auricular
- Insuficiencia del nodo sinoauricular para incrementar la frecuencia con la actividad física

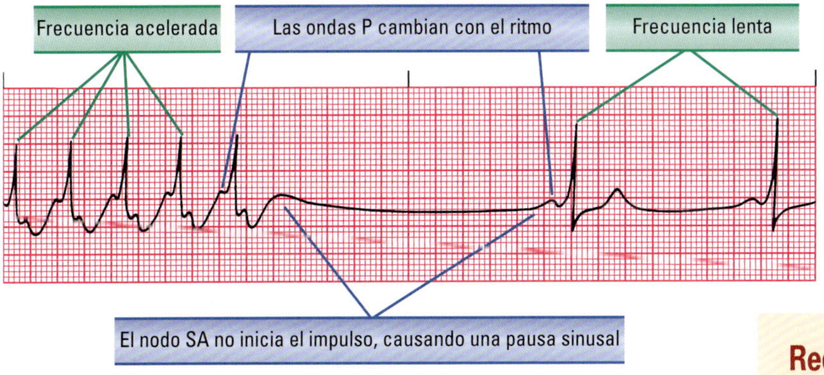

Ritmo

- Irregular
- Pausas sinusales
- Cambios súbitos de la frecuencia

Frecuencia

- Rápida, lenta o alternante
- Interrumpida por una pausa sinusal prolongada

Onda P

- Varía con los cambios de ritmo
- Puede tener una configuración y tamaño normales
- Puede estar ausente
- Por lo general, antecede al complejo QRS

Intervalo PR

- Dentro de límites normales
- Varía con los cambios de ritmo

Complejo QRS

- Duración dentro de los límites normales
- Varía con los cambios de ritmo
- Configuración normal

Onda T

- Tamaño normal
- Configuración normal

Intervalo QT

- En general, dentro de los límites normales
- Varía con los cambios de ritmo

Otros

- Por lo general, más de una arritmia en una tira de 6 s

Reconocer una embolia

Durante la atención de un paciente con síndrome del seno enfermo, permanece alerta en busca de signos y síntomas de embolia, en especial si el paciente tiene fibrilación auricular. Los coágulos que se forman en el corazón pueden descomponerse y viajar a través de la sangre y bloquear el aporte sanguíneo a los pulmones, corazón, encéfalo, riñones, intestinos, entre otros.

Valoración precoz

Evalúa al paciente para detectar cambios neurológicos (confusión, alteraciones en la visión y visibilidad) y síntomas generales (dolor torácico, disnea, taquipnea, taquicardia y dolor agudo). El reconocimiento precoz de esta patología facilita su tratamiento oportuno.

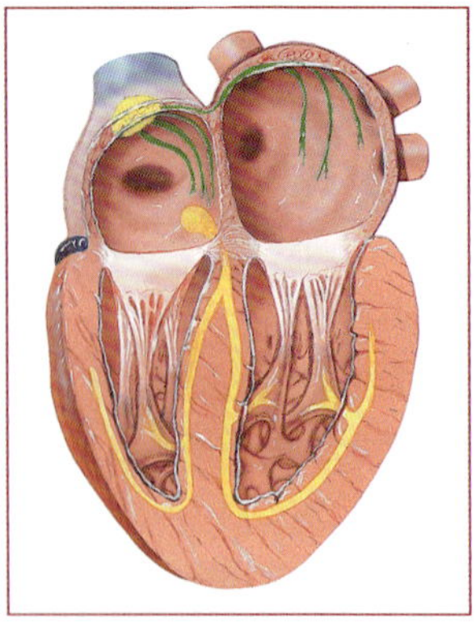

Arritmias auriculares

Las alteraciones del ritmo cardíaco más frecuentes, las arritmias auriculares, son consecuencia de impulsos que se originan en áreas fuera del nodo SA. Pueden alterar el tiempo de llenado ventricular y disminuir la fuerza de la contracción auricular (contracción que aporta el 30% del volumen sanguíneo a los ventrículos), causando disminución del gasto cardíaco.

Mecanismos de las arritmias auriculares

Mecanismo	Características	Causas probables
Automaticidad alterada	♥ Aumenta la capacidad de las células auriculares para comenzar impulsos por su cuenta, lo que da lugar a impulsos anómalos.	♥ Hipoxia ♥ Hipocalcemia ♥ Toxicidad por digoxina ♥ Enfermedades que disminuyen la disfunción del nodo sinoauricular
Reentrada	♥ El impulso permanece activo el tiempo suficiente para producir otro impulso en la repolarización miocárdica. ♥ El impulso no se detiene o "desvanece" como lo haría normalmente, causando un ciclo de despolarizaciones repetidas que se detiene hasta que es interrumpido.	♥ Arteriopatía coronaria ♥ Miocardiopatía ♥ Infarto de miocardio
Posdespolarización	♥ La célula dañada se despolariza sólo de forma incompleta. ♥ La despolarización incompleta puede conducir a una *estimulación ectópica.* ♥ La estimulación ectópica produce despolarización y puede causar taquicardia auricular o ventricular.	♥ Daño celular ♥ Toxicidad por digoxina

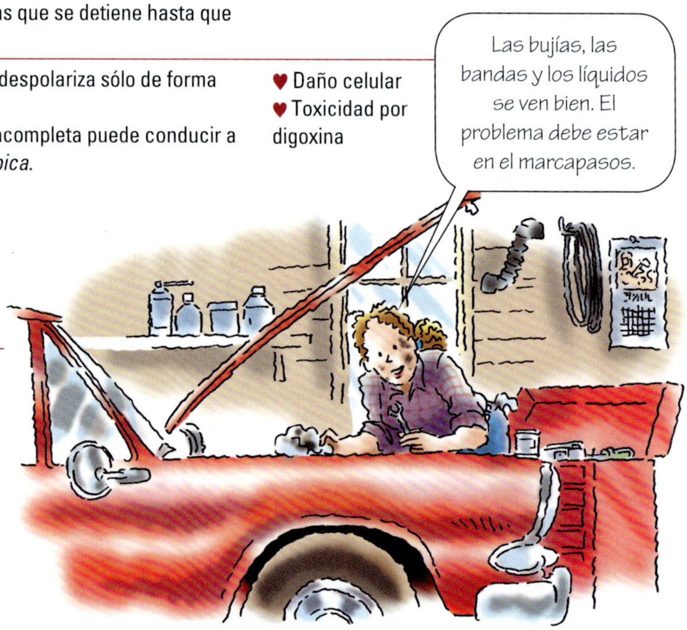
Las bujías, las bandas y los líquidos se ven bien. El problema debe estar en el marcapasos.

Extrasístoles auriculares

Las extrasístoles auriculares se originan en un sitio irritable, o *foco*, en las aurículas que toman el control como marcapasos por uno o más latidos. En un paciente con cardiopatía, las extrasístoles pueden desencadenar arritmias más graves, como fibrilación y aleteo auriculares. En un paciente que ha sufrido un infarto agudo de miocardio, las extrasístoles pueden ser un signo temprano de insuficiencia cardíaca o desequilibrio hidroelectrolítico.

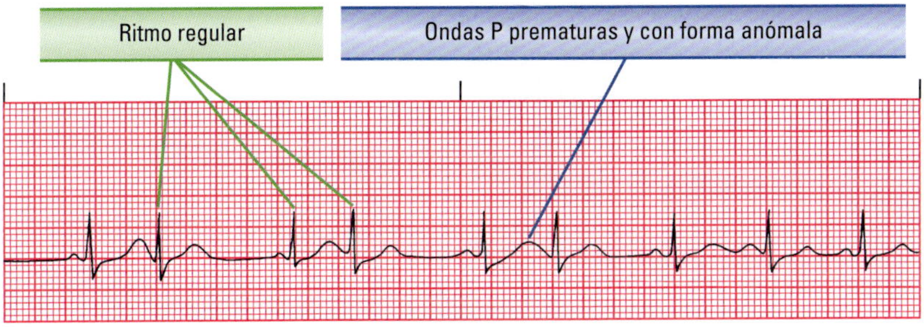

Ritmo

- Auricular: irregular
- Ventricular: irregular
- Subyacente: posiblemente regular

Frecuencia

- Auricular y ventricular: varía de acuerdo con el ritmo

Onda P

- Prematura
- Configuración anómala en comparación con la onda P sinusal
- Si se presenta con formas diferentes, existen focos ectópicos múltiples
- Puede estar oculta en una onda P precedente

Intervalo PR

- En general, dentro de los límites normales
- Puede estar acortado o ligeramente prolongado en el latido ectópico

Complejo QRS

- Con conducción: por lo general, su forma y duración son normales
- Sin conducción: el complejo QRS no sigue a la extrasístole auricular

Onda T

- Por lo general, normal
- Puede estar distorsionada si la onda P está oculta en la onda T durante la extrasístole

Intervalo QT

- Por lo general, dentro de límites normales

Otros

- Puede ser un latido único
- Puede ser bigémino (cada dos latidos)
- Puede ser trigémino (cada tres latidos)
- Puede ser cuadragémino (cada cuatro latidos)
- Puede presentarse en pares
- Tres o más consecutivos: taquicardia auricular

Taquicardia auricular

La *taquicardia auricular* es un tipo de taquicardia supraventricular que se caracteriza por una frecuencia auricular de entre 150 y 250 latidos/min. Existen tres tipos de taquicardia auricular: con bloqueo, multifocal (o caótica) y paroxística. En el caso de la taquicardia *auricular con bloqueo*, puede variar el número de ondas P que anteceden cada complejo QRS, dependiendo de si el bloqueo es constante. La forma más frecuente de bloqueo es 2:1, dos contracciones auriculares por cada contracción ventricular. En el tipo *multifocal*, las ondas P tienen diversas formas y las contracciones auriculares son irregulares. La característica distintiva del tipo *paroxístico* es que la taquicardia comienza y se detiene de manera súbita en períodos de ritmo normal.

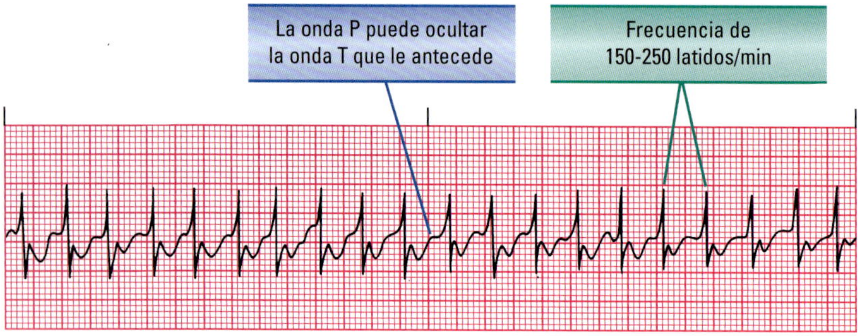

Ritmo

- Auricular: suele ser regular
- Ventricular: regular o irregular, de acuerdo con la proporción de conducción AV y el tipo de taquicardia auricular

Frecuencia

- Auricular: tres o más latidos auriculares ectópicos a 150-250 latidos/min; en pocas ocasiones sobrepasa los 250 latidos/min
- Ventricular: varía en función de la proporción de conducción AV

Onda P

- Tiene morfología diferente a la normal
- Puede estar oculta en una onda P precedente
- Si es visible, suele ser ascendente y antecede a cada complejo QRS

Intervalo PR

- Puede ser difícil de medir si la onda P no se distingue de la onda T

Complejo QRS

- Por lo general, es de configuración y duración normales
- Puede ser anómalo si los impulsos se transmiten de manera incorrecta a través de los ventrículos

Onda T

- Por lo general, es visible
- Puede estar alterada por la onda P
- Es posible que esté invertida en caso de isquemia

Intervalo QT

- Por lo general, dentro de límites normales
- Puede estar acortado debido a la frecuencia aumentada

Otro

- Es posible que sea difícil distinguir entre taquicardia auricular con bloqueo y arritmia sinusal con ondas U

Aleteo auricular

El aleteo auricular, una taquicardia supraventricular, se caracteriza por frecuencias de entre 250 y 350 latidos/min, aunque en general es de casi 300 latidos/min. La importancia clínica del aleteo auricular está determinada por el número de impulsos que son conducidos a través del nodo, expresado como proporción de conducción, por ejemplo, 2:1 o 4:1, y la frecuencia ventricular. Cuando la frecuencia ventricular es demasiado lenta (< 40 latidos/min) o demasiado rápida (> 150 latidos/min), el gasto cardíaco puede verse afectado de manera grave. Por lo general, entre mayor sea la frecuencia ventricular, mayor es la gravedad de la arritmia.

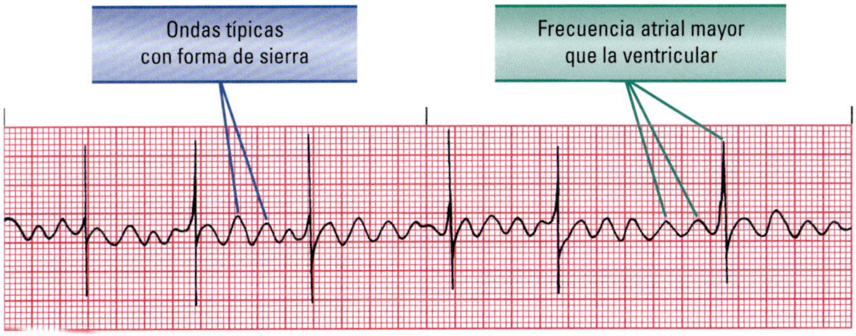

Ritmo

- Auricular: regular
- Ventricular: por lo general, regular. No obstante, los ciclos pueden cambiar según el patrón de conducción AV

Frecuencia

- Auricular: 250-350 latidos/min
- Ventricular: por lo general, 60-150 latidos/min
- En general, se expresa como proporción (2:1 o 4:1)

Onda P

- Suele considerarse ausente
- Aspecto dentado que se conoce como *ondas de aleteo* u *ondas F*

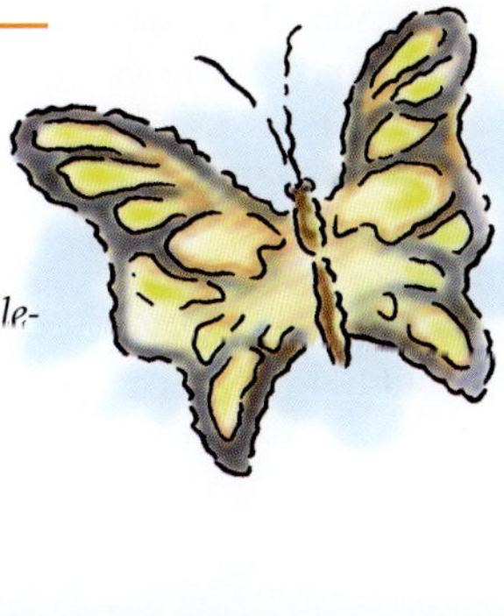

Intervalo PR

- No medibles

Complejo QRS

- Duración: dentro de los límites normales
- Puede estar alargado si las ondas de aleteo están ocultas dentro del complejo

Onda T

- No identificable

Intervalo QT

- No mensurable debido a que no se identifica la onda T

Otros

- El ritmo auricular es variable, probablemente debido a la línea de fibrilación y ondas de aleteo (*fibriloaleteo auricular*)

Fibrilación auricular

La *fibrilación auricular* (FA) se define como la actividad eléctrica asíncrona y caótica del tejido de la aurícula. El ritmo puede ser constante o paroxístico (en accesos). La fibrilación auricular inhibe el latido auricular y puede disminuir el gasto cardíaco. Si la frecuencia ventricular es menor de 100 latidos/min, se denomina *fibrilación auricular controlada*; si es mayor de 100 latidos/min, *fibrilación auricular descontrolada*. En el caso de una frecuencia ventricular sin control, el paciente puede sufrir insuficiencia cardíaca, angina o síncope. Un paciente con enfermedad cardíaca preexistente puede desarrollar *shock* e insuficiencia cardíaca grave.

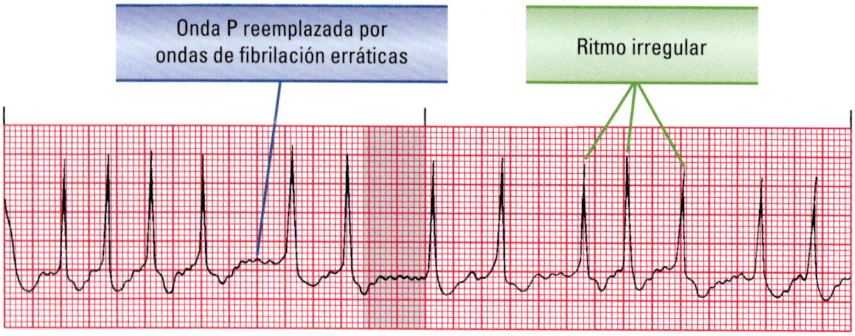

Ritmo

- Auricular: irregular
- Ventricular: irregular

Frecuencia

- Auricular: prácticamente no se identifica. Por lo general, mayor de 400 latidos/min. Excede en buena medida a la frecuencia ventricular porque la mayoría de los impulsos no se conducen a través de la unión AV
- Ventricular: por lo general, 100-150 latidos/min, pero puede ser menor de 100 latidos/min

Onda P

- Ausente
- Reemplazada por las ondas de fibrilación (ondas F), que representan la tetania auricular por despolarizaciones rápidas

Intervalo PR

- No puede identificarse

Complejo QRS

- Por lo general, su forma y duración son normales

Onda T

- No puede identificarse

Intervalo QT

- No medible

Otros

- El ritmo auricular puede variar entre la línea de fibrilación y las ondas de aleteo (fibriloaleteo auricular)
- Puede ser complicado diferenciar entre la fibrilación auricular y la taquicardia auricular multifocal

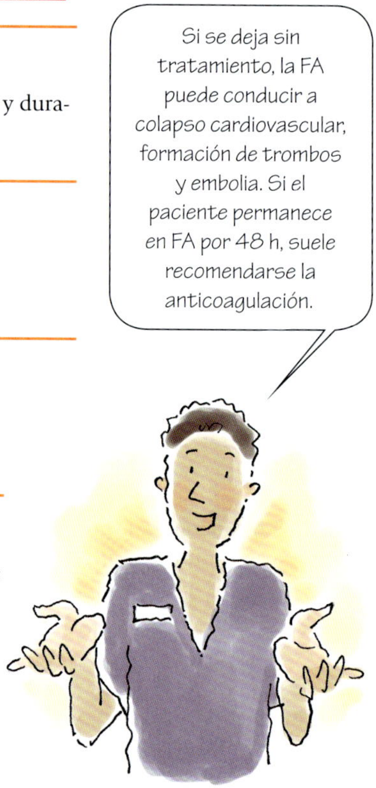
Si se deja sin tratamiento, la FA puede conducir a colapso cardiovascular, formación de trombos y embolia. Si el paciente permanece en FA por 48 h, suele recomendarse la anticoagulación.

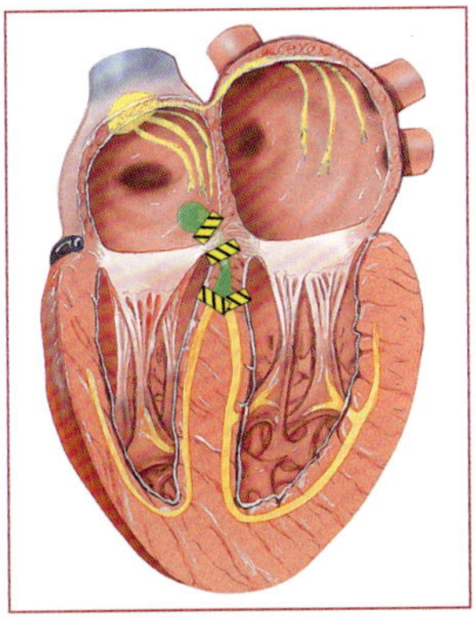

Bloqueo auriculoventricular

El bloqueo AV resulta de la interrupción en la conducción de los impulsos entre las aurículas y los ventrículos. Puede ser parcial o total, retrasar la conducción y tener origen en el nodo AV, el haz de His o las ramas del haz. Cuando los impulsos del nodo SA son bloqueados a nivel del nodo AV o debajo de éste, la frecuencia auricular suele ser normal (60-100 latidos/min). Las consecuencias clínicas del bloqueo dependen de cuántos impulsos sean bloqueados por completo, qué tan lenta sea la frecuencia ventricular y cómo resulte afectada la función cardíaca. La frecuencia ventricular puede disminuir el gasto cardíaco, lo que puede provocar mareos, hipotensión y confusión.

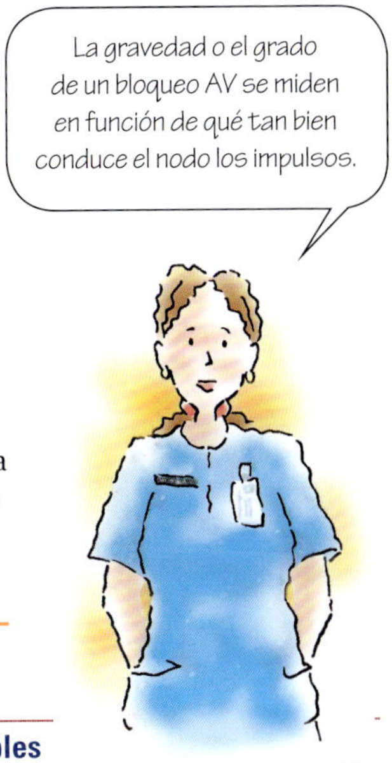
La gravedad o el grado de un bloqueo AV se miden en función de qué tan bien conduce el nodo los impulsos.

Comparación de los grados del bloqueo auriculoventricular

Tipo	Características	Causas probables
Primer grado	♥ Intervalo PR > 0.20 s. Se considera un retraso, en lugar de un bloqueo.	♥ Cambios degenerativos ♥ Fármacos: bloqueadores β-adrenérgicos, antagonistas del calcio y digoxina ♥ Infarto de miocardio ♥ Miocarditis
Segundo grado de tipo I	♥ Alargamiento progresivo del intervalo PR hasta que la onda P se presenta sin un complejo QRS (asistolia).	♥ Arteriopatía coronaria ♥ Fármacos: bloqueadores β-adrenérgicos, antagonistas del calcio y digoxina ♥ Tono parasimpático aumentado ♥ Infarto de miocardio en la pared inferior ♥ Fiebre reumática
Segundo grado de tipo II	♥ Intervalo PR constante en los latidos con conducción. ♥ Onda P ausente periódicamente (asistolia).	♥ Infarto de miocardio en la pared anterior (arteria descendente anterior izquierda) ♥ Cambios degenerativos en el sistema de conducción ♥ Cardiopatía orgánica ♥ Arteriopatía coronaria grave
Tercer grado	♥ No hay relación entre la onda P y el complejo QRS. ♥ Latidos independientes de las aurículas y los ventrículos.	**A nivel del nodo AV** ♥ Daño del nodo AV ♥ Tono parasimpático aumentado ♥ Infarto de miocardio en pared inferior ♥ Toxicidad por fármacos **A nivel infranodal** ♥ Infarto de miocardio extenso en pared anterior

Bloqueo auriculoventricular de primer grado

El bloqueo AV de primer grado se presenta cuando los impulsos de la aurícula se retrasan de manera constante durante la conducción a través del nodo AV. Este tipo de bloqueo de menor riesgo puede progresar a una variante más grave.

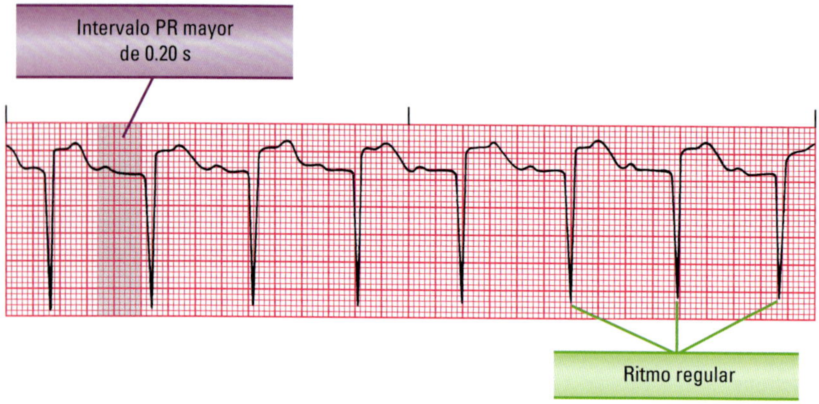

Ritmo

- Regular

Frecuencia

- Dentro de los límites normales
- Auricular y ventricular iguales

Onda P

- Tamaño normal
- Configuración normal
- Cada uno de ellos es seguido por un complejo QRS

Intervalo PR

- Prolongado
- Más de 0.20 s
- Constante

Complejo QRS

- Dentro de los límites normales (0.08-0.10 s) si el retraso en la conducción tiene lugar dentro del nodo AV
- Si es mayor de 0.12 s, la conducción puede localizarse en el sistema de His-Purkinje

Onda T

- Tamaño normal
- Configuración normal
- Puede ser anómala si el complejo QRS es prolongado

Intervalo QT

- Dentro de los límites normales

Bloqueo auriculoventricular de segundo grado de tipo I

También conocido como *bloqueo de Wenckebach* o *Mobitz de tipo I*, el bloqueo AV de segundo grado se presenta cuando cada impulso del nodo SA subsecuente se retrasa cada vez más. Este patrón continúa hasta que un impulso no es conducido hacia los ventrículos, se "pierde" un complejo QRS y se repite el patrón.

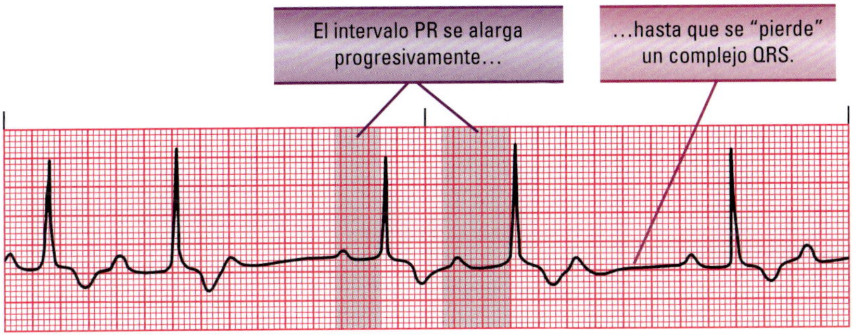

Ritmo

- Auricular: regular
- Ventricular: irregular

Frecuencia

- La frecuencia auricular es mayor que la ventricular debido a las asistolias
- Ambas frecuencias suelen estar en los límites normales

Onda P

- Tamaño normal
- Configuración normal
- Todas son seguidas por un complejo QRS, excepto cuando la onda P es bloqueada

Intervalo PR

- Cada vez más largo hasta que falta el complejo QRS después de una onda P
- Suele describirse como largo, alargado o ausente
- Variaciones pequeñas en el retraso entre cada ciclo
- Después de la asistolia, es más corto que el intervalo que lo antecede

Complejo QRS

- Dentro de los límites normales
- Ausente en ocasiones, cuando es bloqueado

Onda T

- Tamaño normal
- Configuración normal
- El voltaje puede ser inverso que el del complejo QRS

Intervalo QT

- Por lo general, dentro de los límites

Otros

- Patrón de Wenckebach (latidos agrupados)
- Acortamiento progresivo del intervalo R-R hasta que no se presenta el complejo QRS; el ciclo se repite

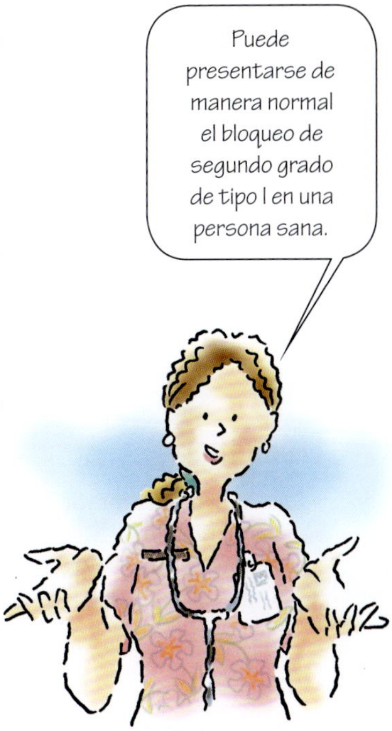
Puede presentarse de manera normal el bloqueo de segundo grado de tipo I en una persona sana.

Bloqueo auriculoventricular de segundo grado de tipo II

El bloqueo AV de segundo grado, conocido como *bloqueo Mobitz de tipo II*, es menos frecuente que el de tipo I, pero más grave. El patrón ventricular suele ser más lento que en el bloqueo de tipo I. Hay disminución del gasto cardíaco, lo que puede causar que el paciente tenga síntomas y pueda progresar a una variante más grave de bloqueo.

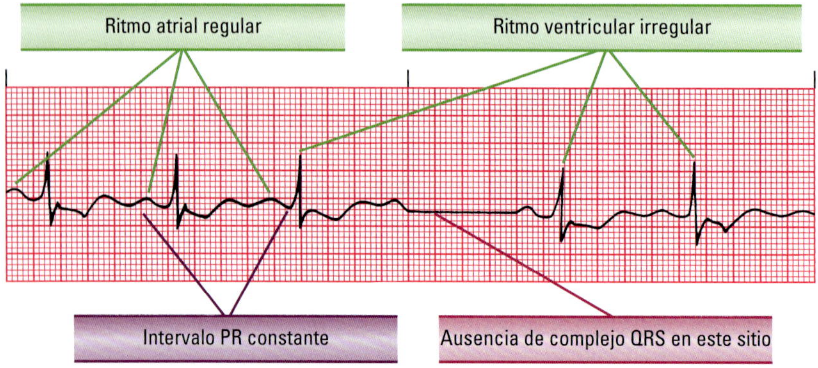

Ritmo

- Auricular: regular
- Ventricular: irregular
- Las pausas corresponden a las asistolias
- Irregular cuando el bloqueo es intermitente o la proporción de conducción es variable
- Constante cuando la proporción o el bloqueo lo son, como 2:1 o 3:1

Frecuencia

- La auricular es mayor que la ventricular
- Ambas dentro de los límites normales

Onda P

- Tamaño normal
- Configuración normal
- Algunos no son seguidos de un complejo QRS

Intervalo PR

- Por lo general, dentro de los límites normales, pero puede estar prolongado
- Constante en los impulsos con conducción
- Puede estar acortado después de un impulso no conducido

Complejo QRS

- Dentro de los límites normales o estrecho cuando el bloqueo está en una de las ramas del haz His
- Alargado, con aspecto similar al bloqueo de rama cuando está a nivel de las ramas del haz de His
- Periódicamente ausente

Onda T

- Tamaño normal
- Configuración normal

Intervalo QT

- Dentro de los límites normales

Otros

- No hay variación en los intervalos PR y R-R antes de la asistolia, por lo que no hay datos de alerta
- El intervalo R-R que contiene a la onda P sin conducción equivale a dos intervalos R-R normales

Bloqueo auriculoventricular de tercer grado

También conocido como *bloqueo completo*, el bloqueo AV de tercer grado se presenta cuando los impulsos de las aurículas son bloqueados por completo en el nodo AV y no se conducen hacia los ventrículos. El ritmo ventricular puede originarse en el nodo AV o el sistema de Purkinje. Los pacientes con frecuencias ventriculares muy lentas pueden tener gasto cardíaco disminuido, lo que causa síntomas como mareos, poca tolerancia al ejercicio y disnea. Los síntomas más graves también son frecuentes e incluyen síncope, dolor torácico e hipotensión.

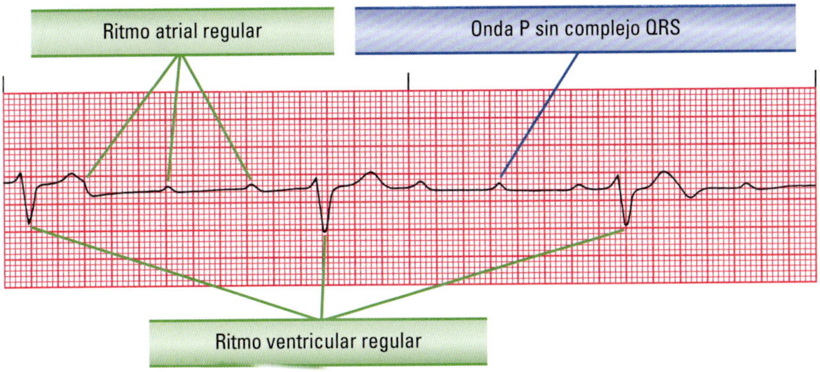

Ritmo

- Auricular: regular
- Ventricular: regular

Frecuencia

- Auricular: 60-100 latidos/min (las aurículas actúan de manera independiente bajo el mando del nodo SA)
- Ventricular: por lo general, 40-60 latidos/min cuando el bloqueo es infranodal (ritmo de escape de la unión)
- Ventricular: en general, menor de 40 latidos/min durante un bloqueo infranodal, en el nivel de una de las ramas del haz de His (ritmo de escape ventricular)

Onda P

- Tamaño normal
- Configuración normal
- Puede estar oculta por el complejo QRS o la onda T

Intervalo PR

- No mensurable

Complejo QRS

- La forma depende de la ubicación del mecanismo de escape y el origen de la despolarización
- Con aspecto normal si el bloqueo está a nivel del nodo AV o el haz de His
- Alargado si el bloqueo está a nivel de las ramas del haz de His

Onda T

- Tamaño normal
- Configuración normal
- Puede ser anómala si el complejo QRS se origina en el ventrículo

Intervalo QT

- Dentro de los límites normales

Otros

- Las aurículas y los ventrículos se despolarizan desde diferentes marcapasos y laten de forma independiente
- Las ondas P se presentan sin complejos QRS

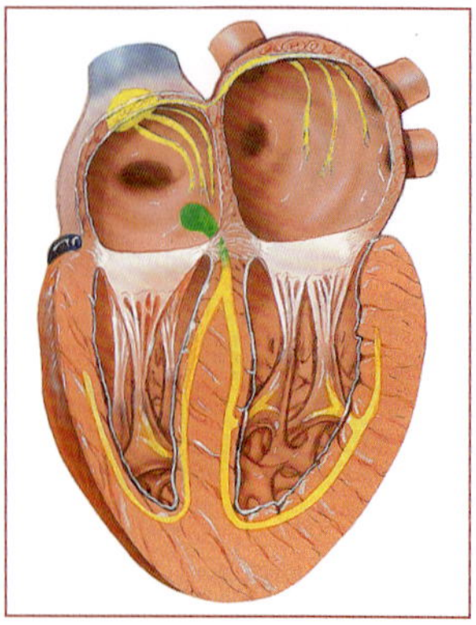

Arritmias de la unión

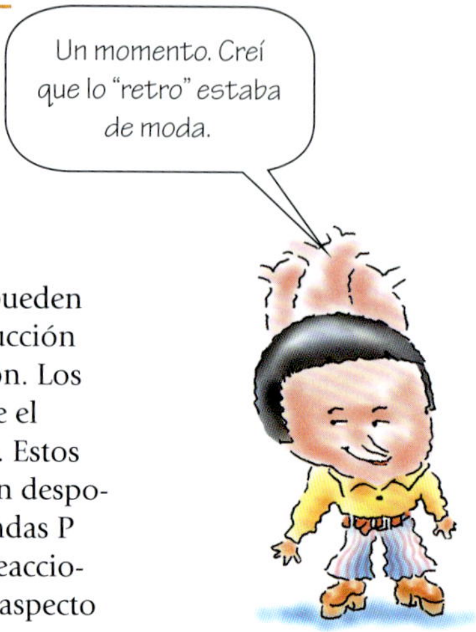

Las arritmias de la unión tienen origen en la unión AV, el área que rodea el nodo AV y el haz de His. Este tipo de arritmias se presentan cuando el nodo SA no conduce los impulsos o cuando existe un bloqueo en la conducción. Los impulsos eléctricos pueden iniciarse en las células del sistema de conducción dentro de la unión AV, en medio del corazón. Los impulsos generados en esta área causan que el corazón se despolarice de manera anómala. Estos impulsos se mueven hacia arriba y provocan despolarización contraria, o retrógrada, de las aurículas que puede resultar en ondas P invertidas (descendentes) en las derivaciones II, III y aVF. Los ventrículos reaccionan de manera normal al estímulo, lo que muestra un complejo QRS con aspecto normal en la tira de registro.

Posición de la onda P

La posición de la onda P depende de si el impulso llega primero a las aurículas o a los ventrículos.

Primero a las aurículas — **Simultáneo** — **Primero a los ventrículos**

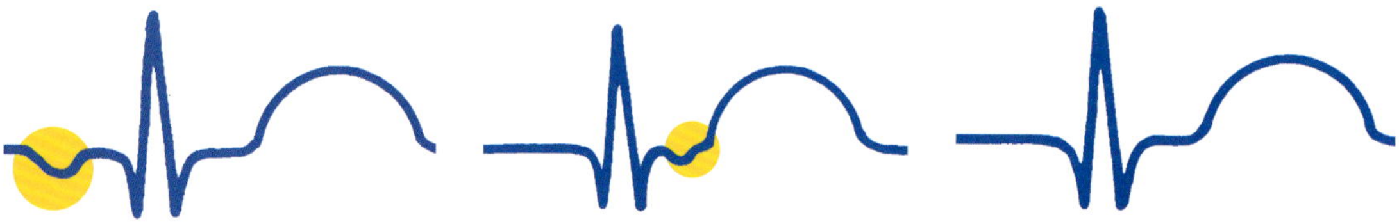

Onda P invertida antes del complejo QRS — **Onda P invertida después del complejo QRS** — **Onda P invertida y oculta en el complejo QRS**

Extrasístoles de la unión

Una *extrasístole de la unión* es un latido ectópico que se presenta cuando un área irritable dentro del nodo AV actúa como marcapasos y se activa de manera prematura o fuera de la secuencia normal. El latido se presenta antes de un latido sinusal normal y causa un ritmo irregular. A pesar de que los latidos de la unión no se registran en el ECG, es posible ver sus efectos en la despolarización auricular (retrógrado) y ventricular (anterógrado).

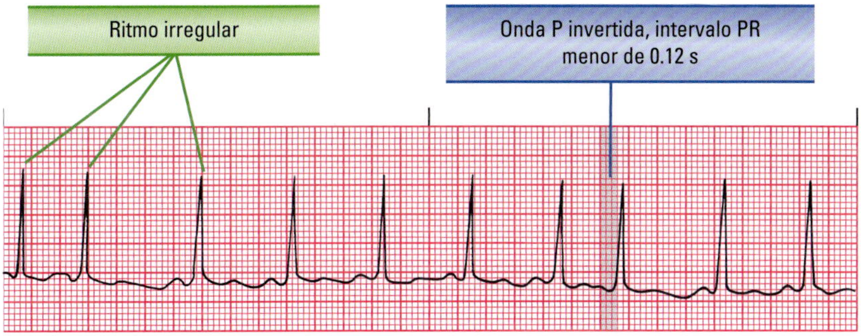

Ritmo

- Auricular: irregular durante las extrasístoles de la unión
- Ventricular: irregular durante las extrasístoles de la unión
- El ritmo de base puede ser irregular

Frecuencia

- Auricular: representa el ritmo de base
- Ventricular: representa el ritmo de base

Onda P

- Por lo general, invertida en II, III y aVF
- Se puede presentar antes, durante (oculta) o después del complejo QRS, según la dirección inicial de la despolarización

Intervalo PR

- Acortado (< 0.12 s) cuando P antecede al complejo QRS. Sin embargo, no es un intervalo "verdadero", pues la actividad auricular no *desencadena* el complejo QRS; se trata de una conducción retrógrada
- No es mensurable si no hay onda P antes del complejo QRS

Complejo QRS

- Por lo general, con forma y duración normales debido a que los ventrículos se despolarizan de manera normal

Onda T

- Suele tener forma normal

Intervalo QT

- En general, dentro de los límites normales

Otros

- Frecuentemente se acompaña de una pausa de compensación que refleja la conducción auricular retrógrada

Ritmo de escape de la unión

El *ritmo de escape de la unión* es una serie de latidos que se presentan después de un retraso en la conducción desde las aurículas. Puede causarlo cualquier alteración que modifique la función del nodo SA o mejore la automaticidad de la unión AV. Un paciente con ritmo de escape de la unión tiene frecuencia cardíaca lenta y regular de 40-60 latidos/min y puede encontrarse asintomático.

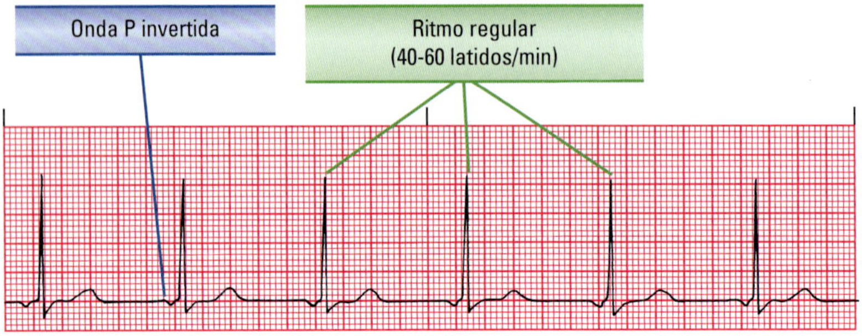

Ritmo

- Auricular: regular cuando se observan ondas P. Sin embargo, las ondas P no son la *causa* de los complejos QRS en este tipo de ritmo
- Ventricular: regular

Frecuencia

- Auricular: 40-60 latidos/min
- Ventricular: 40-60 latidos/min

Onda P

- Invertida en II, III y aVF. Representa la despolarización retrógrada
- Se presenta antes, durante (se oculta en el QRS) o después del complejo QRS

Intervalo PR

- Acortado (< 0.12 s) cuando la onda P antecede al complejo QRS. No es un intervalo "verdadero": la actividad auricular no desencadena el complejo QRS. Es una conducción retrógrada
- No mensurable si no hay onda P antes del complejo QRS

Complejo QRS

- Duración normal
- Configuración normal

Onda T

- Configuración normal

Intervalo QT

- En los límites normales

Otros

- Es importante distinguir entre el ritmo de la unión y el ritmo idioventricular (una arritmia grave). Ello puede basarse en la frecuencia, medición y forma del complejo QRS

Una mirada al síndorome de WPW

En el síndrome de Wolf-Parkinson-White (WPW), el impulso viaja a través de las aurículas o los ventrículos mediante un cortocircuito conocido como *haz de Kent*. Debido a que los impulsos no son desacelerados en el nodo AV, la conducción es particularmente rápida. Ello puede derivar en una conducción retrógrada, reentrada y taquicardia de reentrada. El síndrome suele ser una alteración congénita del ritmo que se presenta principalmente en niños jóvenes y adultos de 20-35 años de edad.

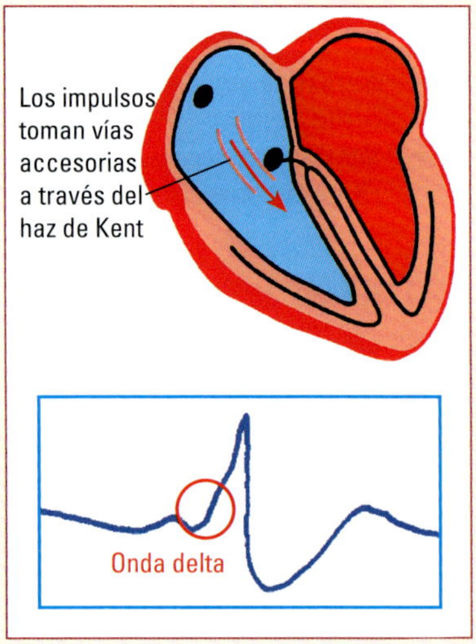

ECG

- Onda delta (signo patognomónico)
- Intervalo PR corto (< 0.10 s)
- Complejo QRS largo (> 0.10 s)

Ritmo de la unión acelerado

Un ritmo de la unión acelerado es resultado de un foco irritable en la unión AV que acelera y toma el control del marcapasos cardíaco. Las aurículas se despolarizan por la conducción retrógrada y los ventrículos se despolarizan de manera normal. La frecuencia suele ser de 60-100 latidos/min.

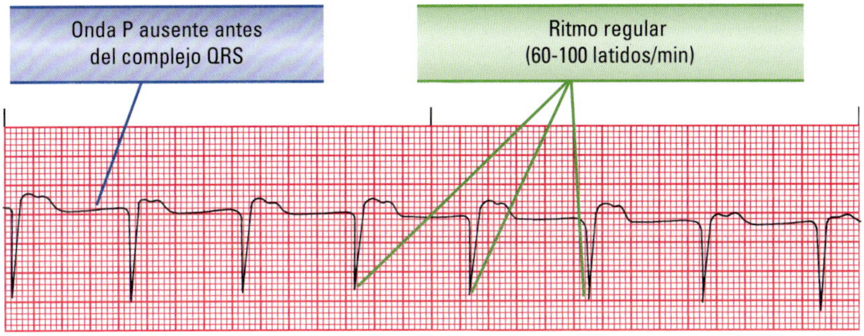

Ritmo

- Auricular: regular
- Ventricular: regular

Frecuencia

- Auricular: 60-100 latidos/min
- Ventricular: 60-100 latidos/min

Onda P

- Si está presente, está invertida en II, II y aVF
- Se puede presentar antes, durante (se oculta en el QRS) o después del complejo QRS

Intervalo PR

- Acortado (< 0.12 s) cuando la onda P antecede al complejo QRS, pero no es un intervalo "verdadero": la actividad auricular no desencadena el complejo QRS. Se trata de una conducción retrógrada
- No es mensurable si no hay onda P antes del complejo QRS

Complejo QRS

- Duración: por lo general, en los límites normales
- Configuración: en general, normal

Onda T

- Dentro de los límites normales

Intervalo QT

- Dentro de los límites normales

Otros

- Es necesario diferenciar el ritmo de la unión acelerado del ritmo idioventricular acelerado (una arritmia grave). Ello se logra mediante el análisis de la forma y las medidas del complejo QRS

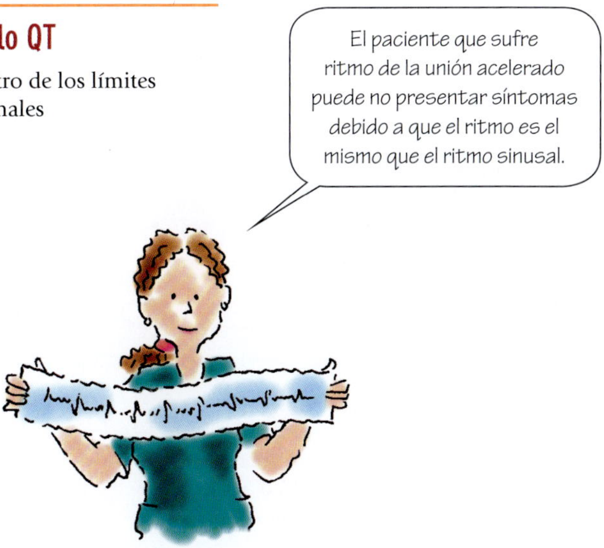

Taquicardia de la unión

En la taquicardia de la unión, se presentan tres o más extrasístoles consecutivas. La taquicardia supraventricular se presenta cuando el área irritable en la unión AV sobrepasa la capacidad del nodo SA para funcionar como marcapasos. Las aurículas se despolarizan mediante conducción retrógrada, pero la conducción por los ventrículos permanece sin alteraciones.

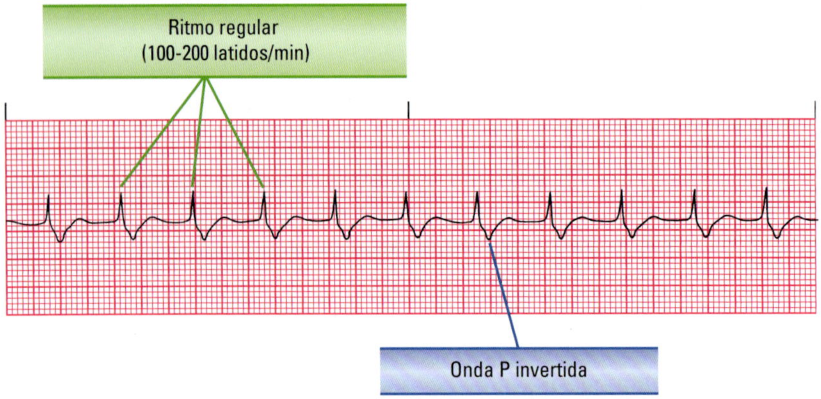

Ritmo

- Auricular: regular, pero puede ser complicado determinar si la onda P está oculta en el complejo QRS o antes de la onda T
- Ventricular: regular

Frecuencia

- Auricular: mayor de 100 latidos/min (en general, 100-200 latidos/min), pero es difícil determinarla cuando la P no es visible
- Ventricular: mayor de 100 latidos/min (en general, 100-200 latidos/min)

Onda P

- Suele estar invertida en II, III y aVF
- Puede ocurrir antes, durante (oculta en QRS) o después del complejo QRS

Intervalo PR

- Acortado (< 0.12 s) cuando la onda P antecede al complejo QRS. Sin embargo, no es un intervalo "verdadero", pues la actividad auricular no *desencadena* el complejo QRS. Se trata de una conducción retrógrada
- No es mensurable si no hay onda P antes del complejo QRS

Complejo QRS

- Duración: dentro de los límites normales
- Configuración: por lo general, es normal

Onda T

- Configuración: por lo general, es normal
- Puede ser anómala si la P está oculta en la onda T
- Puede ser indistinguible debido a una frecuencia elevada

Intervalo QT

- En general, dentro de los límites normales

Otros

- El inicio puede ser gradual (no paroxístico) o súbito (paroxístico)

Bloqueo de rama

En el bloqueo de rama, el impulso se origina de forma supraventricular y una de las ramas del haz de His no conduce los impulsos. El impulso viaja a través de la rama que no está dañada y de una célula cardíaca a otra para despolarizar el ventrículo. La despolarización ventricular es prolongada debido a que esta conducción de célula a célula se propaga de manera más lenta que la conducción en las células especializadas. Los bloqueos de rama que comienzan en en un nivel inferior de la rama derecha se conocen como *hemibloqueos* o *fasciculares*.

Reconocer el BRD y el BRI

La longitud normal del complejo QRS es de 0.06-0.10 s. Sin embargo, la despolarización ventricular prolongada alarga el complejo QRS. Puede tratarse de un bloqueo de rama si la longitud aumenta a más de 0.12 s.

Para lograr identificar un bloqueo de rama, analiza V_1 (a la derecha del corazón) y V_6 (a la izquierda del corazón). Ambas derivaciones determinan si el bloqueo de rama es derecho o izquierdo.

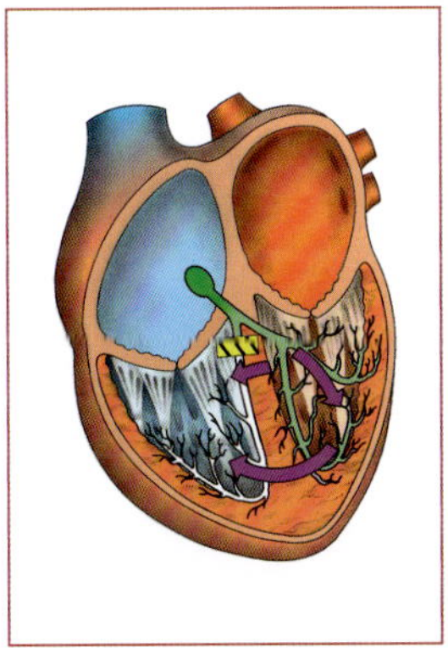

Bloqueo de rama derecha

El bloqueo de rama derecha (BRD) se puede presentar en los pacientes con arteriopatía coronaria, embolia pulmonar o infarto de miocardio reciente. No obstante, también puede presentarse sin antecedentes de enfermedad cardíaca.

BRD

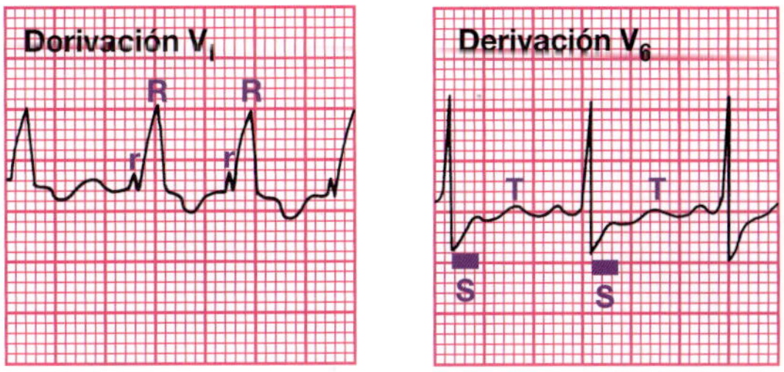

En el caso del BRD, V_1 muestra una onda r pequeña que indica la despolarización ventricular izquierda seguida de una onda S pequeña y una R′ que confirma la despolarización ventricular derecha (rSR′). V_6 muestra una onda S alargada y una onda T positiva.

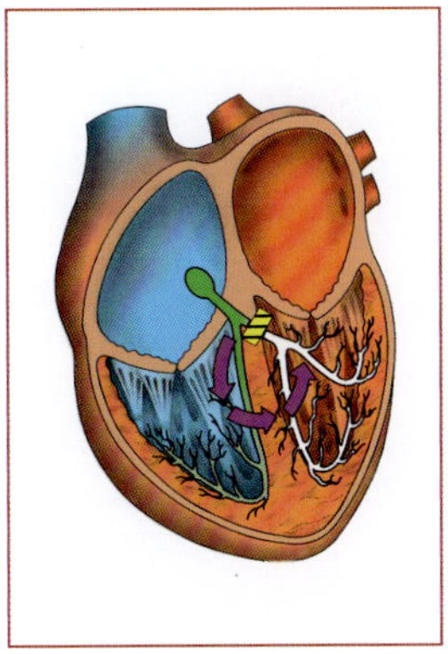

Bloqueo de rama izquierda

El bloqueo de rama izquierda (BRI) nunca se presenta de manera normal. Este tipo de bloqueo suele ser causado por la cardiopatía hipertensiva, estenosis aórtica, cambios degenerativos del sistema de conducción o arteriopatía coronaria.

BRI

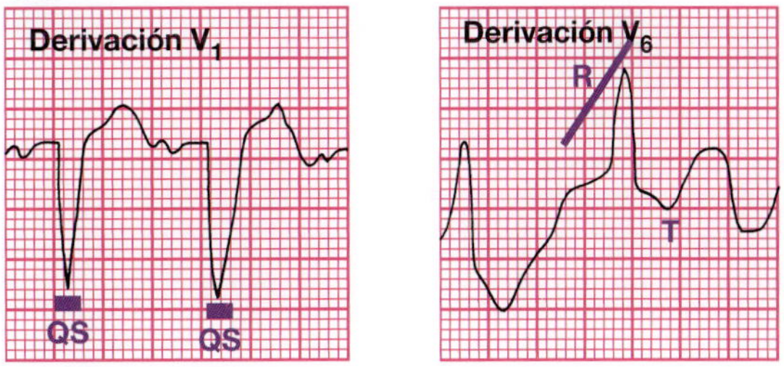

En el BRI, no suele verse la onda R, puede haber onda S y se ve una onda Q grande en V_1. V_6 tiene ondas R poco claras o "arrastradas" y ondas T invertidas.

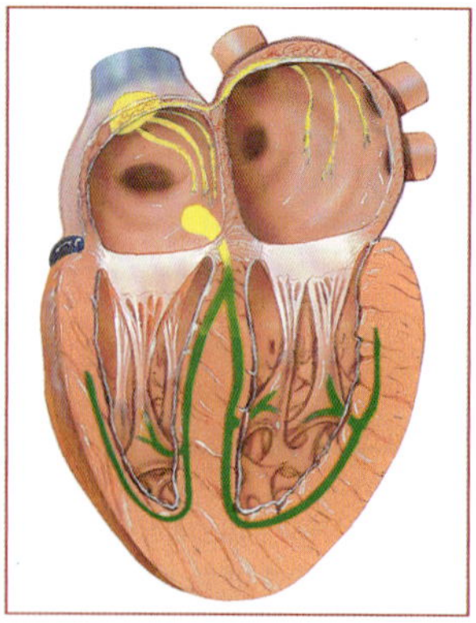

Arritmias ventriculares

Las arritmias ventriculares se originan en los ventrículos, debajo del haz de His. Estas arritmias se presentan cuando los impulsos eléctricos despolarizan el miocardio mediante una vía anómala. Cuando los impulsos eléctricos se originan en los ventrículos en lugar de las aurículas, se pierde el latido auricular y el gasto cardíaco disminuye hasta 30%. Como resultado, los pacientes pueden mostrar signos y síntomas de descompensación cardíaca, por ejemplo, hipotensión, síncope, dificultad respiratoria y angina.

Las arritmias ventriculares son potencialmente mortales debido a que los ventrículos son los responsables del gasto cardíaco. El reconocimiento y tratamiento oportunos de las arritmias ventriculares aumentan la probabilidad de reanimación exitosa.

Signos y síntomas de descompensación cardíaca

Hipotensión y síncope

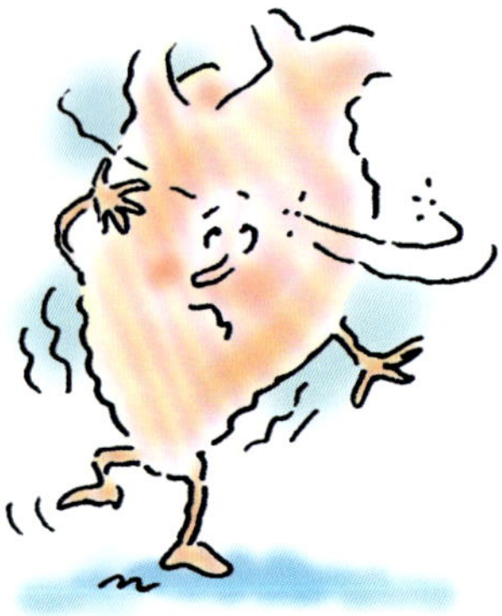

Dificultad respiratoria

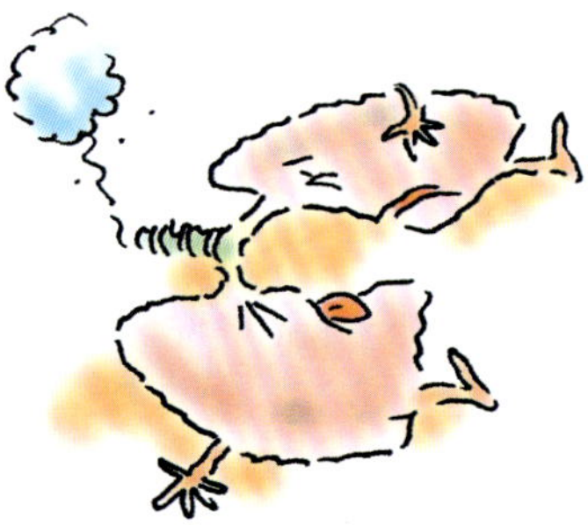

Angina

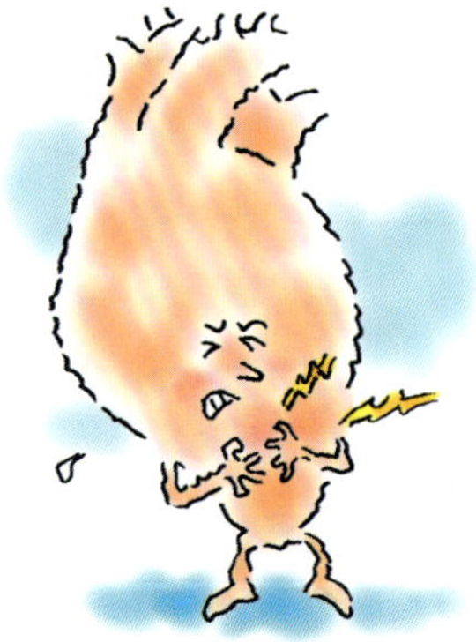

Extrasístoles ventriculares

Las *extrasístoles ventriculares* son latidos ectópicos que se originan en los ventrículos y se presentan antes de lo normal. Este tipo de contracciones pueden tener lugar de manera individual, en grupos o patrones repetitivos, como el bigeminismo (cada dos latidos) o el trigeminismo (cada tres latidos). Las extrasístoles ventriculares que se asemejan entre sí se originan en el mismo foco ectópico y se llaman *unifocales*. Las que no se asemejan entre sí, se originan en focos ectópicos distintos y se denominan *multifocales*. Este tipo de latido puede presentarse en patrones que evolucionan a arritmias más graves.

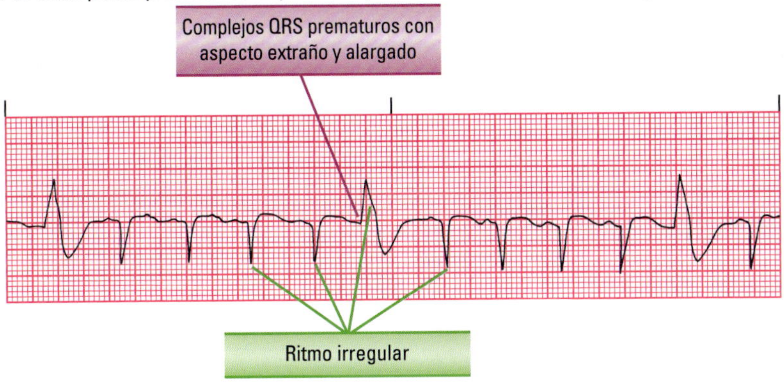

Ritmo

- Auricular: irregular durante las extrasístoles
- Ventricular: irregular durante las extrasístoles
- El ritmo de base puede ser regular

Frecuencia

- Auricular: representa el ritmo de base
- Ventricular: representa el ritmo de base

Onda P

- Suele estar ausente en el latido ectópico
- Aparece después del QRS cuando hay conducción retrógrada a las aurículas
- Es normal si está presente en el ritmo de base

Intervalo PR

- No es mensurable, excepto en el ritmo de base

Complejo QRS

- Se presenta antes de lo normal
- Duración: mayor de 0.12 s
- Configuración: inusual, alargado y con frecuencia invertido debido al complejo QRS habitual. Normal en el ritmo de base

Onda T

- En dirección opuesta al complejo QRS
- Puede desencadenar alteraciones del ritmo más graves cuando las extrasístoles coinciden con el descenso normal de la onda T (R sobre T)

Intervalo QT

- No mensurable, excepto en el ritmo de base

Otros

- Las extrasístoles pueden venir seguidas por pausas compensatorias completas o incompletas
- Extrasístoles interpoladas: se presentan entre dos complejos QRS normales sin alterar en gran medida el ritmo de base, pues la medición del segmento R-R es la misma
- Las extrasístoles ventriculares no tienen pausas compensatorias completas

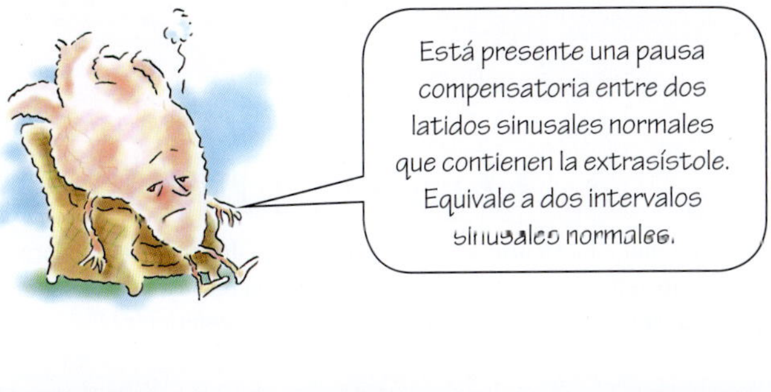
Está presente una pausa compensatoria entre dos latidos sinusales normales que contienen la extrasístole. Equivale a dos intervalos sinusales normales.

Patrones peligrosos de extrasístoles ventriculares

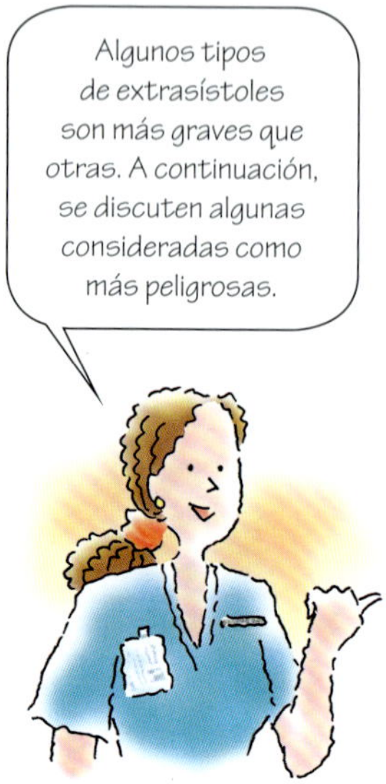
Algunos tipos de extrasístoles son más graves que otras. A continuación, se discuten algunas consideradas como más peligrosas.

Extrasístoles consecutivas

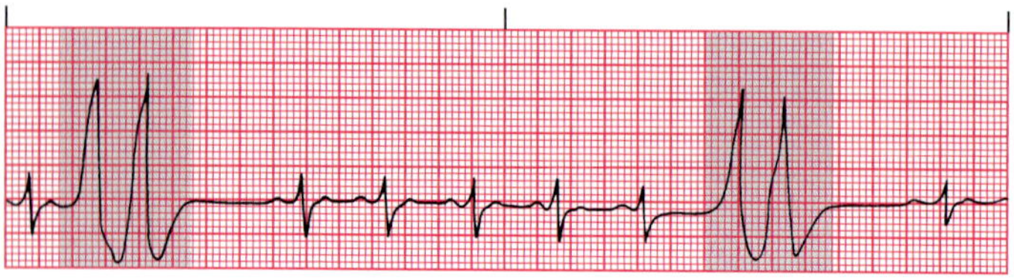

Dos extrasístoles consecutivas (*pareadas* o *doblete ventricular*) pueden producir taquicardia ventricular, ya que la segunda contracción suele tener contacto con el tejido en refracción. Un acceso, o *extrasístoles en salva*, de tres o más contracciones se considera taquicardia ventricular.

Extrasístoles ventriculares multifocales

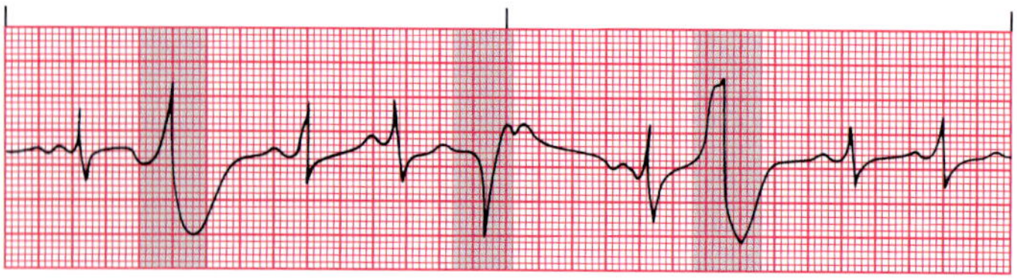

Las extrasístoles ventriculares multifocales pueden originarse en diferentes sitios o en el mismo, y tener un aspecto diferente entre sí. Las extrasístoles ventriculares pueden indicar alteraciones electrolíticas o del equilibrio ácido-base, hipoxia, cardiopatía grave o toxicidad por digoxina.

Bigeminismo y trigeminismo

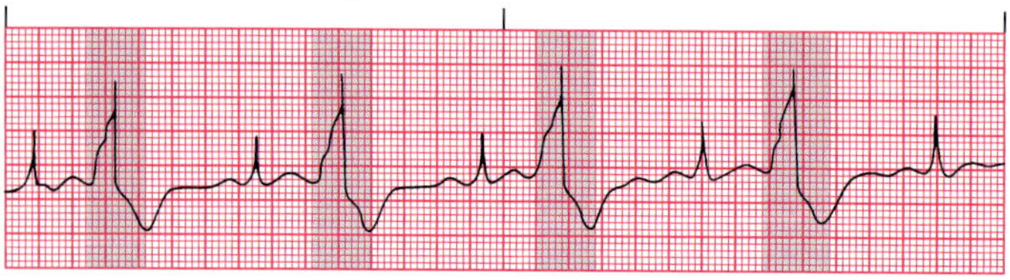

Las extrasístoles ventriculares que se presentan cada dos (bigeminismo) o tres (trigeminismo) latidos pueden causar fibrilación o taquicardia ventricular.

Fenómeno de R sobre T

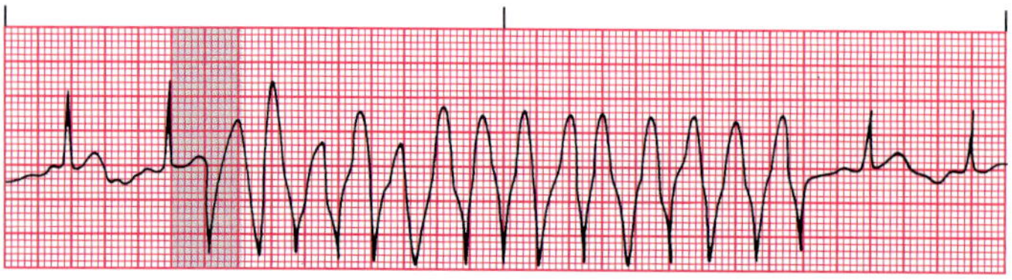

En este fenómeno se presenta una extrasístole de forma tan temprana que coincide con la onda T del latido anterior. Debido a que las células no se han despolarizado por completo, puede desencadenarse taquicardia o fibrilación ventricular.

Lleva esta información en el corazón

♥ Hasta que inicia el tratamiento, los pacientes con extrasístoles ventriculares que presentan síntomas graves deben contar con monitorización mediante ECG y disminuir su actividad física para reducir los requerimientos de oxígeno.

♥ Si el paciente es dado de alta con prescripción de antiarrítmicos, se debe educar junto con sus familiares acerca de las consultas de seguimiento, pruebas de laboratorio, cómo y cuándo activar el sistema médico de emergencia, y cómo realizar la reanimación cardiopulmonar (RCP).

Taquicardia ventricular

En la *taquicardia ventricular* (TV) se presentan tres o más extrasístoles consecutivas. Este tipo de arritmia suele anteponerse a la fibrilación ventricular y muerte súbita, en especial en pacientes que no están hospitalizados. Puede ocurrir de forma paroxística en episodios que duran menos de 30 s y se acompañan de pocos síntomas o ninguno. En algunas ocasiones puede ser persistente y necesitar de tratamiento inmediato para prevenir la muerte.

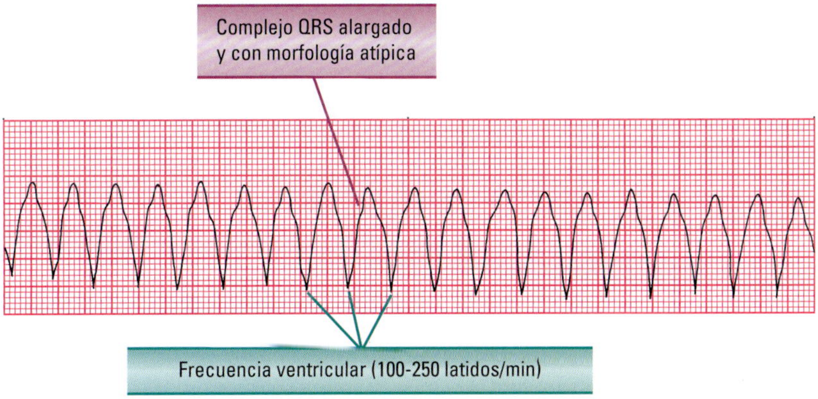

Ritmo

- Auricular: no es posible determinarlo
- Ventricular: por lo general, es constante, pero puede ser un tanto irregular

Frecuencia

- Auricular: no es posible determinarla
- Ventricular: suele ser rápida (100-250 latidos/min)

Onda P

- En general, no es visible
- Cuando logra visualizarse, no se asocia con el complejo QRS

Intervalo PR

- No mensurable

Complejo QRS

- Duración: mayor de 0.12 s
- Configuración: suele tener aspecto anómalo y amplitud aumentada en comparación con el ritmo de base
- Uniforme en la taquicardia ventricular monomórfica
- Cambios constantes en la forma cuando se trata de taquicardia ventricular polimórfica

Onda T

- Cuando es visible, es inversa al complejo QRS

Intervalo QT

- No mensurable

Otros

- Aleteo ventricular: variación de la taquicardia ventricular en la que un solo foco ventricular produce impulsos en una frecuencia elevada de 250-350 latidos/min y genera una onda continua con morfología uniforme

Torsades de pointes

La *torsades de pointes*, que significa "puntas retorcidas", es un tipo de taquicardia ventricular que puede evolucionar a fibrilación ventricular. La causa suele ser reversible, con frecuencia concentraciones séricas de magnesio bajas y uso de fármacos que alargan el intervalo QT (quinidina, procainamida y sotalol). La isquemia miocárdica también puede causar este tipo de arritmia.

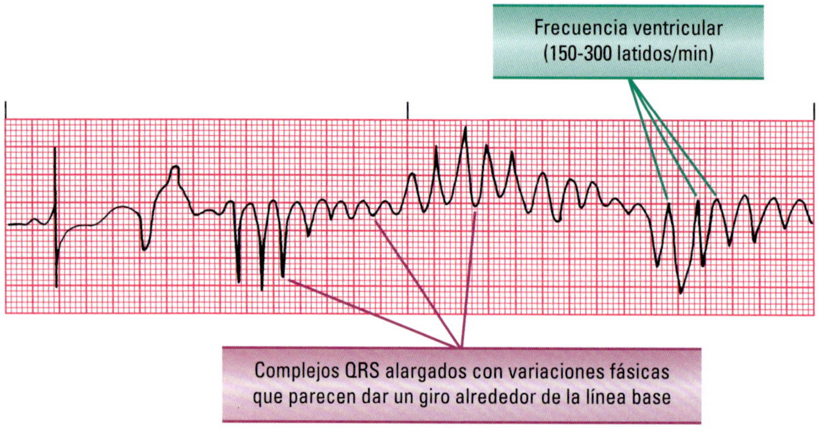

Ritmo

- Auricular: no es posible determinarlo
- Ventricular: puede ser regular o irregular

Frecuencia

- Auricular: no es posible determinarla
- Ventricular: 150-300 latidos/min

Onda P

- No identificable

Intervalo PR

- No mensurable

Complejo QRS

- Suele ser alargado
- Por lo general, consta de una variación en la polaridad; los complejos apuntan hacia abajo durante algunos latidos y hacia arriba en otros, en un patrón "retorcido"

Onda T

- No puede identificarse

Intervalo QT

- Prolongado

Otros

- Puede ser paroxístico, con inicio y final súbito

Fibrilación ventricular

La *fibrilación ventricular* (FV) es un patrón de actividad eléctrica en los ventrículos en el que los impulsos se originan en diferentes focos. Los ventrículos "tiemblan" en lugar de contraerse y el gasto cardíaco es de 0. Si la fibrilación continúa, deriva en asistolia ventricular y muerte.

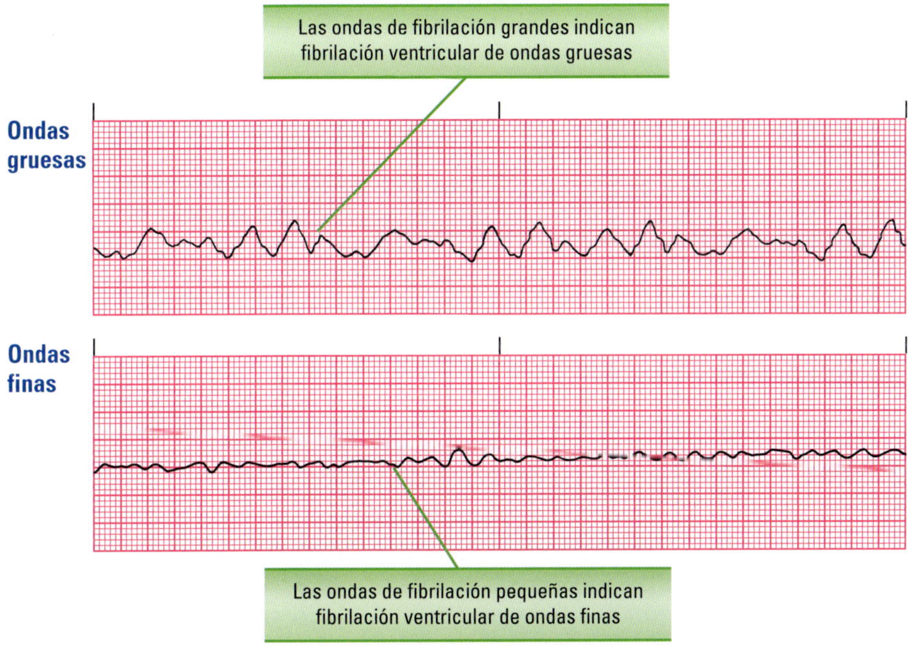

Ritmo

- Auricular: no se puede medir
- Ventricular: sin patrón regular, sólo ondas de fibrilación

Frecuencia

- Auricular: no se puede medir
- Ventricular: no se puede medir

Onda P

- No se puede determinar

Intervalo PR

- No se puede determinar

Complejo QRS

- No se puede determinar

Onda T

- No se puede determinar

Intervalo QT

- No mensurable

Otros

- La desfibrilación eléctrica es más eficaz cuando se presentan ondas gruesas, en contraste con la fibrilación de ondas finas

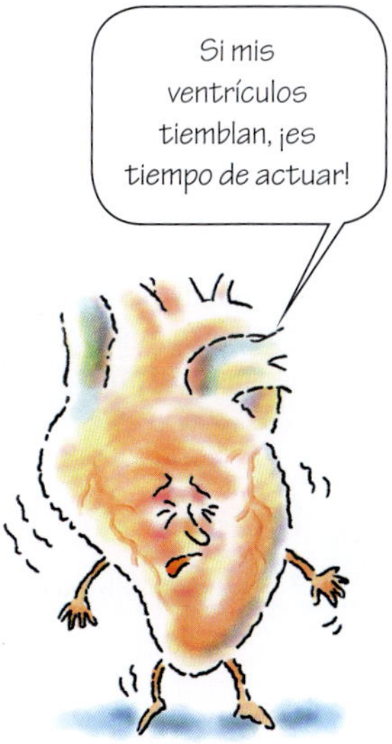

Ritmo idioventricular

Denominado *ritmo de último recurso*, el ritmo idioventricular se presenta cuando no se conducen impulsos a los ventrículos desde niveles superiores al haz de His y constituye el último recurso antes de la asistolia. Las células del sistema His-Purkinje toman el control como marcapasos cardíaco para producir los impulsos cardíacos.

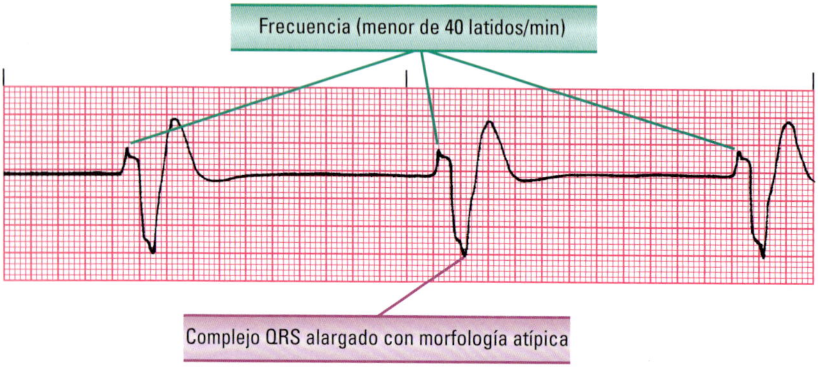

Ritmo

- Auricular: por lo general, no puede determinarse
- Ventricular: por lo general, regular

Frecuencia

- Auricular: en general, no puede determinarse
- Ventricular: 20-40 latidos/min

Onda P

- En general, ausente

Intervalo PR

- No mensurable por la ausencia de la onda P

Complejo QRS

- Duración: mayor de 0.12 s debido a la despolarización ventricular anómala
- Configuración: alargada y atípica

Onda T

- Anómala
- Suele tener una dirección contraria al complejo QRS

Intervalo QT

- En general, prolongado

Otros

- Ocurre con frecuencia durante el bloqueo AV de tercer grado
- Si están presentes las ondas P, no se asocian con complejos QRS

Asistolia

La *asistolia* es el paro cardíaco. No existe actividad eléctrica en el corazón, por lo que el paciente no está consciente. No hay gasto cardíaco ni respiraciones.

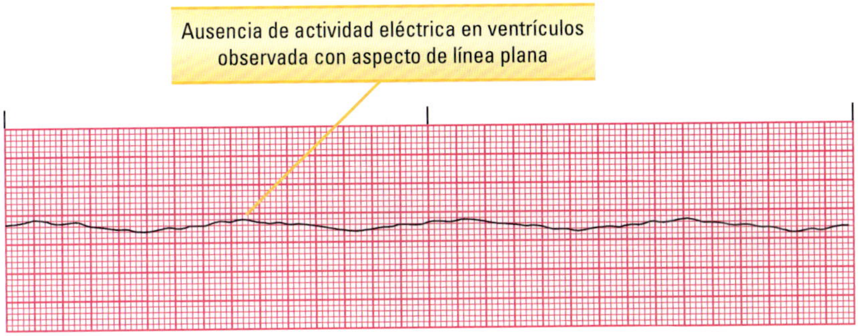

Ritmo

- Auricular: no es posible identificarlo
- Ventricular: ausente

Frecuencia

- Auricular: no es posible identificarlo
- Ventricular: ausente

Onda P

- Por lo general, no puede identificarse

Intervalo PR

- No mensurable

Complejo QRS

- Ausente o latidos de escape eventuales

Onda T

- Ausente

Intervalo QT

- No mensurable

Otros

- Su aspecto semeja a una línea casi plana en la tira de registro, excepto durante las compresiones cardíacas durante la reanimación cardiopulmonar
- Si el paciente tiene marcapasos, las espigas de éste pueden verse en la tira de registro, pero no existen ondas P ni complejos QRS

La asistolia debe confirmarse con dos derivaciones diferentes.

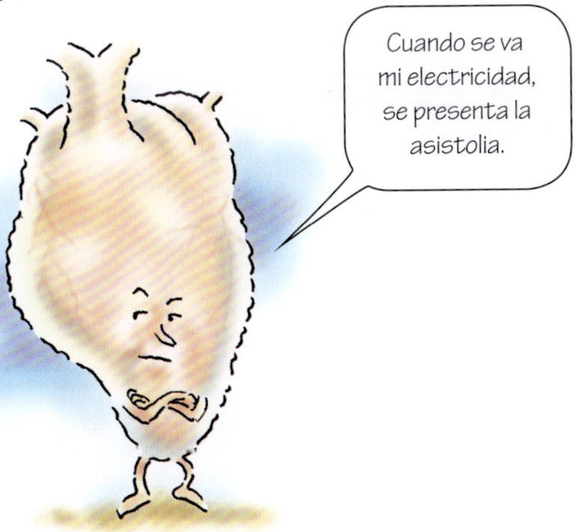

Preguntas de autoevaluación

¡Dale color a mi vida!

Colorea cada uno de los círculos con el color que corresponde a cada derivación durante la monitorización cardíaca.

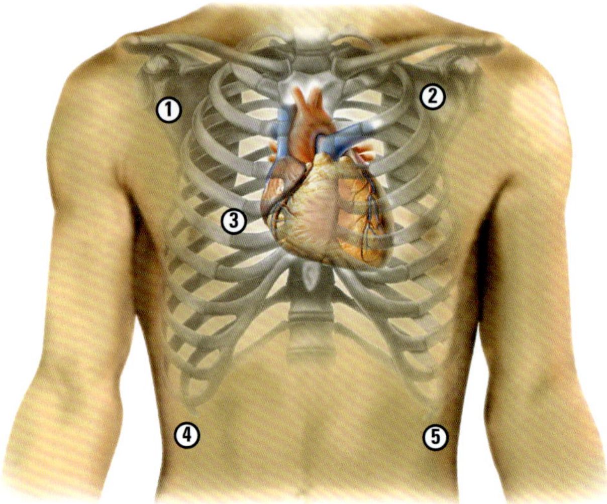

En parejas

Relaciona cada arritmia con su nombre correcto.

1. ___

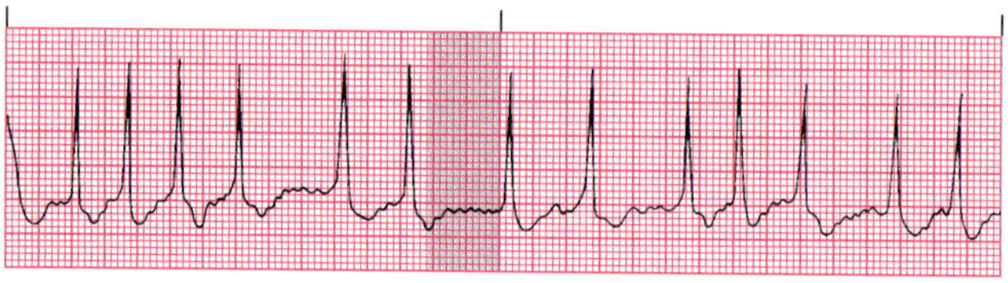

2. ___

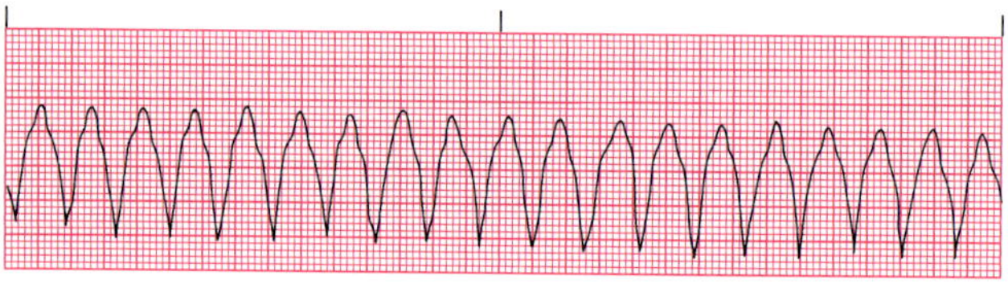

3. ___

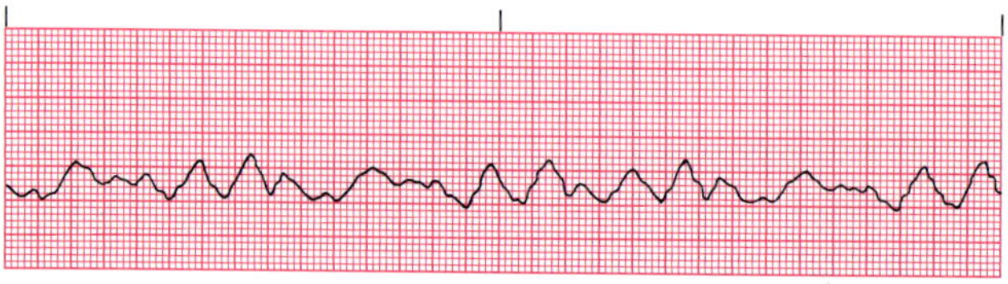

___ A. FV

___ B. Fibrilación auricular

___ C. TV

Respuestas: ¡Dale color a mi vida!: 1. Blanco, 2. Negro, 3. Marrón, 4. Verde, 5. Rojo. En pares: 1B, 2C, 3A.

Bibliografía

Ahlert, B.J. *ECG's Made Easy*, 5th ed. St. Louis: Elsevier, 2013.

Lough, M.E., & Thompson, C. Cardiovascular diagnostic procedures. En: L.D. Urden, K.M. Stacy, & M.E. Lough, eds. *Critical Care Nursing: Diagnosis and Management*. St. Louis: Elsevier, 2014:274–315.

Moseley, M.J. Dysritmoia interpretation and management. En: M.L. Sole, D.G. Klein, & M.J. Moseley, *Introduction to Critical Care Nursing*. St. Louis: Elsevier, 2017:89–129.

Sole, M.L., Klein, D.G., & Moseley, M.J. *Introduction to Critical Care Nursing*, 7th ed. St. Louis: Elsevier, 2017.

Urden, L.D., Stacy, K.M., & Lough, M.E. *Critical Care Nursing: Diagnosis and Management*. St. Louis: Elsevier, 2014.

Capítulo 5

Monitorización hemodinámica

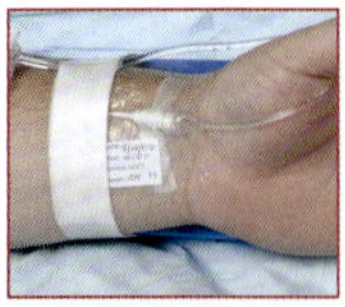

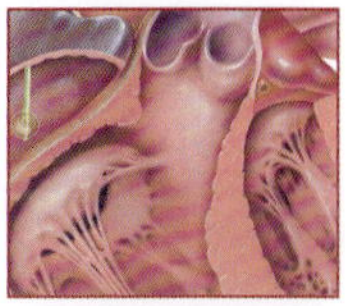

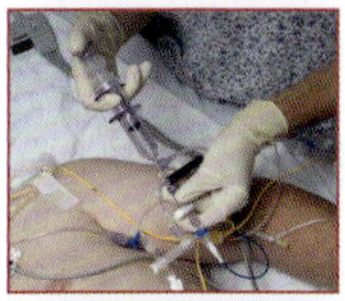

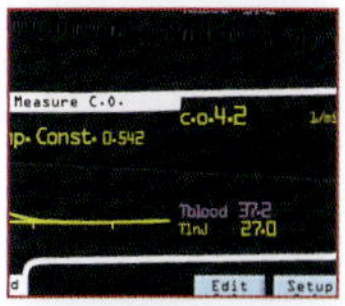

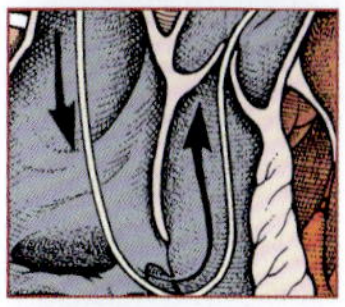

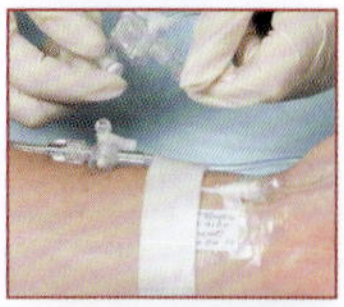

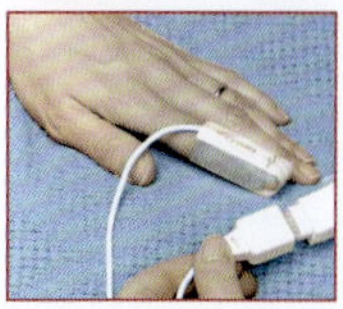

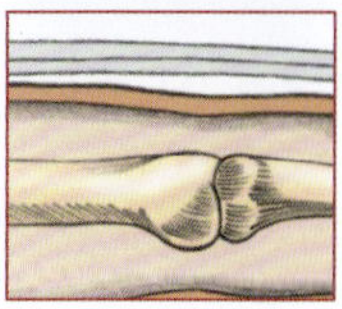

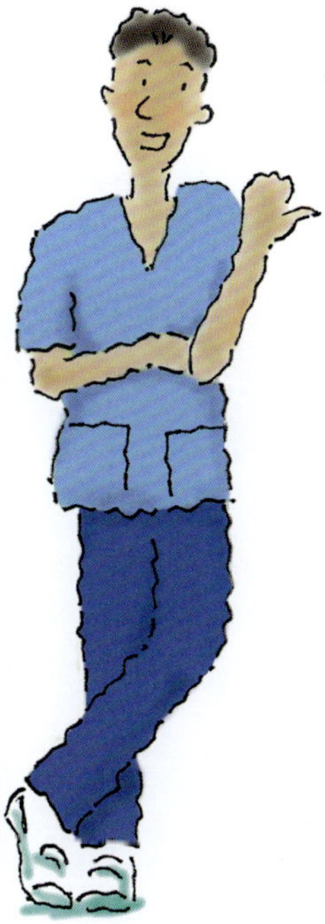

Monitorización de la presión arterial

La monitorización hemodinámica se utiliza para valorar la función cardíaca y determinar la eficacia del tratamiento. Durante la monitorización de la presión arterial, un médico introduce un catéter en la arteria femoral o radial del paciente para medir las presiones sistólica, diastólica y media, o para obtener muestras para gasometrías. Un transductor convierte el flujo sanguíneo durante la sístole y diástole en una onda que se visualiza en un monitor.

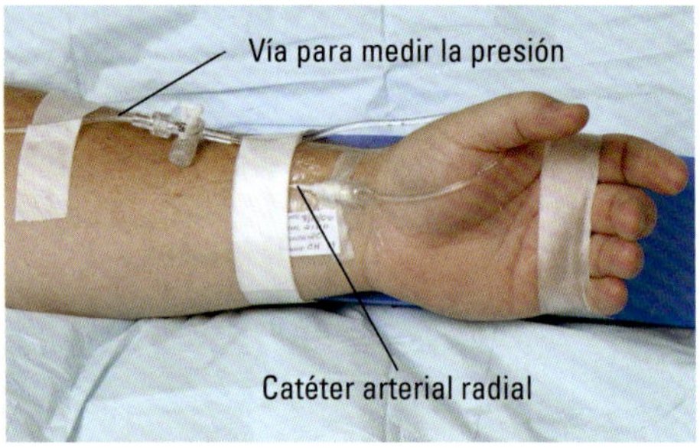

Parámetros de presión arterial normal

Por lo general, la **presión arterial sistólica** equivale a la presión mayor que produce el ventrículo. También indica la expansión de las arterias grandes o la *resistencia periférica*.

La **presión arterial diastólica** muestra la velocidad de reflujo y elasticidad del sistema arterial, en particular de las arteriolas.

La **presión arterial media** (PAM) es el promedio de la presión en las arterias durante la sístole y la diástole. Esta presión es el reflejo de la presión de *perfusión* y es determinada por el volumen sanguíneo arterial y la elasticidad y resistencia de los vasos sanguíneos.

$$\text{PAM} = \frac{\text{presión sistólica} + 2\,(\text{presión diastólica})}{3}$$

Morfología de la gráfica de presión arterial

La presión arterial normal produce una onda característica que representa la sístole y diástole ventriculares. La gráfica tiene cinco componentes distintos, como se muestra a continuación:

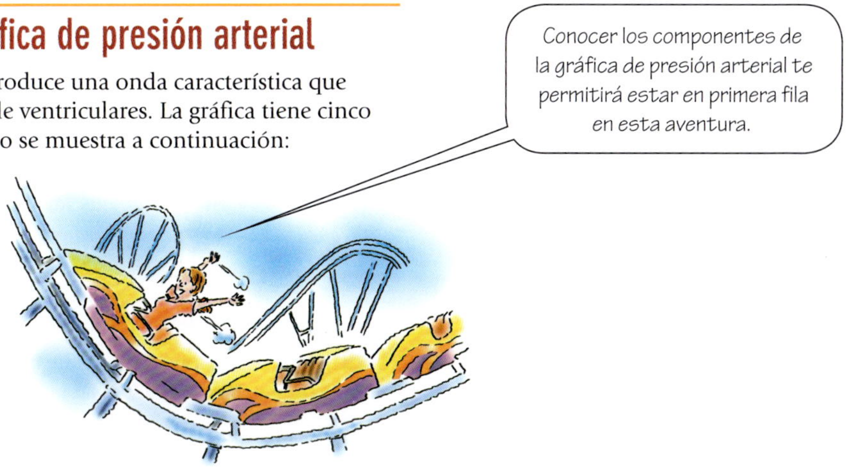

Gráfica de presión arterial normal

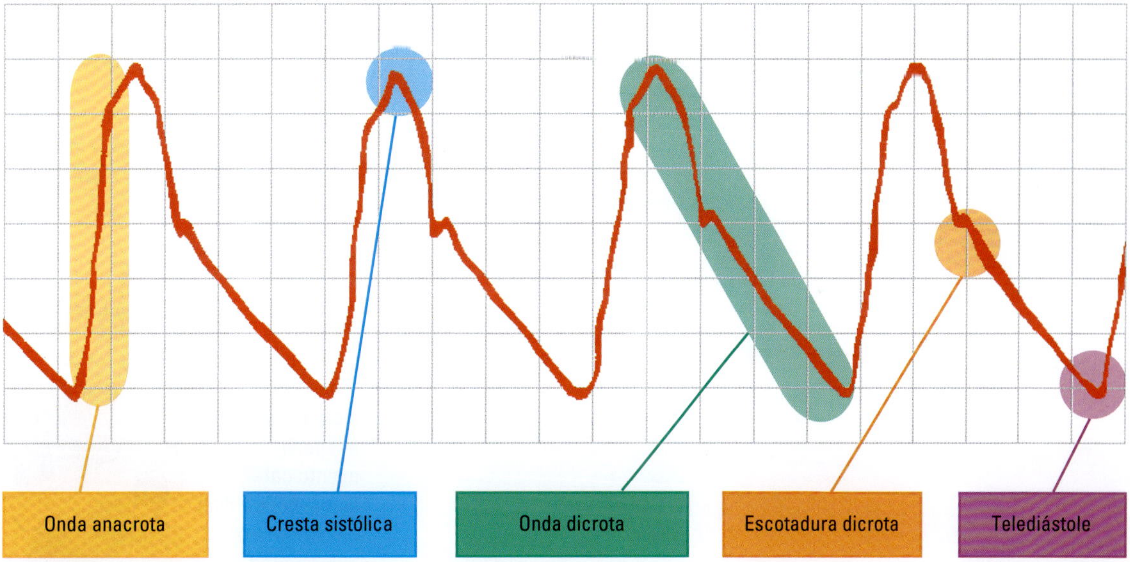

La *onda anacrota* representa la eyección inicial, que corresponde a la salida rápida de la sangre desde el ventrículo hacia la válvula aórtica y la aorta.

A continuación, la presión arterial se eleva de manera rápida, produciendo la *cresta sistólica*: el punto más alto de la gráfica.

A medida que la sangre continúa su camino hacia los vasos periféricos, la presión arterial disminuye y la onda comienza a descender, y se denomina *onda dicrota*. La presión arterial suele continuar su descenso hasta que la presión en el ventrículo es menor que en el arco aórtico.

Cuando la presión ventricular es menor que la de la raíz aórtica, se cierra la válvula aórtica. Lo anterior está representado como una muesca en la parte descendente de la onda, denominada *escotadura dicrota*.

Cuando la válvula aórtica se cierra, inicia la diástole y progresa hasta que la presión en la raíz de la aorta desciende a su punto más bajo. En la gráfica, esto se llama *presión telediastólica*.

Reconocer las gráficas anómalas

Comprender las gráficas de presión arterial normales es sencillo. Desafortunadamente, las gráficas anómalas no son tan fáciles de descifrar. Sin embargo, los patrones y marcas anómalos pueden proporcionar importantes pistas para el diagnóstico del estado cardiovascular de un paciente o simplemente pueden indicar alguna alteración en el equipo de monitorización. Utiliza esta tabla para ayudarte a reconocer las anomalías en las gráficas. ***Inspecciona al paciente siempre que identifiques anomalías en la gráfica.***

Gráfica	Anomalía	Causas probables
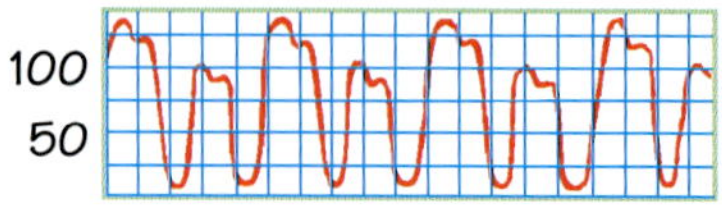	***Patrón regular de ondas altas y bajas***	Bigeminismo ventricular o supraventricular
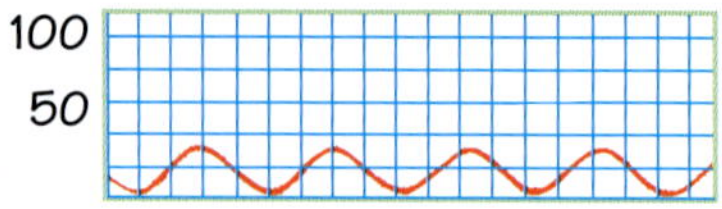	***Gráfica aplanada***	Gráfica "apagada" o paciente hipotenso
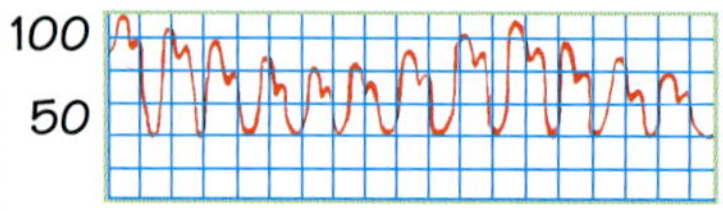	***Gráfica ligeramente redondeada con variaciones constantes en la amplitud sistólica***	Paciente en ventilación con presión inspiratoria final positiva
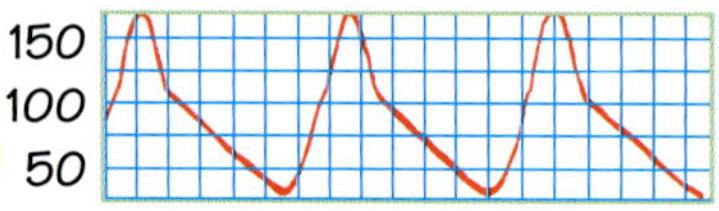	***Ascenso lento***	Estenosis aórtica o contractilidad sistólica deficiente
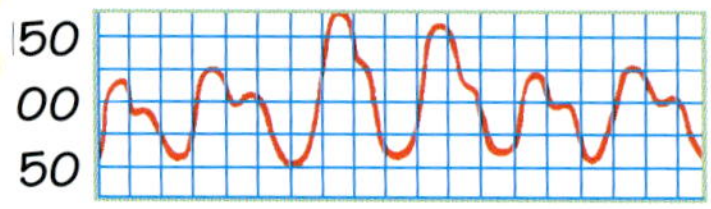	***Disminución de la amplitud durante la inspiración***	Pulso paradójico, probablemente debido a taponamiento cardíaco, pericarditis constrictiva o enfermedad pulmonar
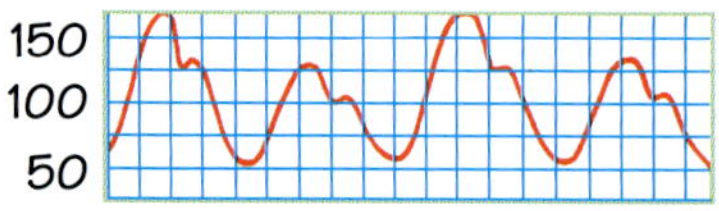	***Cambios alternantes de la amplitud entre latidos (con ritmo por lo demás normal)***	Pulso alternante que puede indicar insuficiencia ventricular

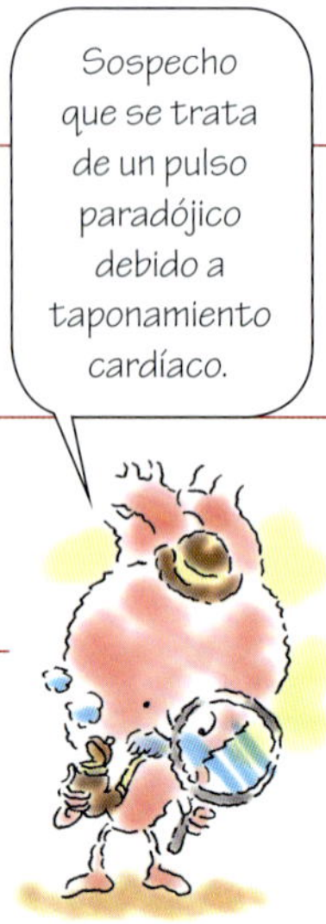

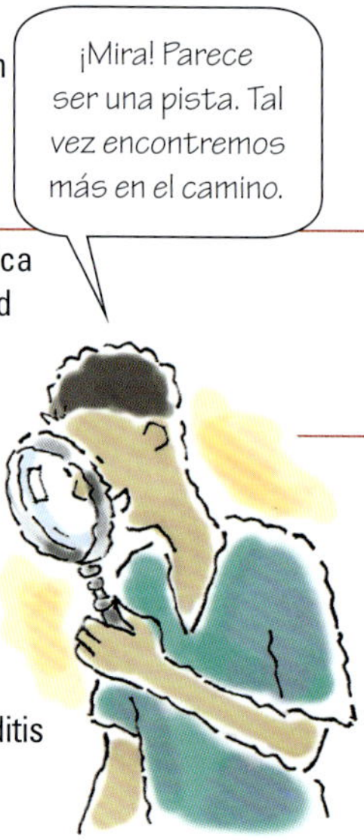

Monitorización de la presión de la arteria pulmonar

El registro continuo de la presión arterial pulmonar (PAP) e intermitente de la presión arterial pulmonar en cuña (PAPC) permite obtener información valiosa acerca de la función y precarga ventriculares.

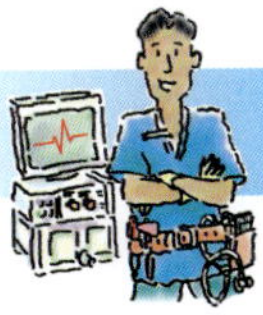

Equipo adecuado

Catéter pulmonar

Como se muestra, un catéter arterial pulmonar consta de varias vías. Cada vía tiene su propósito (en paréntesis).

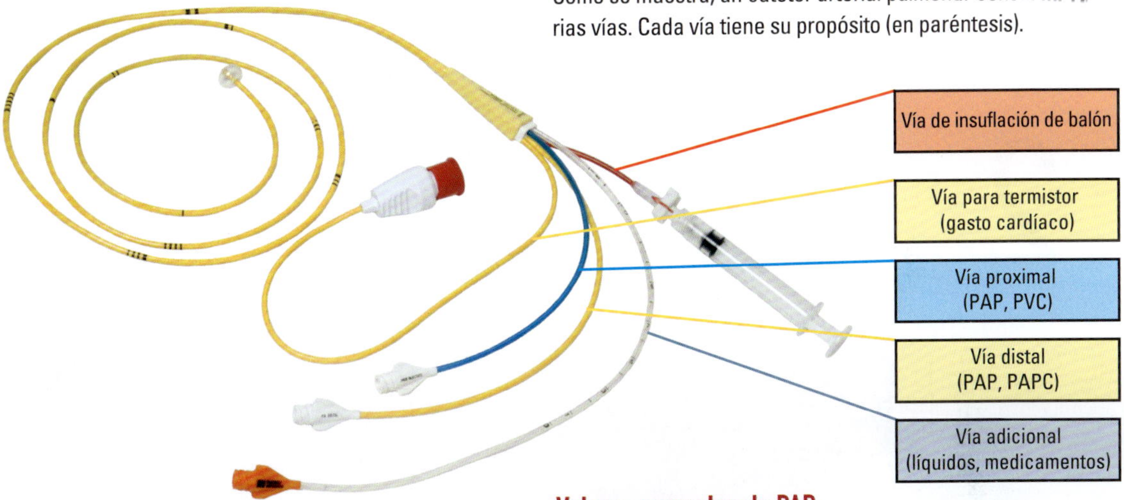

Valores normales de PAP

Presión auricular derecha	1-6 mm Hg
Presión ventricular sistólica derecha	20-30 mm Hg
Presión ventricular telediastólica derecha	< 5 mm Hg
PAP sistólica	20-30 mm Hg
PAP diastólica	10-15 mm Hg
PAP media	< 20 mm Hg
Presión arterial pulmonar en cuña	6-12 mm Hg

Gráficas arteriales pulmonares normales

Después de introducir el catéter en una arteria de gran tamaño (subclavia, yugular o femoral), se dirige hacia la aurícula derecha, el ventrículo derecho y una de las ramas de la arteria pulmonar. A medida que el catéter avanza a través de las cavidades cardíacas durante el procedimiento, un monitor muestra las diversas gráficas que se describen a continuación.

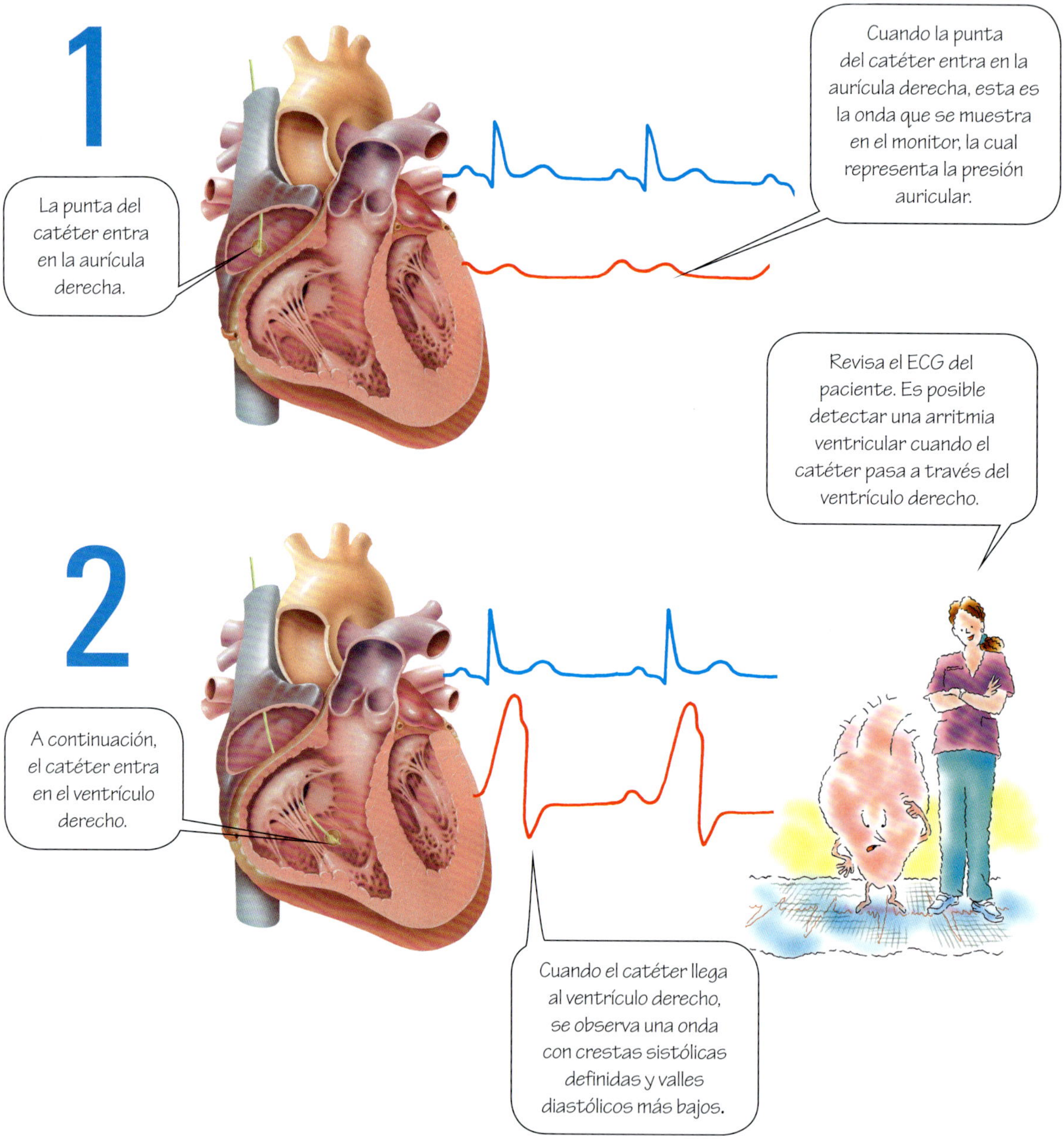

3

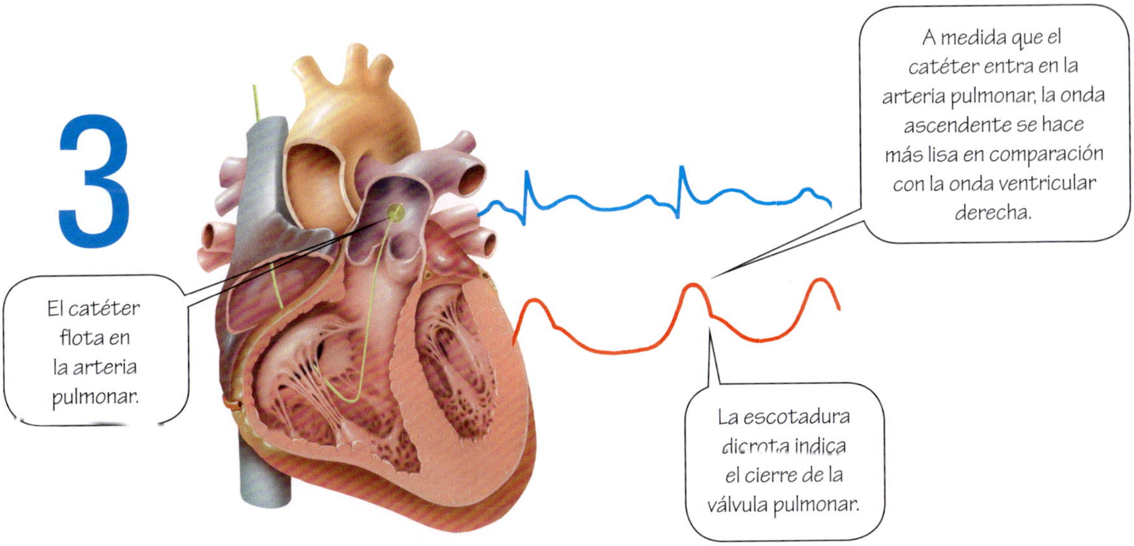
A medida que el catéter entra en la arteria pulmonar, la onda ascendente se hace más lisa en comparación con la onda ventricular derecha.
El catéter flota en la arteria pulmonar.
La escotadura dicrota indica el cierre de la válvula pulmonar.

4

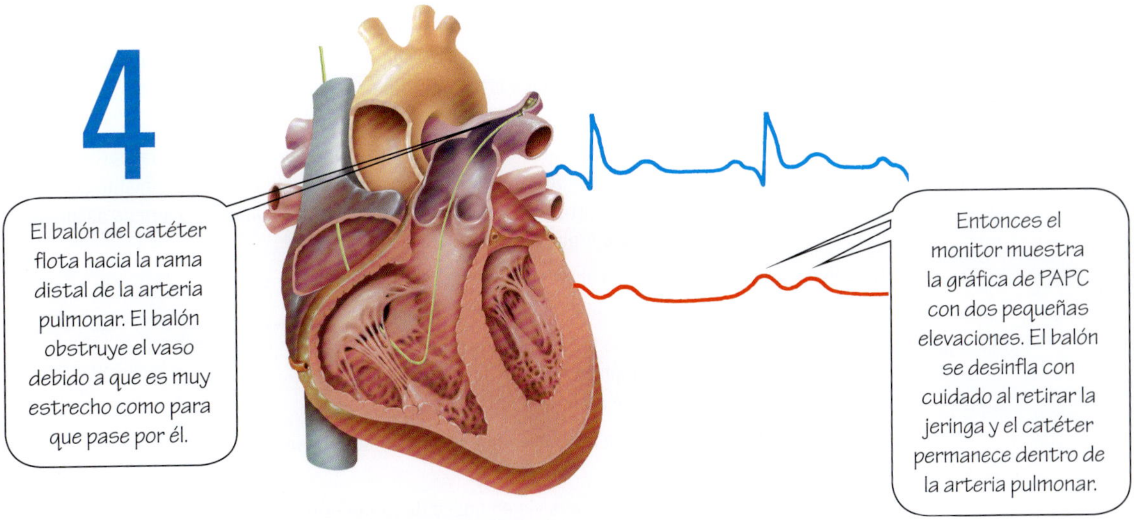
El balón del catéter flota hacia la rama distal de la arteria pulmonar. El balón obstruye el vaso debido a que es muy estrecho como para que pase por él.
Entonces el monitor muestra la gráfica de PAPC con dos pequeñas elevaciones. El balón se desinfla con cuidado al retirar la jeringa y el catéter permanece dentro de la arteria pulmonar.

Identificación de problemas en la monitorización hemodinámica de la presión

Problema	Causa probable	Solución
Vía sucia	• Presión insuficiente en la bolsa de presión	• Verifica que la presión en la bolsa sea de 300 mm Hg.
	• Coágulo en el catéter	• Intenta aspirar el coágulo con una jeringa. Si la vía no se limpia, informa al personal médico y prepárate para reemplazarla. ***Nunca utilices una jeringa para limpiar una vía hemodinámica.***
Ondas planas	• Burbujas de aire	• Ajusta las conexiones. • Elimina las burbujas de las vías y el transductor. • Verifica si hay grietas en el equipo y reemplázalo si es necesario.
	• Retorno de sangre por la vía	• Verifica la posición de las llaves de paso, fija las conexiones y reemplaza el equipo dañado. • Limpia la vía con la válvula de descarga rápida. • Reemplaza el transductor si entra sangre en él.
	• Posición incorrecta del transductor	• Verifica que el transductor esté al mismo nivel que la aurícula derecha durante todo el procedimiento. Las variaciones en el nivel proporcionan lecturas elevadas o disminuidas. • Reubica el catéter si está en contacto con la pared vascular.
	• Catéter en posición incorrecta (fuera del vaso o en contacto con la pared vascular)	• Intenta aspirar sangre para confirmar la posición correcta dentro del vaso. Si no puedes obtener sangre, informa al personal médico y prepárate para cambiar el catéter. ***Nota: la salida de sangre en el sitio de punción puede indicar colocación incorrecta del catéter. Informa de inmediato al equipo médico.***
	• Escala de lectura incorrecta	• Verifica que la escala esté configurada para la presión correspondiente.
PAPC ilegible	• Balón roto	• Si no percibes resistencia al introducir aire o hay sangre en la vía del balón, detente e informa al personal médico. Si el catéter permanece colocado, identifica la vía del balón con una etiqueta que aclare que no se debe utilizar.
	• Cantidad incorrecta de aire en el balón	• Desinfla el balón con cuidado al retirar la jeringa. Verifica la marca en el balón que indica el volumen correcto. Vuelve a inflar lentamente con el volumen correcto. Para evitar roturas, utiliza siempre una jeringa asignada para este procedimiento.
	• Catéter mal colocado	• Informa al personal médico. • Solicita una radiografía de tórax.
Ondas ausentes	• Equipo dañado	• Verifica todas las conexiones. • Reemplaza el cable del monitor. • Vuelve a conectar el transductor.
	• Llave de paso en posición incorrecta	• Verifica que la llave de paso esté abierta en dirección al paciente.
	• Coágulo u obstrucción en el catéter	• Revisa toda la vía en busca de torceduras en el catéter. Si no encuentras ninguna, aspira lentamente para verificar el flujo sanguíneo. Si el flujo está ausente, informa al equipo médico.

Monitorización del gasto cardíaco

Medir el gasto cardíaco (la cantidad de sangre en litros que es expulsada por el corazón durante un minuto) ayuda a valorar la función cardíaca. Los métodos más frecuentes para la medición del gasto cardíaco son la termodilución, la monitorización continua del gasto cardíaco mediante catéter arterial pulmonar y la monitorización del gasto cardíaco con base en la presión arterial.

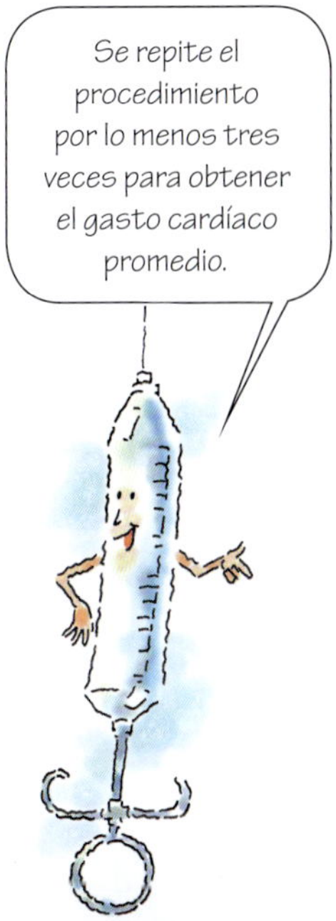

Método de termodilución

En el método de termodilución se introduce una solución con temperatura menor a la del paciente en la aurícula derecha a través de una vía del catéter arterial pulmonar. El catéter detecta los cambios de temperatura a medida que la sangre fluye y un sistema informático utiliza los datos para calcular el gasto cardíaco.

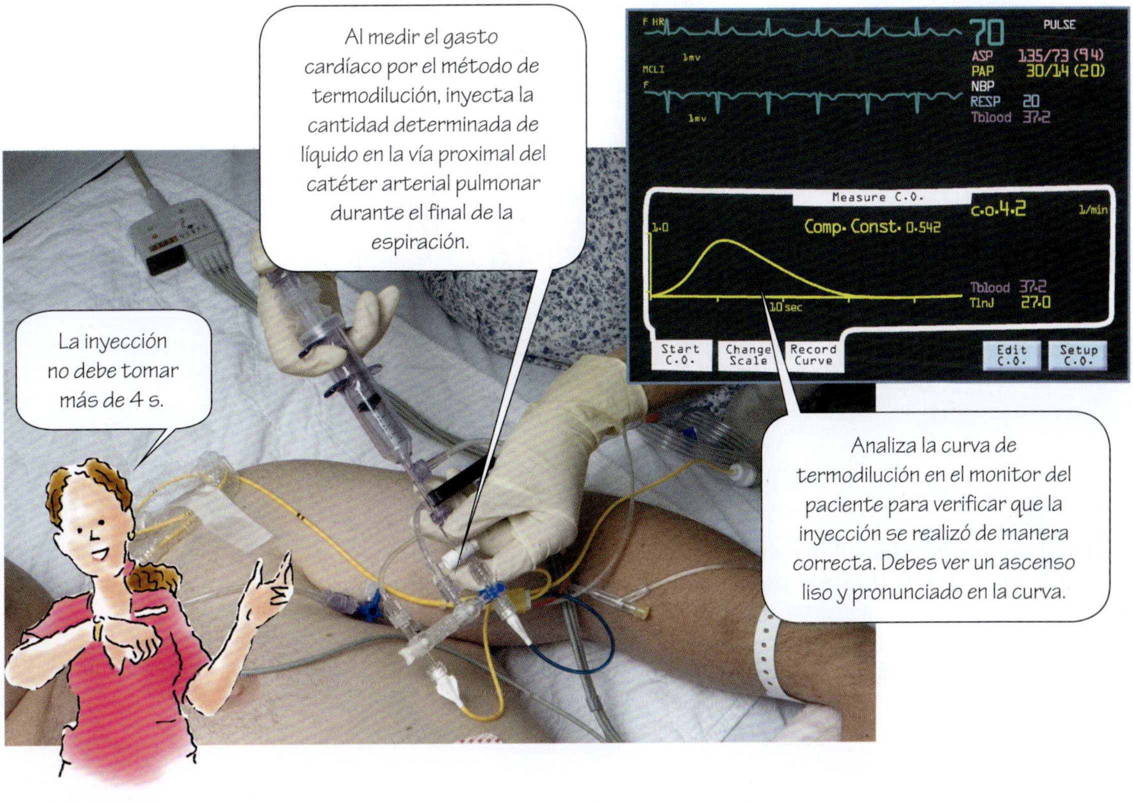

Un vistazo al método de termodilución

La termodilución se realiza en la cabecera del paciente y constituye la manera más práctica de valorar el estado del gasto cardíaco en los pacientes con enfermedades crónicas y en quienes se sospecha alguna cardiopatía. La ilustración muestra el camino que sigue la solución que se inyecta en el corazón durante la monitorización del gasto cardíaco mediante termodilución.

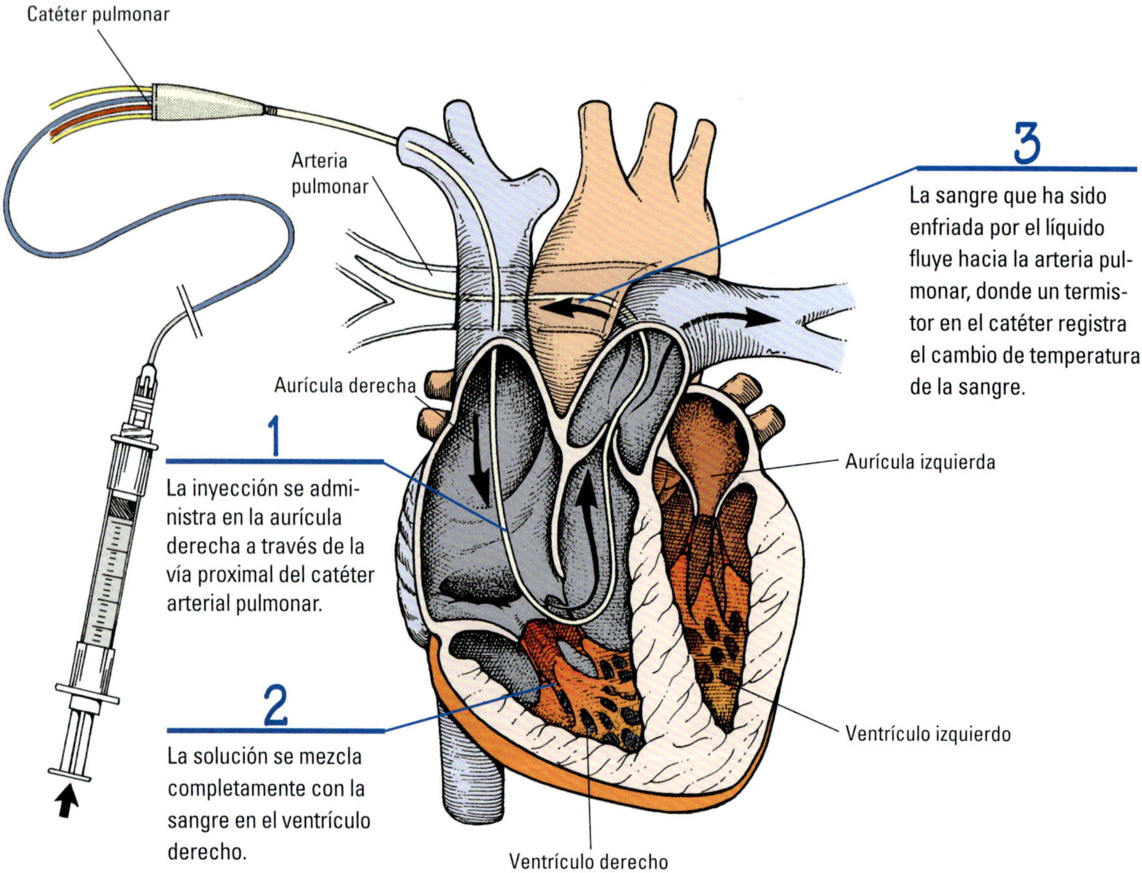

Los catéteres arteriales pulmonares de monitorización continua tienen un filamento térmico que calienta la sangre en el ventrículo derecho, y el termistor percibe estos cambios.

Análisis de las curvas de termodilución

Las curvas de termodilución proporcionan información importante acerca del gasto cardíaco y cualquier problema con el equipo. Al estudiar la curva, recuerda que el área bajo la curva es inversamente proporcional al gasto cardíaco, es decir, entre menor sea el área, mayor será el gasto cardíaco, y entre mayor sea el área, menor será el gasto cardíaco.

Además de ofrecer un informe del gasto cardíaco, la curva puede indicar errores en la técnica (flujo errante, inyecciones lentas, entre otros), variaciones en la respiración e interferencia eléctrica. Las curvas que se muestran a continuación corresponden a aquellas que se observan de manera habitual en la práctica clínica.

Curva de termodilución normal

En un paciente que tiene un gasto cardíaco normal, la curva comienza con un ascenso liso y rápido que representa una técnica adecuada de inyección, y le sigue un descenso liso y paulatino. La altura de la curva puede variar de acuerdo con la temperatura del líquido utilizado (temperatura ambiente o helada).

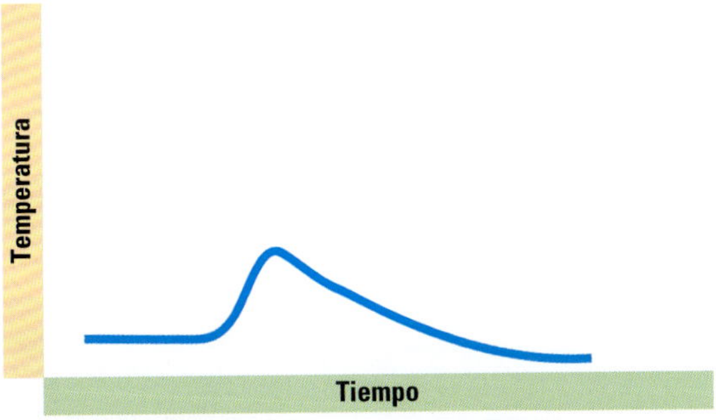

Índice cardíaco
*La medición del gasto cardíaco por unidad de tiempo toma en cuenta la superficie corporal (SC) del paciente.
*Se calcula de forma tradicional en L/min/m^2
Índice cardíaco = gasto cardíaco ÷ SC

Rango normal
Adultos: 2.5-4.2 L/min/m^2
Mujeres embarazadas: 3.5-6.5 L/min/m^2

Curva de gasto cardíaco alto

Una curva de gasto cardíaco alto muestra un ascenso liso y rápido. Debido a que los ventrículos expulsan sangre vigorosamente, el líquido inyectado se mueve de manera rápida a través del corazón y regresa a los valores de referencia más pronto. Entre menor sea el área bajo la curva, mayor será el gasto cardíaco.

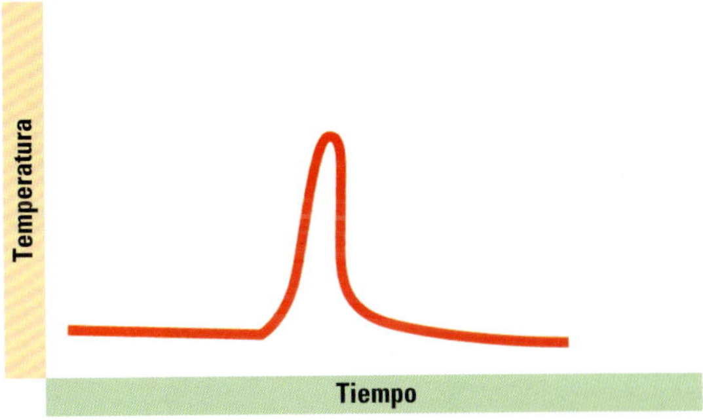

Curva de gasto cardíaco bajo

La curva del gasto cardíaco bajo tiene un ascenso liso y pronunciado. No obstante, debido a que la sangre se expulsa del corazón de forma ineficiente desde los ventrículos, el líquido inyectable se calienta lentamente y toma más tiempo expulsarlo. En consecuencia, la curva tarda más en regresar a los valores de referencia. Este descenso lento produce un área bajo la curva mayor, que corresponde a un gasto cardíaco bajo.

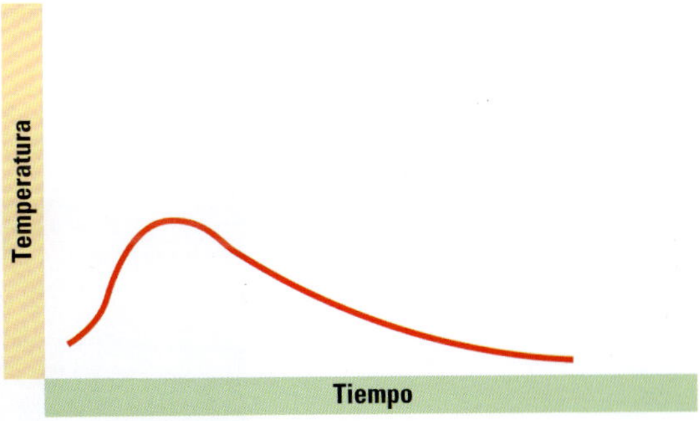

Monitorización con base en la presión arterial

En la monitorización del gasto cardíaco con base en la presión arterial, se utiliza un catéter para calcular y mostrar de manera continua el gasto cardíaco. Esta técnica ayuda a determinar el estado hídrico del paciente y su respuesta potencial a una alteración del equilibrio hídrico antes de que se presenten cambios en la presión arterial.

La vía y el catéter arterial se conectan a un sensor, un transductor y un monitor.

Para recordar

Fórmulas importantes:

Gasto cardíaco = Volumen latido × FC
(gasto cardíaco normal: 4–8 L/min)

Presión del pulso =
presión sistólica − diastólica

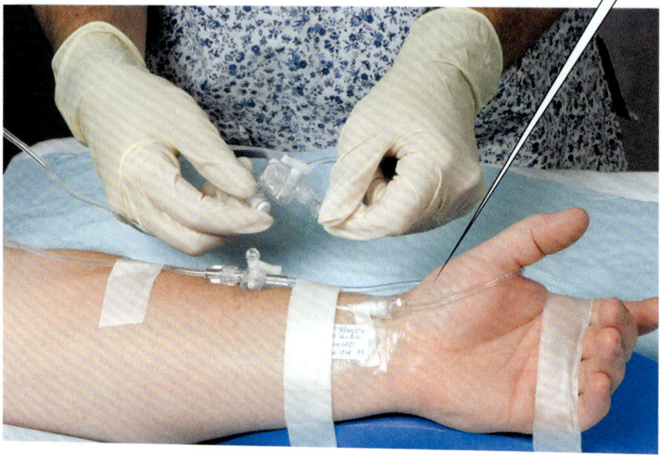

El sensor mide las variaciones en las presiones sistólica y diastólica del paciente para calcular la presión del pulso, la cual es proporcional al volumen latido (volumen de sangre que es expulsado del ventrículo en cada contracción). El volumen latido y la frecuencia cardíaca determinan el gasto cardíaco.

Se ingresan la edad, sexo, estatura y peso del paciente en el sistema informático para determinar la resistencia y distensibilidad vascular.

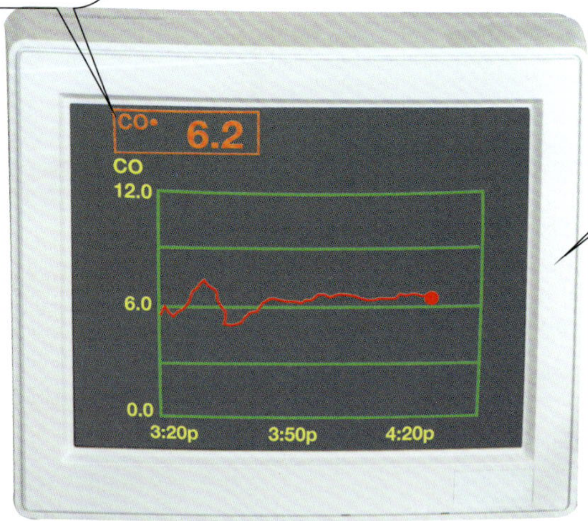

Monitorización de la oximetría de pulso

La oximetría de pulso puede realizarse de manera continua o intermitente, y constituye un procedimiento sencillo que se utiliza para la monitorización no invasiva de la saturación de oxígeno. Dos diodos emisores de luz (LED) emiten luz roja e infrarroja, respectivamente, a través del lecho vascular, por lo general en la yema del dedo o el lóbulo de la oreja. Mediante un fotodetector, se mide la cantidad de luz transmitida a través del lecho vascular y se detecta la cantidad de color absorbido por la sangre arterial. A continuación, se calcula la saturación de oxígeno exacta.

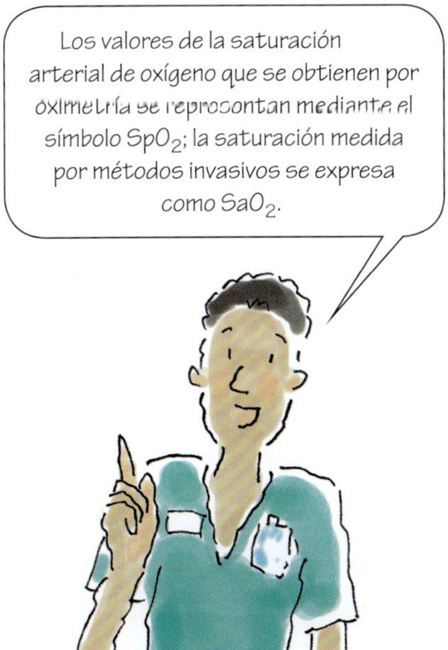
Los valores de la saturación arterial de oxígeno que se obtienen por oximetría se representan mediante el símbolo SpO_2; la saturación medida por métodos invasivos se expresa como SaO_2.

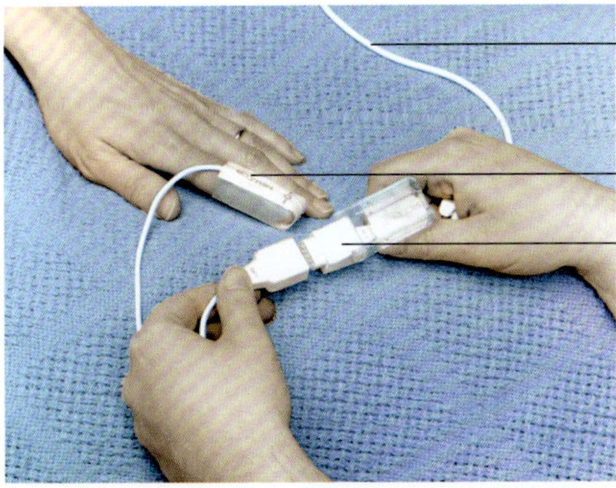

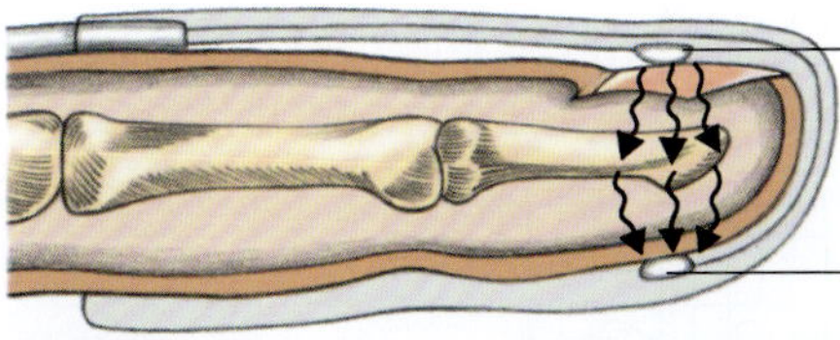

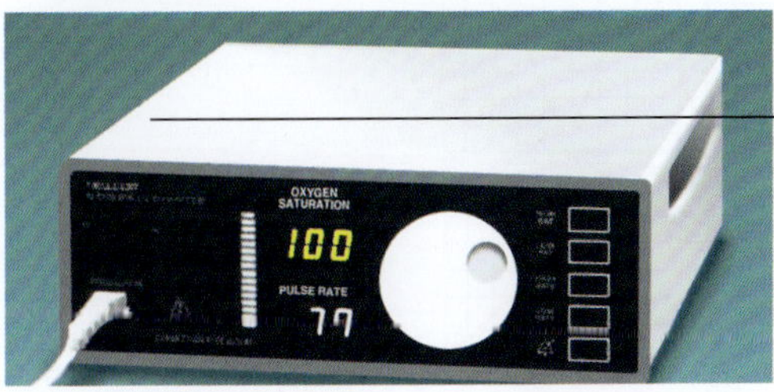

Preguntas de autoevaluación

¿Te gustan las etiquetas?

Coloca el nombre correcto en cada una de las ondas que se muestran a continuación.

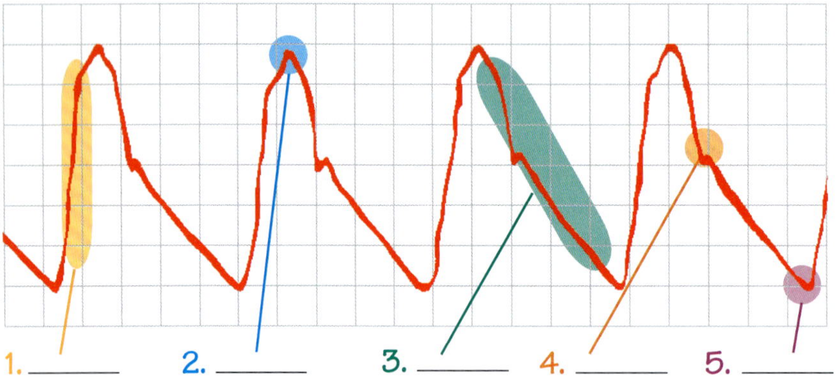

En pares

Relaciona las ondas en la imagen y sus causas probables.

1.
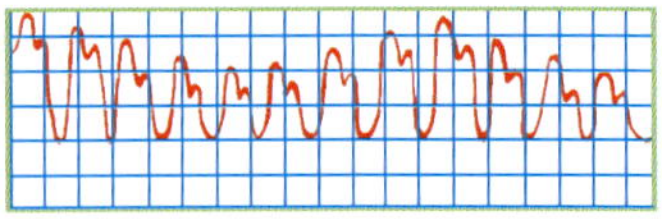

2.
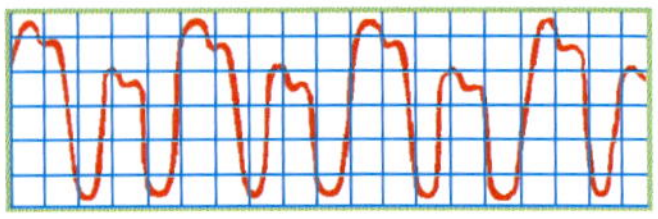

3.
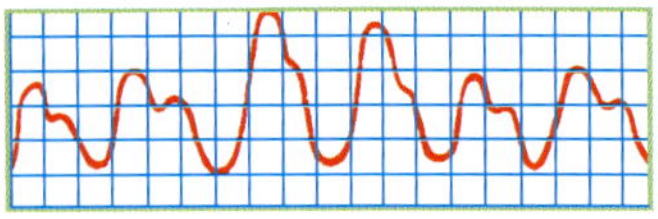

4.
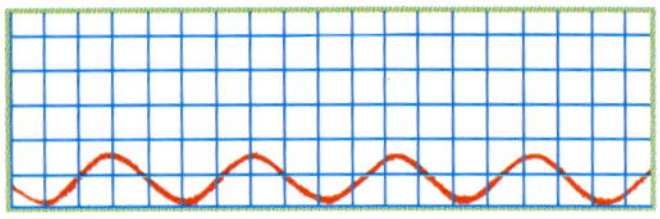

5.
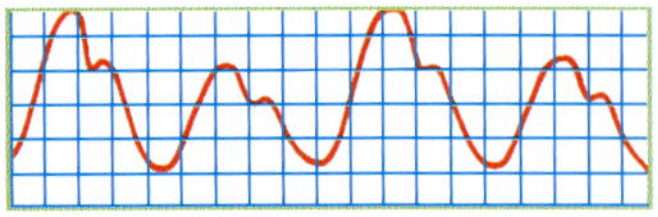

6.
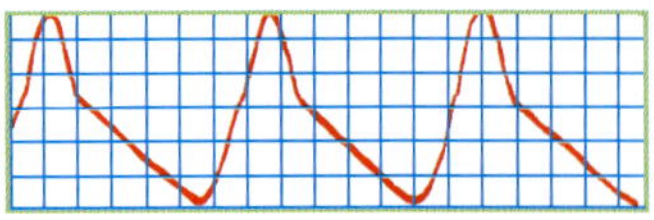

A. Pulso paradójico

B. Ventilador

C. Pulso alternante

D. Bigeminismo ventricular

E. Estenosis aórtica

F. Onda plana

Respuestas: ¿Te gustan las etiquetas?: 1. Onda anacrota, 2. Cresta sistólica, 3. Onda dicrota, 4. Escotadura dicrota, 5. Telediástole. En pares: 1B, 2D, 3A, 4F, 5C, 6E.

Bibliografía

Cecconi, M., et al. Consensus on Circulatory Shock and Hemodynamic Monitoring. Task Force of the European Society of Intensive Care Medicine, *Intensive Care Medicine* 40:1795–1815, 2014. doi:10.1007/s00134-014-3525-z

Cronhjort, M., et al. Impact of Hemodynamic Goal-Directed Resuscitation on Mortality in Adult Critically Ill Patients: A Systematic Review and Meta-Analysis, *Journal of Clinical Monitoring and Computing* 2017. doi:10.1007/s10877-017-0032-0

Furer, A., Wessler, J., & Burkhoff, D. Hemodynamics of Cardiogenic Shock, *Interventional Cardiology Clinics* 16(3):359–371, 2017. doi:10.1016/j.iccl.2017.03.006

Magder, S. Invasive Hemodynamic Monitoring. *Critical Care Clinics* 31(1):67–87, 2015.

Capítulo 6

Enfermedades frecuentes

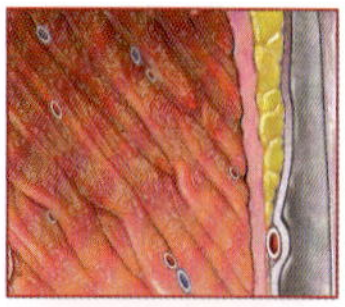

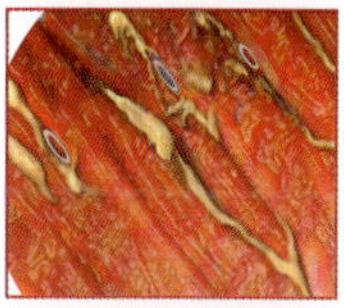

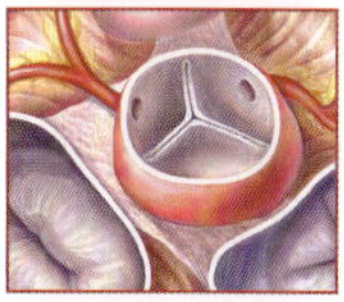

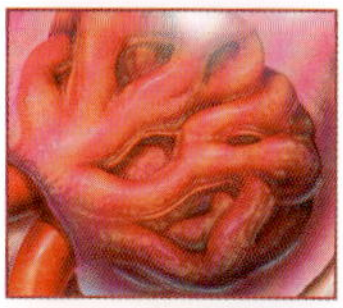

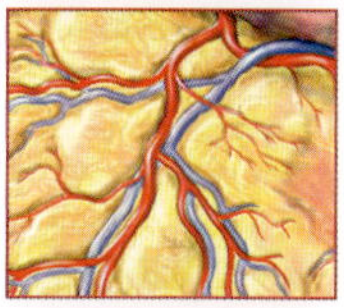

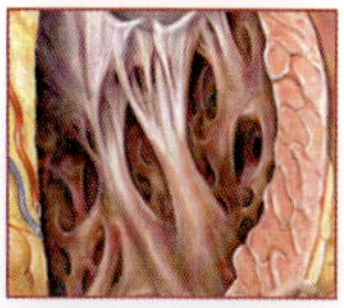

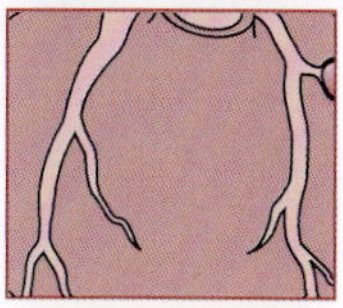

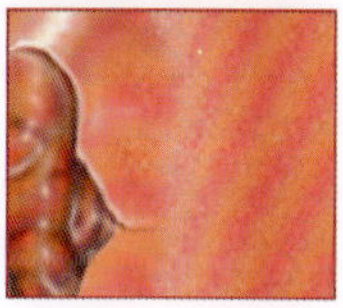

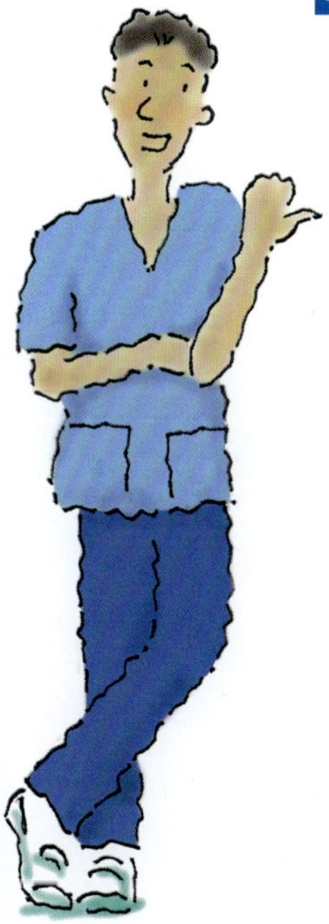

Enfermedades inflamatorias

Las enfermedades inflamatorias cardíacas incluyen endocarditis, miocarditis y pericarditis. En los pacientes que padecen estas alteraciones, la formación de tejido cicatricial durante los procesos normales puede causar daño estructural en el corazón.

Endocarditis

La *endocarditis* es la inflamación del endocardio, las válvulas cardíacas o las prótesis cardíacas. Por lo general, es el resultado de una invasión bacteriana y, en consecuencia, también puede llamarse *endocarditis infecciosa*. La *endocarditis no infecciosa* se presenta cuando se forman coágulos estériles en las válvulas y no existe infección. También se denomina con cierta frecuencia como *endocarditis trombótica no bacteriana* (ETNB).

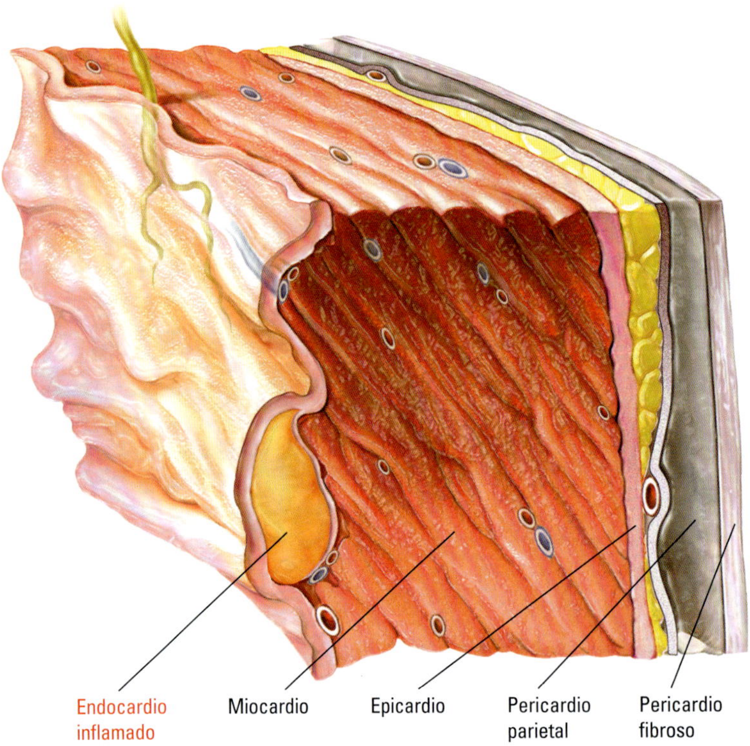

Endocarditis de Libman-Sacks

La *endocarditis de Libman-Sacks* es una alteración que se presenta en las personas con lupus eritematoso sistémico, y se caracteriza por la presencia de tejido similar a verrugas en las valvas de las válvulas cardíacas. Esta alteración es un ejemplo de endocarditis no infecciosa.

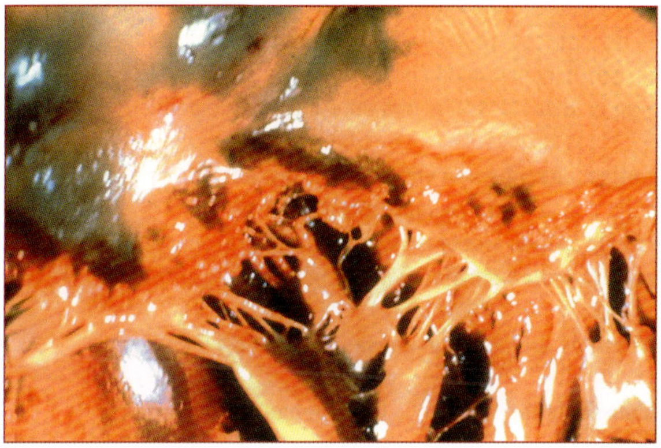

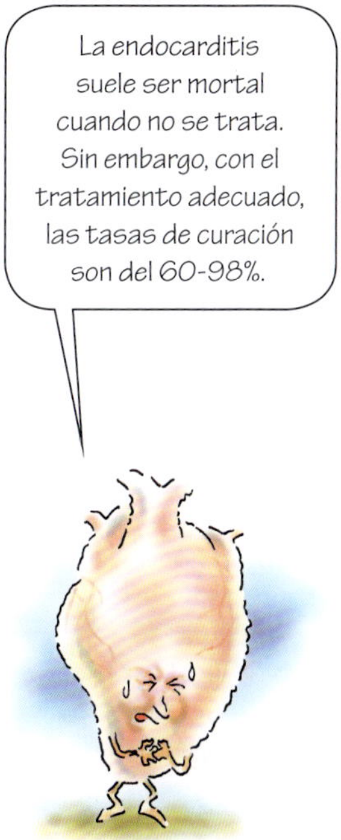

Endocarditis bacteriana

Durante la endocarditis bacteriana, las valvas de la válvula mitral se erosionan hasta que la infección bacteriana las destruye.

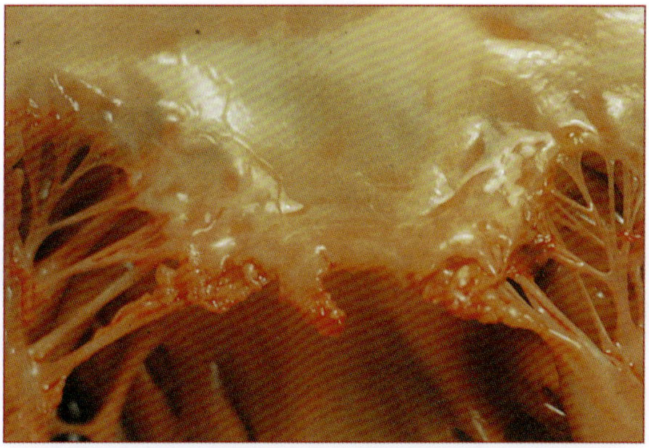

Todo está en el nombre

La terminología que se utiliza para describir los cambios en la endocarditis infecciosa cambia conforme se comprende mejor la enfermedad. Algunos nombres frecuentes son:

- **Endocarditis bacteriana aguda (EBA):** describe una enfermedad de progresión rápida.
- **Endocarditis bacteriana subaguda (SBE):** describe una enfermedad que persiste durante varios meses.
- **Endocarditis infecciosa reumática:** describe una enfermedad causada por daño de las válvulas cardíacas relacionado con la fiebre reumática.
- **Endocarditis infecciosa de válvula nativa:** afecta las válvulas del corazón.
- **Endocarditis infecciosa de válvula protésica:** afecta las válvulas artificiales del corazón.
- **Endocarditis infecciosa por abuso de drogas intravenosas (i.v.):** afecta a quienes abusan de drogas i.v.
- **Endocarditis infecciosa intrahospitalaria:** describe la enfermedad relacionada con la hospitalización.

Signos y síntomas de la endocarditis

- Fiebre, escalofríos y diaforesis nocturna
- Fatiga y pérdida de peso
- Tos, disnea y ortopnea
- Signos y síntomas de ictus/ataque isquémico transitorio
- Soplo nuevo o cambios en uno preexistente
- Petequias
- Nódulos de Osler
- Lesiones de Janeway
- Hemorragias en astilla

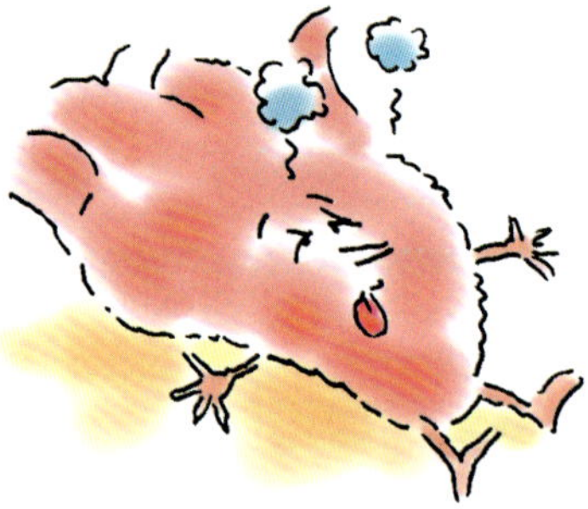

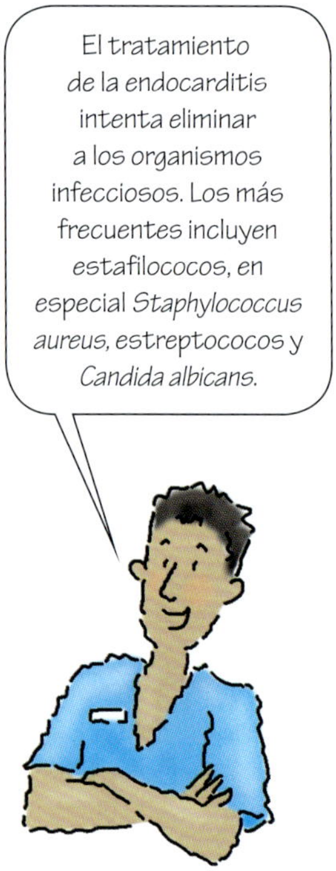

Miocarditis

La *miocarditis* es la inflamación local o difusa del músculo cardíaco (miocardio). Puede ser aguda, subaguda o crónica, y puede presentarse a cualquier edad.

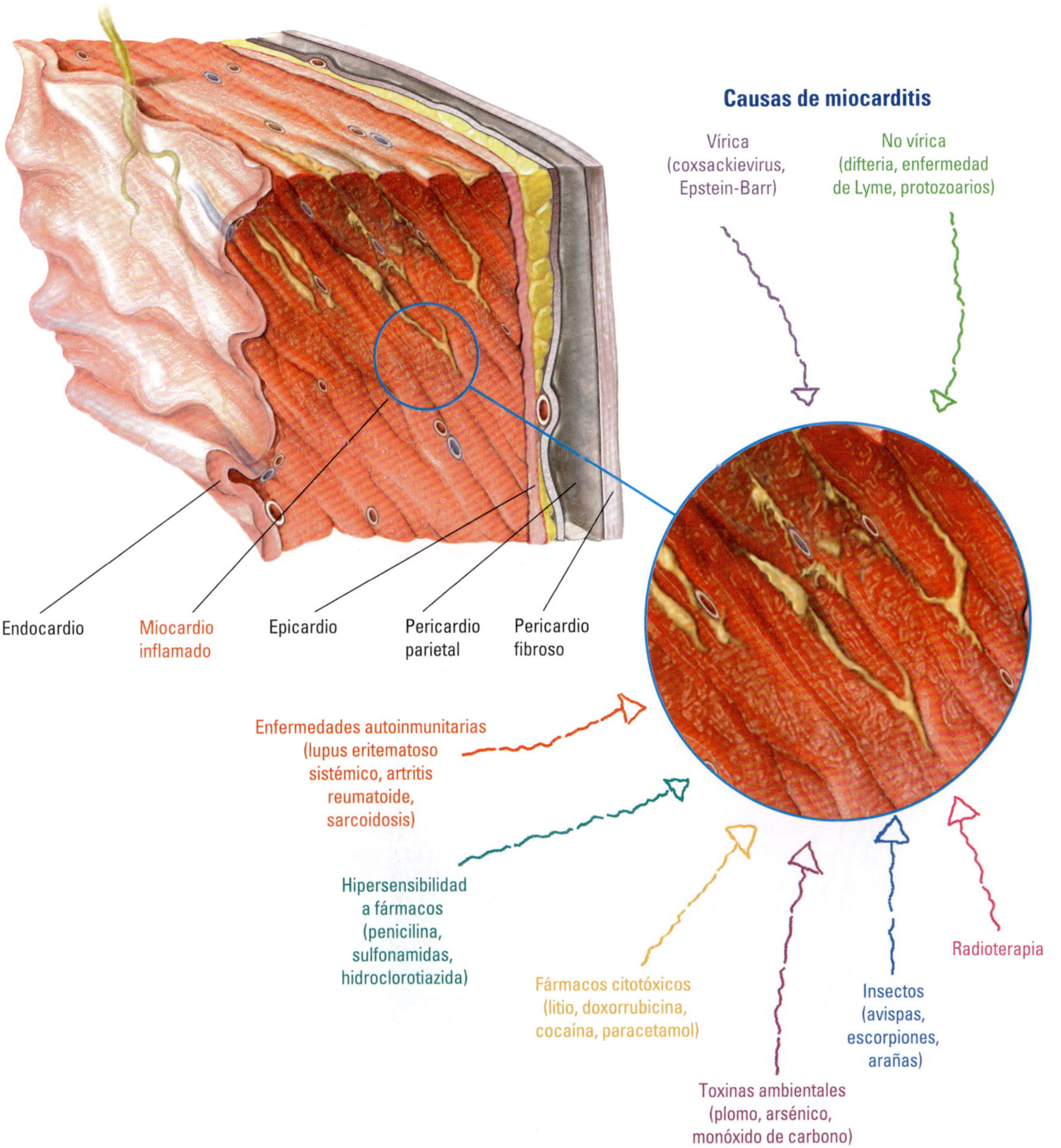

Miocarditis vírica

Las infecciones víricas son la forma más frecuente de miocarditis en Estados Unidos.

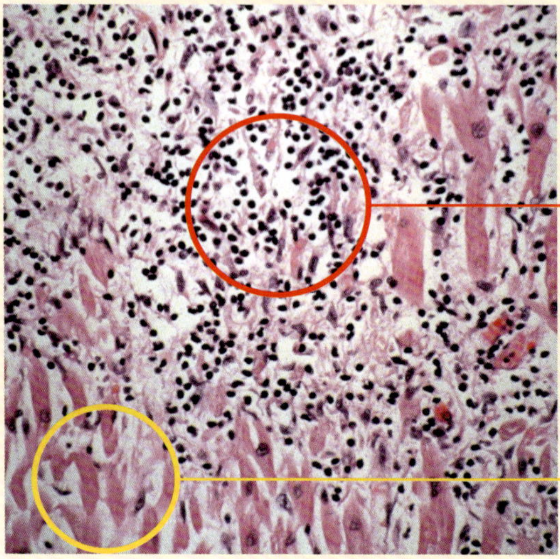

Signos y síntomas de miocarditis

- Disnea de esfuerzo y fatiga
- Palpitaciones
- Síntomas víricos (fiebre, escalofríos, mialgias)
- Dolor o sensación de compresión torácica leve y constante
- Signos y síntomas de insuficiencia cardíaca (cuando la enfermedad es grave)

Nota

- Tratamiento de la insuficiencia cardíaca
- Evitar el ejercicio, el consumo de alcohol y los antiinflamatorios no esteroideos durante 6 meses
- Tratamientos de inmunosupresión en ciertos casos
- Ecocardiogramas seriados u otra técnica de imagen cardíaca
- Tratamiento de las complicaciones

Por lo general...

La miocarditis no produce síntomas cardiovasculares específicos o anomalías en el electrocardiograma (ECG). El paciente muestra recuperación espontánea sin secuelas.

Algunas veces...

El miocardio sufre daño. Como consecuencia, pueden presentarse arritmias, cardiomegalia izquierda y cicatricación, pero suele ser posible controlar estas alteraciones.

Rara vez...

La miocarditis evoluciona a insuficiencia cardíaca que conduce a miocardiopatía o muerte relacionada con arritmias.

Pericarditis

La *pericarditis* es la inflamación del pericardio. En la mayoría de los casos, la enfermedad es idiopática y se asume la causa vírica. Otras causas de pericarditis incluyen infección, inflamación, radioterapia, traumatismos, insuficiencia renal, cáncer e infarto de miocardio.

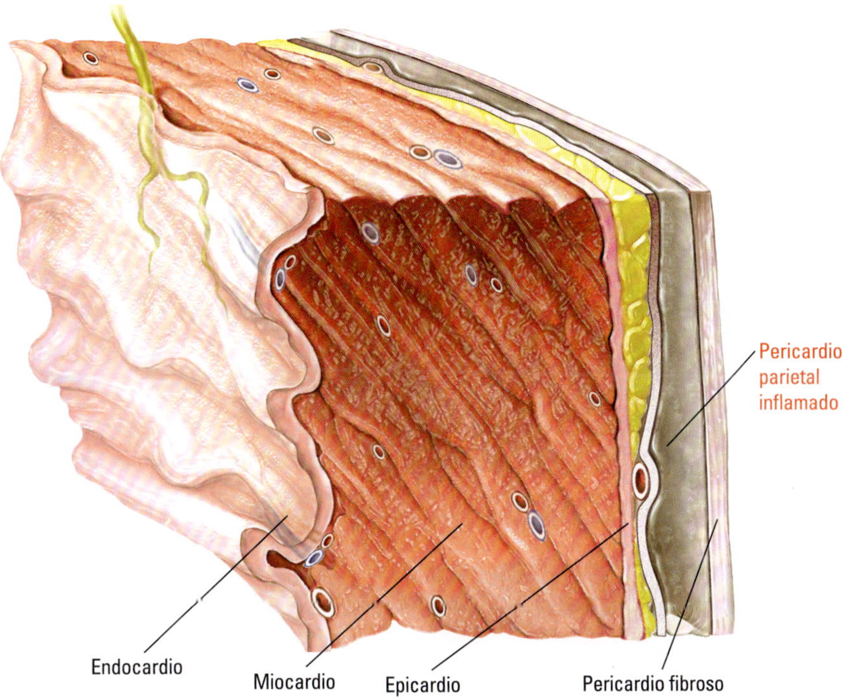

Proceso inflamatorio durante la pericarditis

1

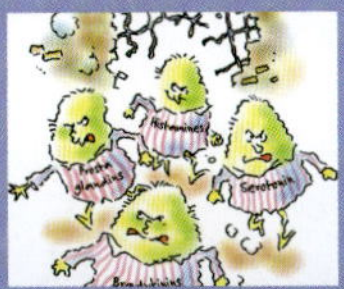

El tejido pericárdico lesionado por las bacterias y otras sustancias libera mediadores químicos de la inflamación hacia el tejido circundante.

2

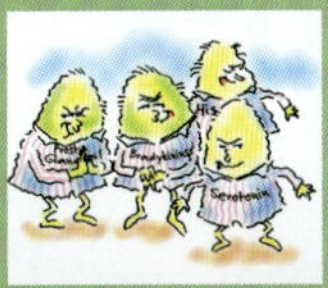

Se produce fricción cuando las capas del pericardio inflamado hacen contacto entre sí.

3

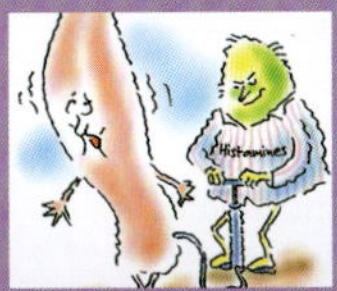

Las histaminas y otros mediadores químicos dilatan los vasos sanguíneos y aumentan su permeabilidad.

4

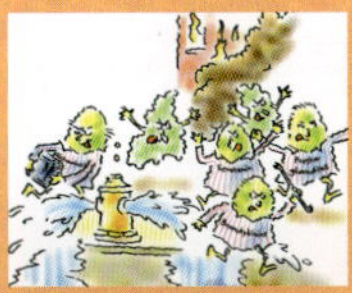

Los líquidos y proteínas (incluyendo el fibrinógeno) se filtran hacia los tejidos y causan edema extracelular. Los macrófagos, neutrófilos y monocitos en el tejido comienzan a fagocitar las bacterias invasoras.

5

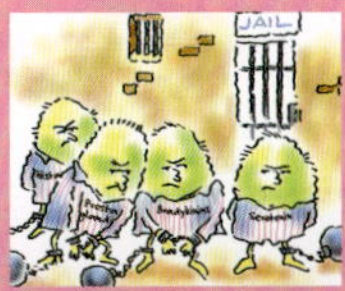

De manera gradual, el espacio se llena con un exudado compuesto de tejido necrótico, bacterias muertas o en proceso de morir, neutrófilos y macrófagos. Estos productos se reabsorben hacia el tejido sano.

Aguda

La pericarditis aguda puede ser fibrosa o purulenta, con exudado seroso o hemorrágico. La acumulación de líquido puede causar un derrame pericárdico. Si el derrame aumenta demasiado rápido, puede presentarse un taponamiento cardíaco.

Crónica

La pericarditis constrictiva crónica se caracteriza por engrosamiento denso y fibroso (en la imagen). El engrosamiento produce compresión de las estructuras y movimiento del corazón, lo que puede causar la reducción permanente del volumen latido y el gasto cardíaco.

Signos y síntomas de pericarditis aguda

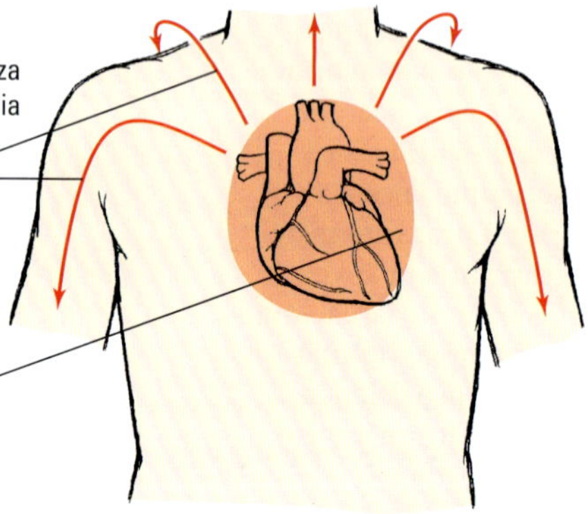

Signos y síntomas de la pericarditis constrictiva

- Disnea
- Fatiga
- Angina de esfuerzo
- Distensión yugular inspiratoria (signo de Kussmaul)
- Ascitis y edema periférico

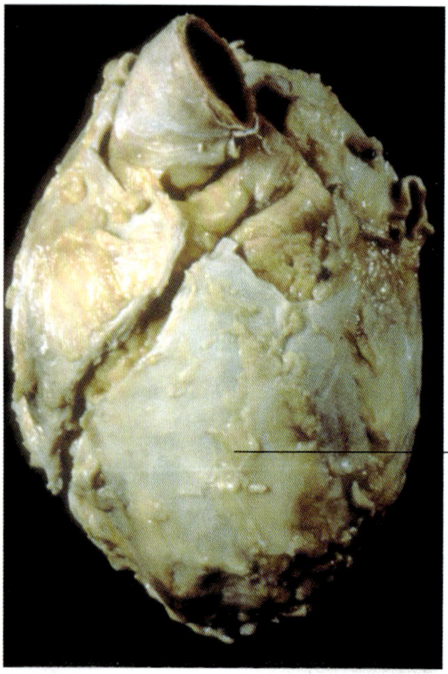

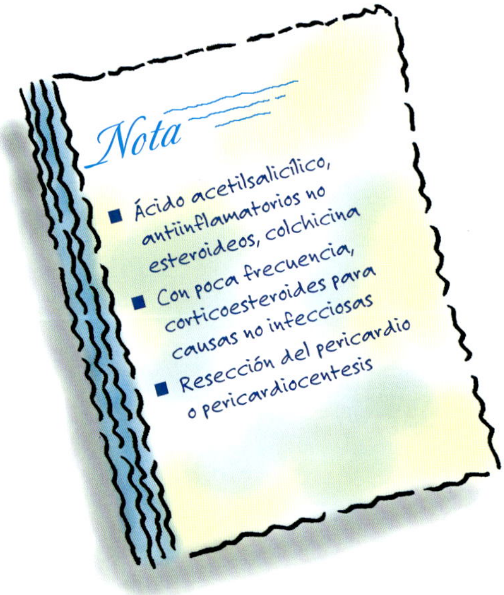

Enfermedades valvulares

La *enfermedad valvular,* aquella que ocurre en cualquiera de las válvulas, se clasifica como prolapso, insuficiencia (regurgitación) o estenosis. Causa alteraciones en la apertura y cierre de las válvulas.

Causas probables

- Degeneración mixomatosa (debilitamiento por la edad)
- Degeneración cálcica
- Endocarditis infecciosa
- Arteriopatía coronaria
- Infarto de miocardio
- Alteraciones del tejido conjuntivo

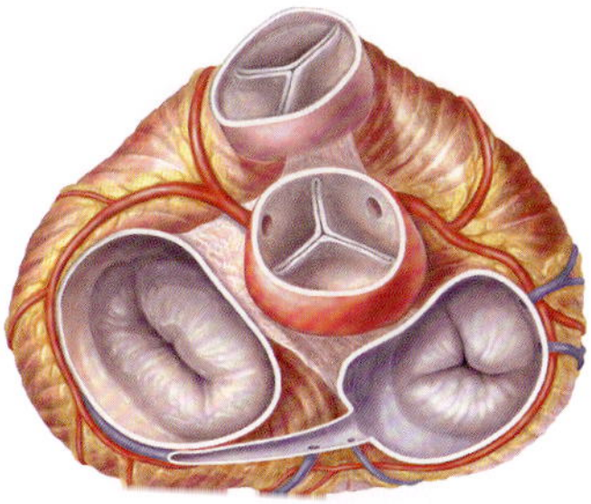

Complicaciones posibles

- Arritmias
- Miocardiopatía
- Insuficiencia cardíaca
- Alteraciones trombóticas

Para recordar

En la enfermedad cardíaca valvular, las válvulas cardíacas aórtica y mitral son objeto de tres tipos de alteraciones.

Intenta racordarlas como **PIE**:
Prolapso
Insuficiencia
Estenosis

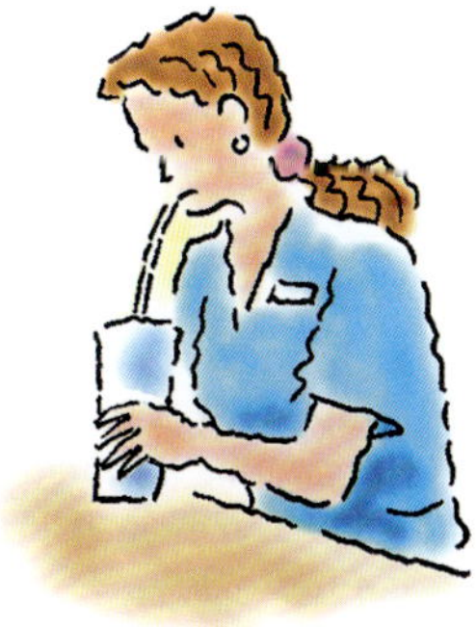

Prolapso de válvula mitral

El prolapso mitral suele ser benigno y habitualmente se denomina *síndrome de clic y soplo* debido a los ruidos durante la auscultación que suelen acompañarlo. Algunos pacientes sufren palpitaciones o dolor torácico.

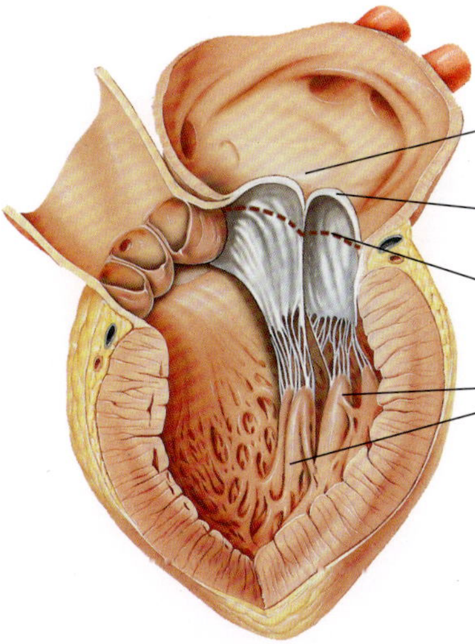

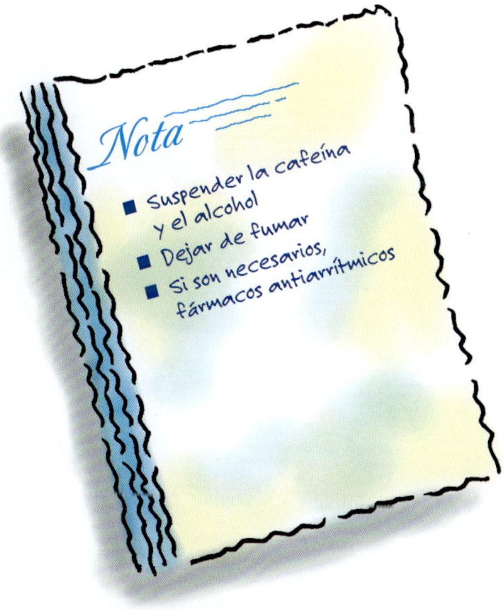
Nota
Suspender la cafeína y el alcohol
Dejar de fumar
Si son necesarios, fármacos antiarrítmicos

Insuficiencia mitral

La insuficiencia mitral, o *regurgitación mitral*, se presenta cuando la válvula mitral no se cierra por completo, lo que permite el flujo retrógrado de sangre a través de la válvula.

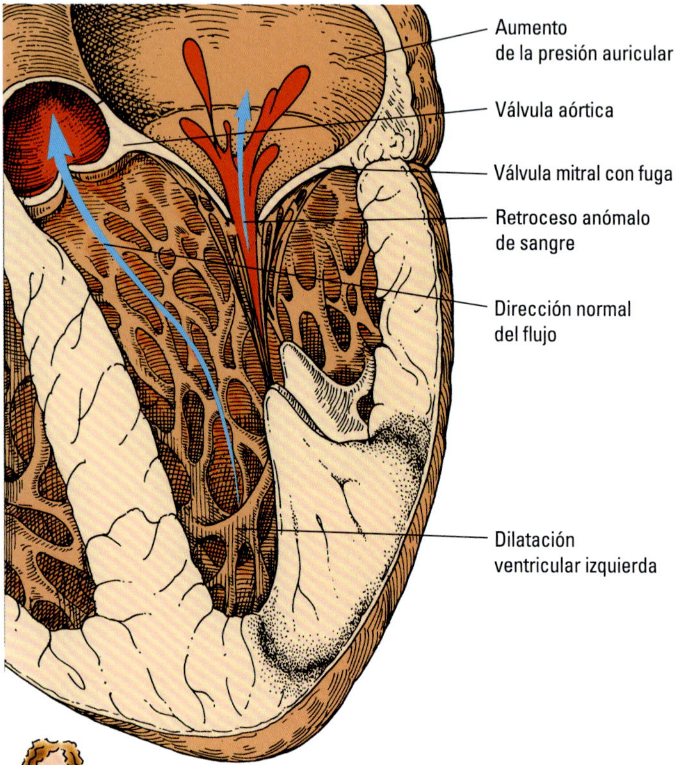

1

La sangre del ventrículo izquierdo regresa a la aurícula izquierda durante la sístole, causando que la aurícula se distienda para alojar el volumen en retroceso.

2

Como consecuencia, el ventrículo izquierdo se dilata para albergar el volumen aumentado en la aurícula y compensar la disminución en el gasto cardíaco.

3

La hipertrofia ventricular y la presión aumentada en la aurícula izquierda causan que también se incremente la presión en la arteria pulmonar. En conjunto, los procesos producen insuficiencia cardíaca izquierda y derecha.

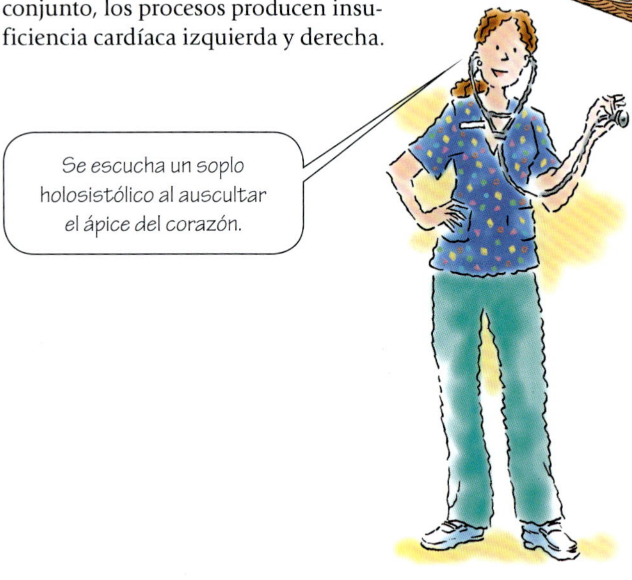
Se escucha un soplo holosistólico al auscultar el ápice del corazón.

Aguda

La insuficiencia mitral puede comenzar de manera súbita; el síntoma principal es la disnea.

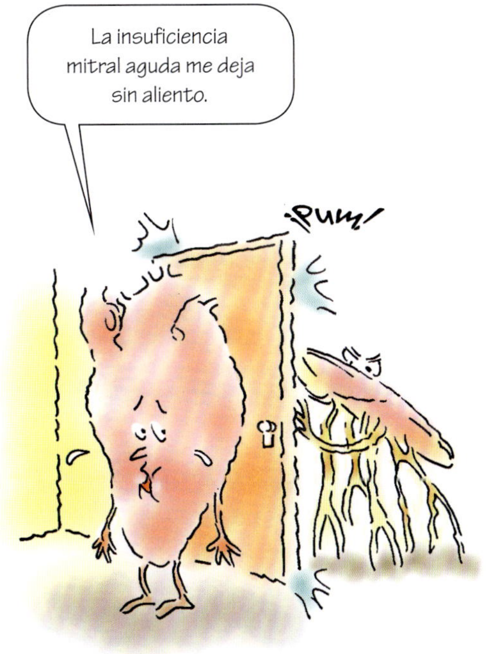
La insuficiencia mitral aguda me deja sin aliento.
¡Pum!

Crónica

La insuficiencia mitral crónica es un proceso lento que se acompaña de fatiga e insomnio.

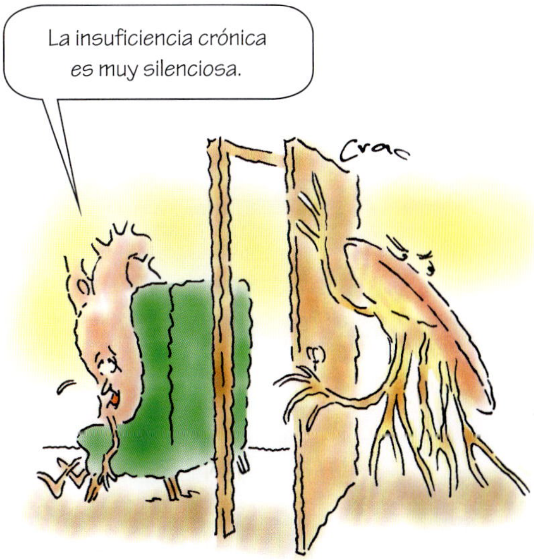
La insuficiencia crónica es muy silenciosa.
Crac

Signos y síntomas

- Ortopnea y disnea
- Fatiga
- Angina y palpitaciones
- Fibrilación auricular de reciente inicio
- Soplo sistólico

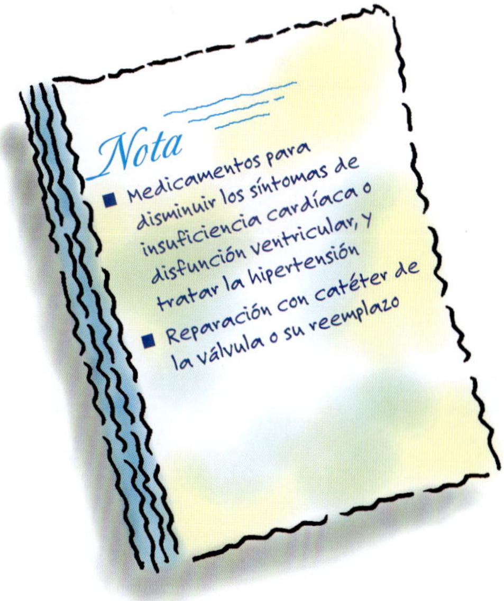
Nota
■ Medicamentos para disminuir los síntomas de insuficiencia cardíaca o disfunción ventricular, y tratar la hipertensión
■ Reparación con catéter de la válvula o su reemplazo

Estenosis mitral

La *estenosis mitral* es el endurecimiento de la válvula causado por fibrosis o calcificación. Este endurecimiento conlleva el estrechamiento de la apertura, lo que obstruye el flujo desde la aurícula izquierda hacia el ventrículo izquierdo. Como consecuencia, el volumen auricular izquierdo aumenta y la cavidad se dilata.

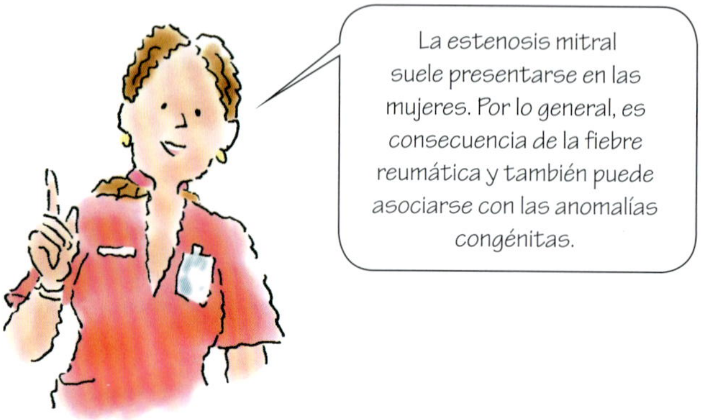

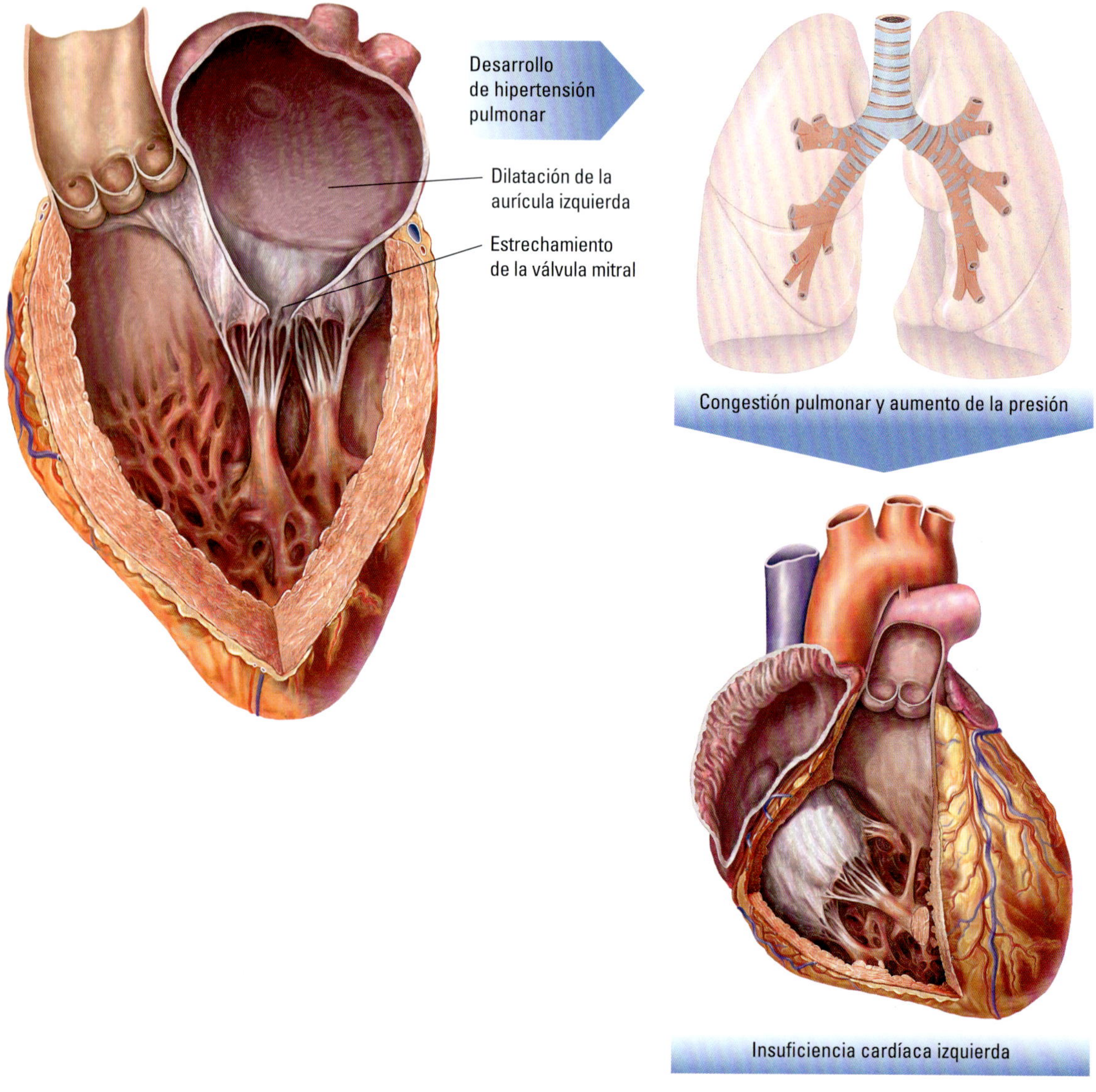

Signos y síntomas

- Disnea de esfuerzo, disnea paroxística nocturna (DPN) y ortopnea
- Fatiga y debilidad
- Insuficiencia cardíaca derecha y arritmias
- Estertores

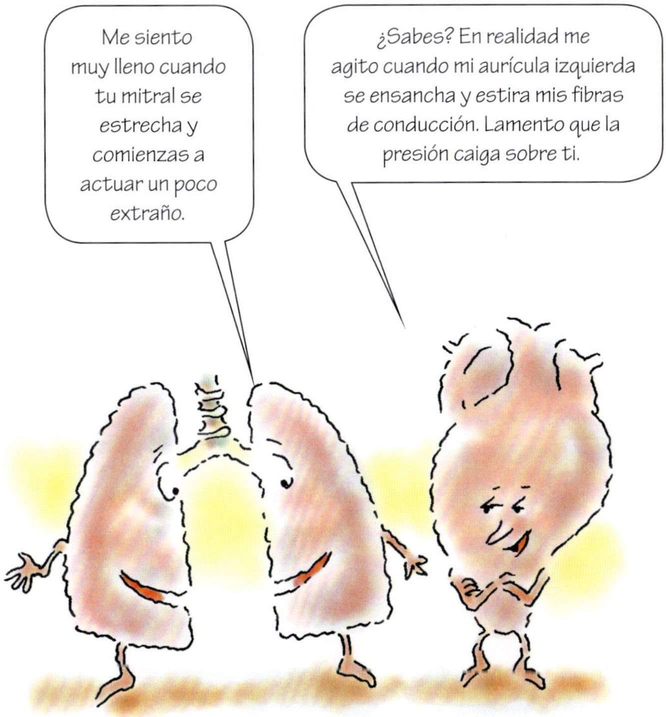
Me siento muy lleno cuando tu mitral se estrecha y comienzas a actuar un poco extraño.
¿Sabes? En realidad me agito cuando mi aurícula izquierda se ensancha y estira mis fibras de conducción. Lamento que la presión caiga sobre ti.

Nota
■ Medicamentos para la insuficiencia cardíaca
■ Manejo de la fibrilación auricular
■ Anticoagulantes
■ Valvulotomía percutánea mitral con balón, reparación valvular mitral o reemplazo

Insuficiencia aórtica

La insuficiencia aórtica, o *regurgitación*, se presenta cuando la válvula semilunar no se cierra por completo. En esta enfermedad, la sangre fluye de regreso hacia el ventrículo izquierdo a través de la válvula. Lo anterior puede ser causado por fiebre reumática, sífilis, hipertensión o endocarditis, e incluso puede ser idiopática. También se asocia con síndrome de Marfan y defectos del tabique interventricular, aun después de la reparación quirúrgica.

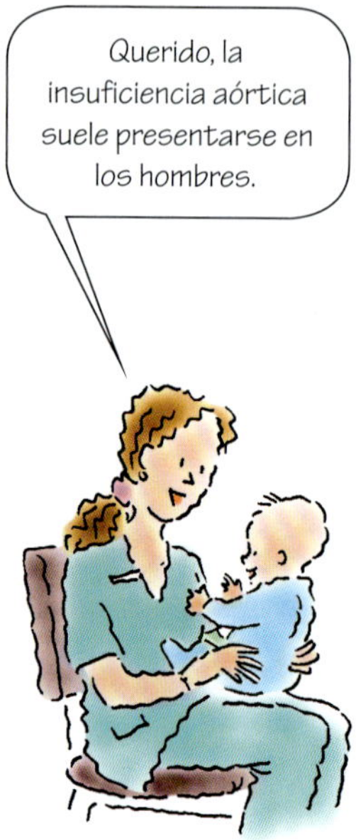

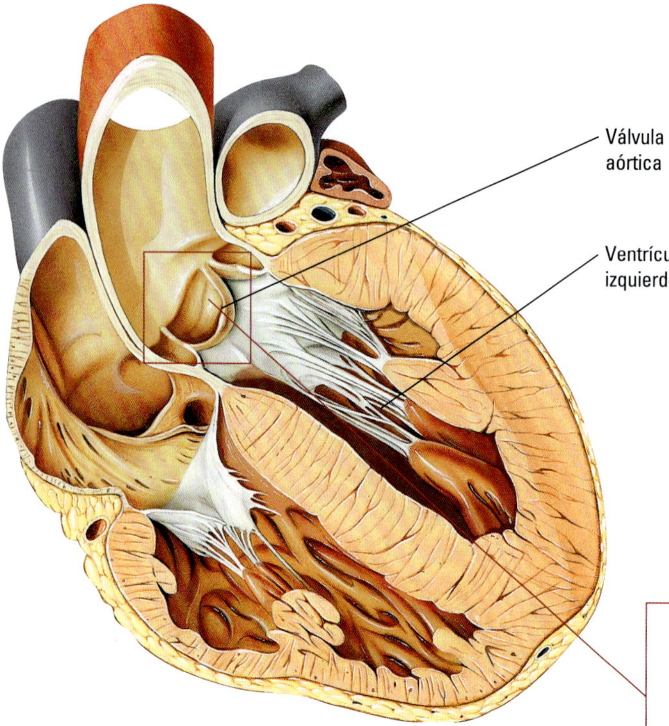

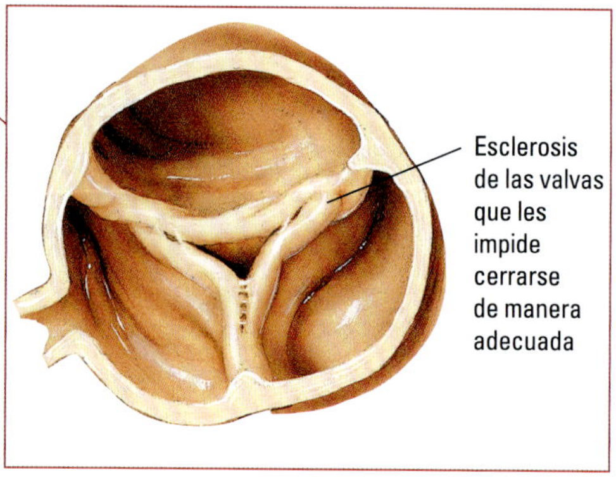

Signos y síntomas

- Disnea de esfuerzo
- Ortopnea, DPN
- Tos
- Insuficiencia cardíaca izquierda
- Pulso en mitra (pulso que se eleva y colapsa de manera rápida)
- Soplo diastólico o R_3

Signos clínicos y sus nombres

Muchos de los signos clínicos de la insuficiencia aórtica se han nombrado en honor a los médicos que los documentaron por primera vez. A continuación se muestran algunos:

Signo	Descripción
Signo de de Musset	Movimiento involuntario de la cabeza con cada pulsación.
Signo de Hill	Presión arterial mayor en los brazos que en las piernas.
Signo de Quincke	Blanqueamiento pulsátil del lecho capilar ungueal con presión ligera.
Signo de Traube	Ruido doble (sístole y diástole) que se ausculta sobre la arteria femoral.

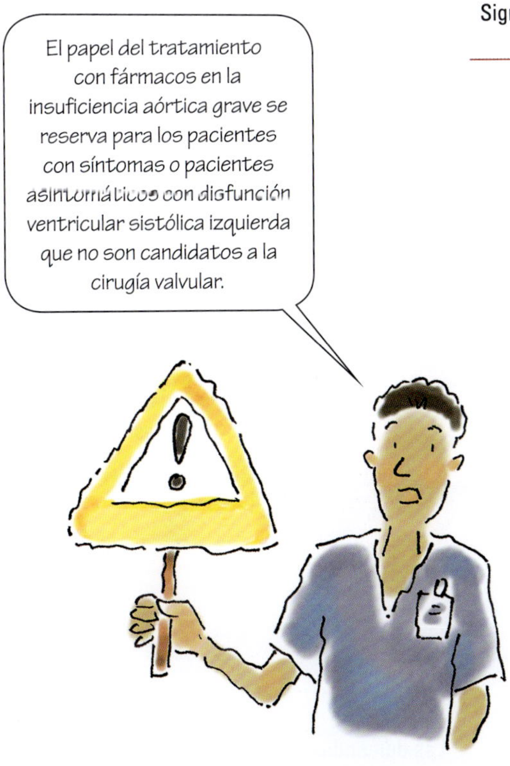
El papel del tratamiento con fármacos en la insuficiencia aórtica grave se reserva para los pacientes con síntomas o pacientes asintomáticos con disfunción ventricular sistólica izquierda que no son candidatos a la cirugía valvular.

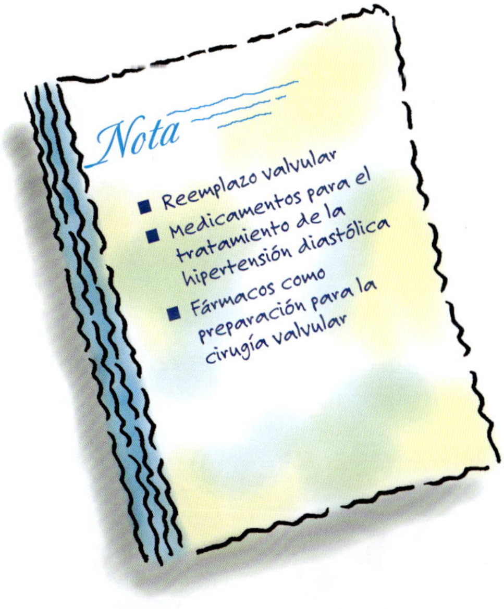
Nota
■ Reemplazo valvular
■ Medicamentos para el tratamiento de la hipertensión diastólica
■ Fármacos como preparación para la cirugía valvular

Estenosis aórtica

La estenosis aórtica es el resultado de la válvula aórtica bivalva acompañada de calcificación, la calcificación de una valva aórtica normal o una enfermedad reumática.

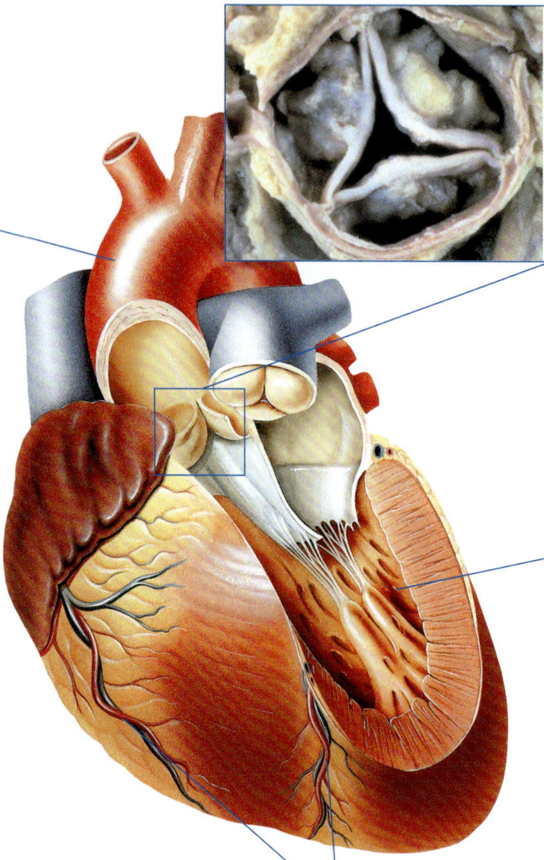

1

La válvula aórtica o la aorta se endurecen, y se estrecha la apertura valvular

2

La presión ventricular izquierda aumenta para vencer la resistencia de la válvula estrecha

3

Las demandas de oxígeno aumentan con la carga adicional de trabajo

4

La disminución del gasto cardíaco causa perfusión coronaria insuficiente, isquemia del ventrículo izquierdo e insuficiencia cardíaca izquierda

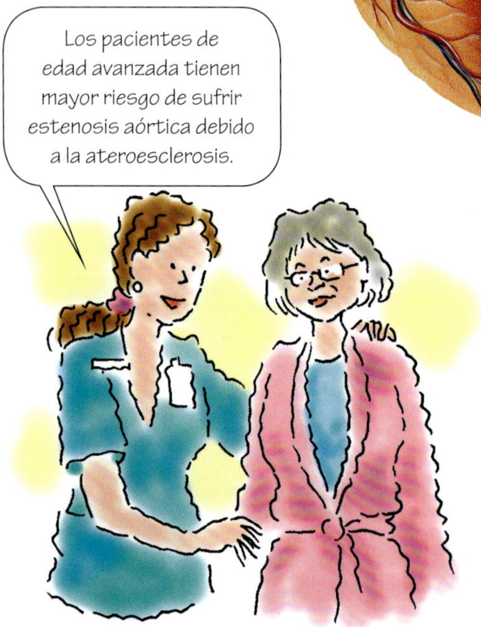
Los pacientes de edad avanzada tienen mayor riesgo de sufrir estenosis aórtica debido a la ateroesclerosis.

Signos y síntomas

Síntomas tempranos

- Disnea de esfuerzo o disminución de la tolerancia al ejercicio
- Síncope, presíncope o mareos de esfuerzo
- Angina de esfuerzo

Síntomas clásicos o tardíos

- Angina
- Insuficiencia cardíaca izquierda
- Síncope

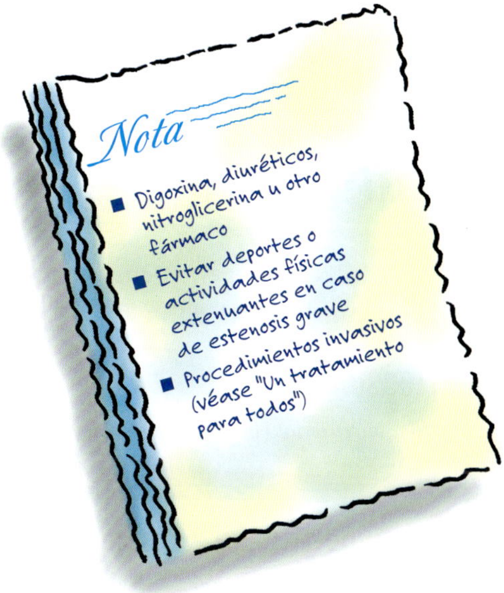
Nota
Digoxina, diuréticos, nitroglicerina u otro fármaco
Evitar deportes o actividades físicas extenuantes en caso de estenosis grave
Procedimientos invasivos (véase "Un tratamiento para todos")

Un tratamiento para todos

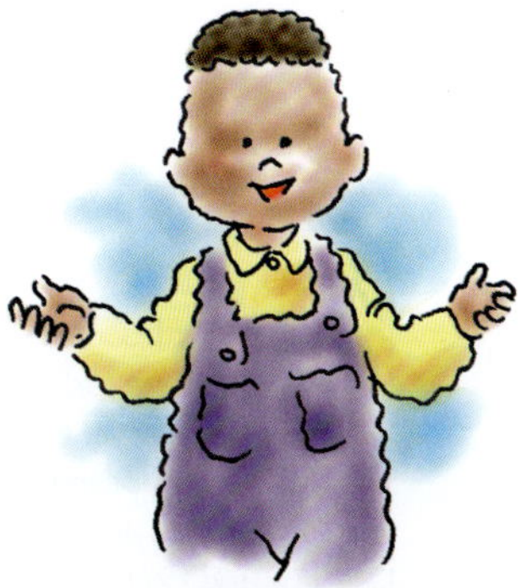

En los niños que no tienen calcificación en la válvula se suele tratar con éxito mediante comisurotomía abierta.

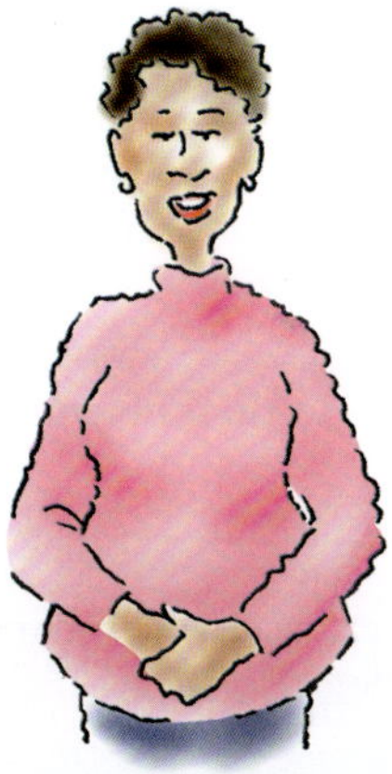

Los adultos con calcificación en la válvula requieren un reemplazo valvular cuando presentan síntomas o tienen riesgo de desarrollar insuficiencia cardíaca izquierda.

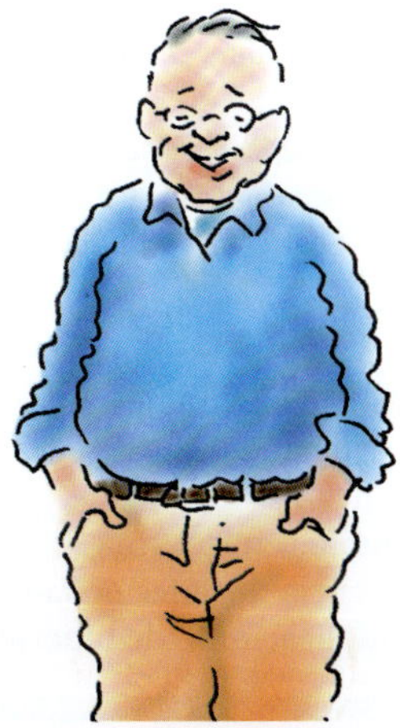

El reemplazo valvular mediante catéter se considera en casos de estenosis grave, en especial en aquellos con contraindicaciones o con riesgo alto para la cirugía. En ocasiones, la valvulotomía aórtica con balón puede ser pertinente como preparación para la cirugía en pacientes inestables o como terapia paliativa.

Enfermedades degenerativas

Las enfermedades degenerativas (que causan daño a lo largo del tiempo) son las afecciones cardiovasculares más frecuentes. El inicio de estas alteraciones es lento y causa síntomas sólo cuando la enfermedad ha progresado.

Hipertensión

La *hipertensión arterial* (HTA) es la elevación intermitente o persistente de la presión arterial diastólica o sistólica.

Tipos de hipertensión y sus causas

Esencial (primaria o idiopática)

- Causada por anomalías complejas en los mecanismos que controlan el gasto cardíaco, la resistencia vascular sistémica y el volumen sanguíneo
- Más del 90% de los casos

Causas

- Factores del entorno, como obesidad, estrés e ingestión alta de sal
- Factores genéticos, como resistencia a la insulina
- Aumento de la actividad del sistema nervioso simpático

Secundaria

- Provocada por otra enfermedad
- 10% de los casos

Causas

- Alteraciones vasculares renales o enfermedad renal primaria
- Aldosteronismo primario o síndrome de Cushing
- Coartación congénita de la aorta
- Fármacos como anticonceptivos, AINE, estimulantes de venta libre
- Apnea del sueño
- Feocromocitoma

Signos y síntomas

- Aumento de la presión arterial en dos o más lecturas obtenidas en dos o más consultas después de la valoración inicial
- Cefalea
- Cambios en la retina
- Evidencia de enfermedad que provoca hipertensión secundaria
- Complicaciones de hipertensión persistente

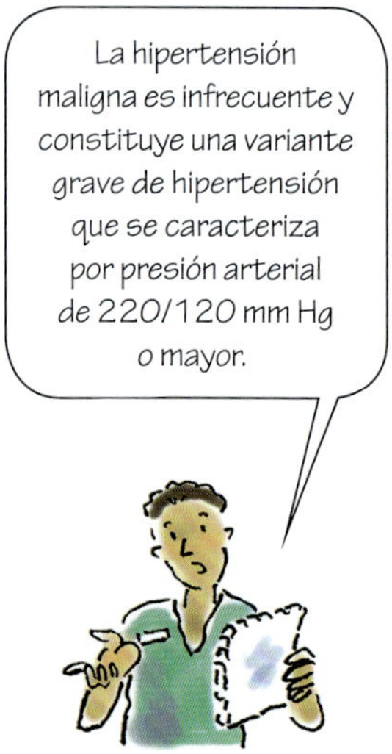
La hipertensión maligna es infrecuente y constituye una variante grave de hipertensión que se caracteriza por presión arterial de 220/120 mm Hg o mayor.

Clasificación de la hipertensión arterial

La hipertensión arterial se clasifica según la intensidad de su aumento. Esta tabla clasifica la presión arterial según la presión arterial sistólica (PAS) y diastólica (PAD).

Clasificación de la hipertensión	Normal	Prehipertensión	Etapa 1	Etapa 2
PAS (mm Hg)	< 120	120-139	140-159	≥ 160
	y	o	o	o
PAD (mm Hg)	< 80	80-89	90-99	≥ 100

Asesina silenciosa

Aunque los pacientes suelen sentirse sanos, la hipertensión sin tratamiento o mal controlada puede dañar sus órganos.

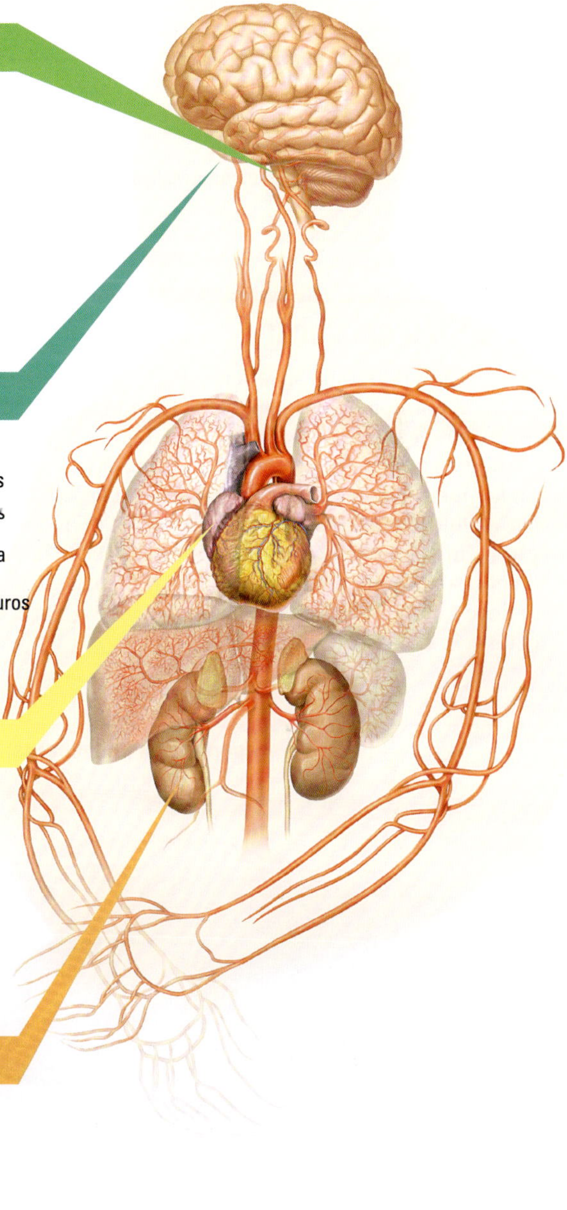

Cerebro

Ictus

El ictus isquémico, por el estrechamiento de los vasos sanguíneos, y el hemorrágico, debido al debilitamiento de la pared vascular, pueden ser incapacitantes o mortales.

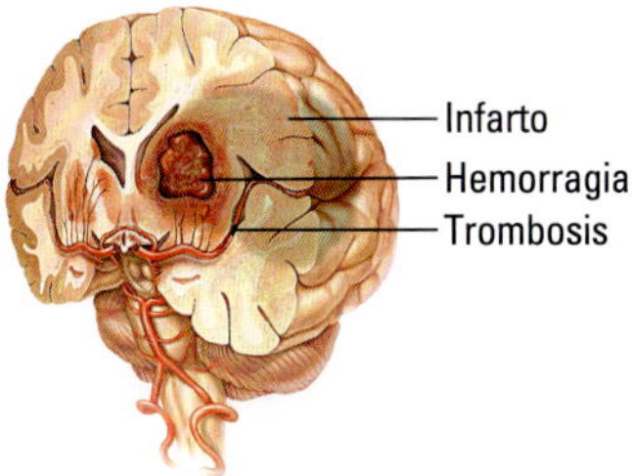

Ojo

Retinopatía hipertensiva

La sangre en los vasos sanguíneos retinianos puede producir hemorragias, exudados duros y edema en la papila óptica que pueden derivar en ceguera.

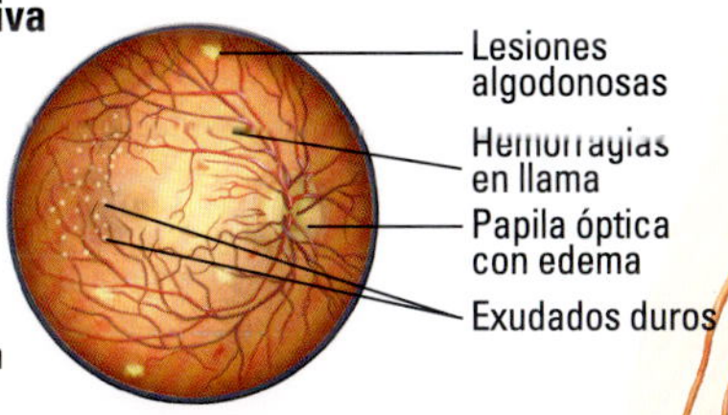

Retina

Corazón

Infarto de miocardio

El infarto puede ser el resultado de ateroesclerosis de las arterias coronarias.

Aneurisma

El incremento en la presión arterial causa que los vasos sanguíneos se debiliten y se forme una protuberancia, dando lugar a un aneurisma. La rotura de un aneurisma puede ser mortal.

Insuficiencia cardíaca

Riñón

Nefroesclerosis

Las arteriolas en el riñón se endurecen y limitan la oxigenación en los glomérulos, lo que da lugar a cicatrización e insuficiencia renal.

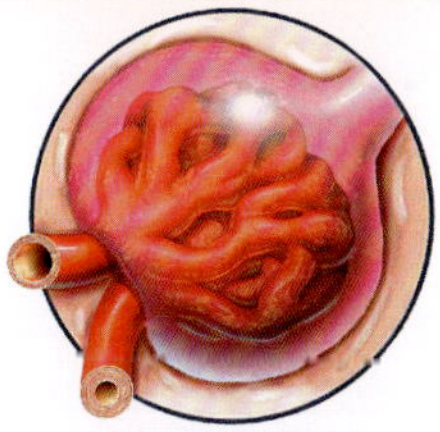

Glomérulos

Prevención de la hipertensión

La prevención de la hipertensión es el primer objetivo del Joint National Committee on Prevention, Detection, Evaluation, and Treatment of High Blood Pressure (JNC). La evidencia disponible sugiere que las intervenciones en el estilo de vida, como las que se señalan a continuación, son esenciales para lograr este objetivo:

- Aumentar la actividad física
- Consumir una dieta DASH (*Dietary approach to stop hypertension*) (frutas, vegetales, lácteos bajos en grasa)
- Mantener un peso e índice de masa corporal (IMC) saludables (de 24.9 kg/m^2)
- Limitar el consumo de alcohol

Nota

- Cambios en el estilo de vida
- Tiazidas, antagonistas del calcio, inhibidores de la enzima convertidora de angiotensina o de receptores de angiotensina II
- Dejar de fumar

Hipertensión pulmonar

La hipertensión pulmonar se refiere a la elevación crónica de la presión arterial pulmonar (PAP) a 25 mm Hg o más durante el reposo, determinada mediante cateterismo del lado derecho del corazón.

Existen dos tipos de hipertensión pulmonar:

- En la hipertensión pulmonar *primaria*, o *idiopática*, se ensancha la capa íntima de las arterias pulmonares, lo que estrecha la luz y aumenta la resistencia vascular. No se conoce la causa.
- En el caso de la hipertensión pulmonar *secundaria*, la alteración se debe a enfermedades que causan lesión alveolar o evitan que el tórax se expanda lo suficiente.

Hipertensión pulmonar tardía

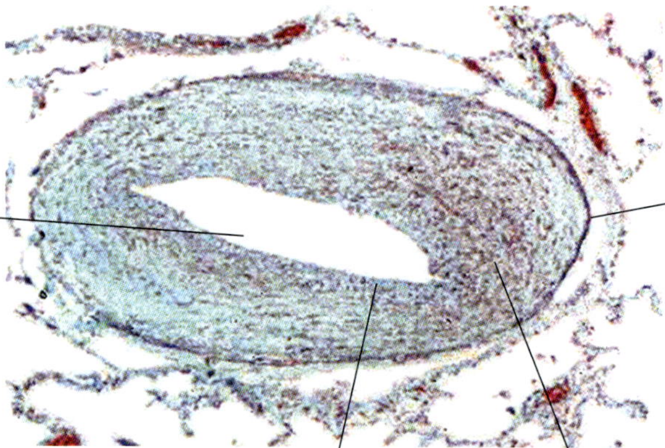

¿Qué sucede?

La hipertensión pulmonar puede ser causada por diversos factores; todos ellos fuerzan al corazón derecho a trabajar más de lo habitual para lograr bombear sangre hacia los pulmones. Las cavidades derechas pueden aumentar su tamaño a medida que intentan conservar su función; la sangre suele ser forzada para retroceder a través de la válvula tricúspide.

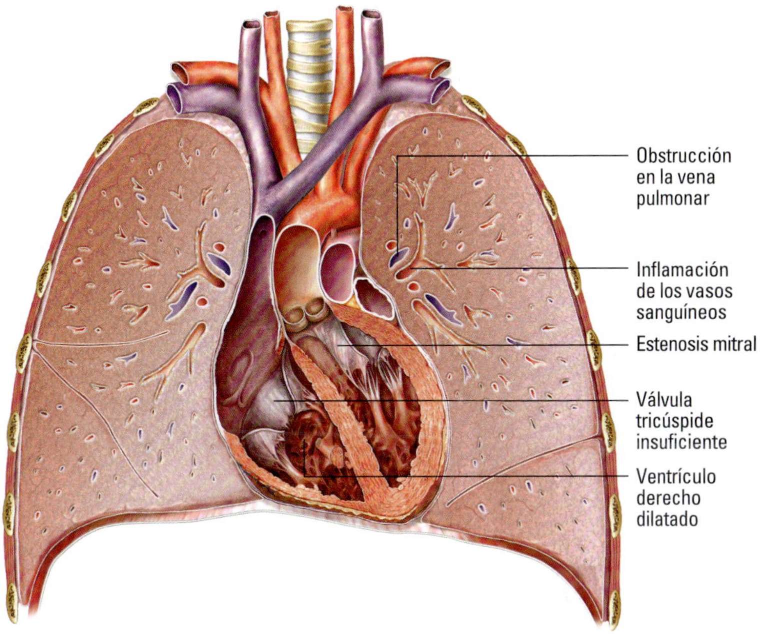

Signos y síntomas

- Disnea de esfuerzo, debilidad, síncope y fatiga
- Taquicardia
- Descenso de la presión arterial
- Taquipnea con esfuerzo leve
- Edema periférico, ascitis, distensión yugular y hepatomegalia
- Latido ventricular derecho fácilmente palpable y pulso carotídeo disminuido

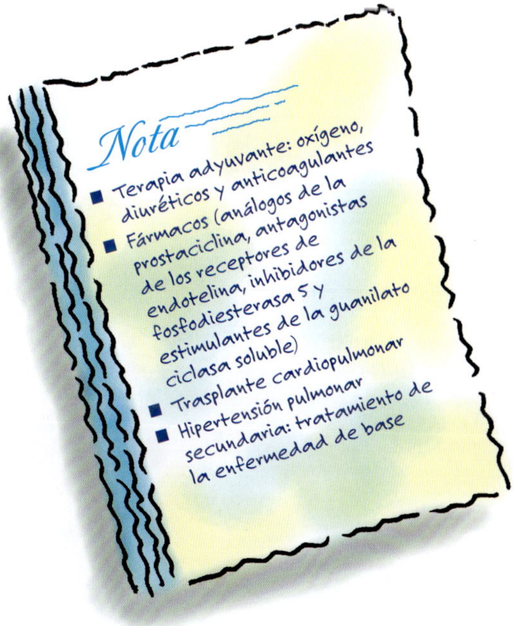
Nota
Terapia adyuvante: oxígeno, diuréticos y anticoagulantes
Fármacos (análogos de la prostaciclina, antagonistas de los receptores de endotelina, inhibidores de la fosfodiesterasa 5 y estimulantes de la guanilato ciclasa soluble)
Trasplante cardiopulmonar
Hipertensión pulmonar secundaria: tratamiento de base la enfermedad de base

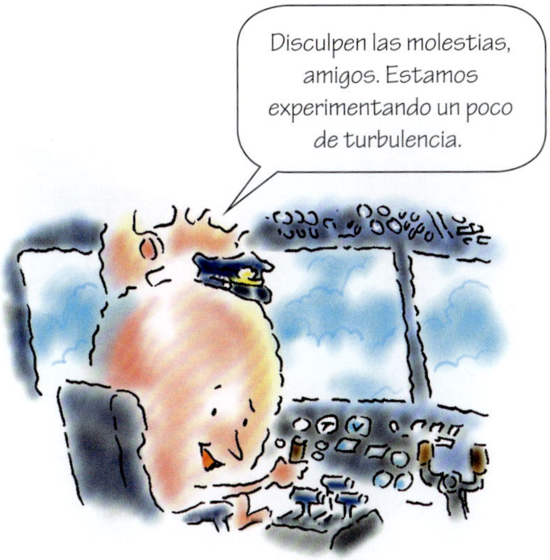
Disculpen las molestias, amigos. Estamos experimentando un poco de turbulencia.

Insuficiencia cardíaca

La insuficiencia cardíaca se presenta cuando el miocardio no puede bombear de manera adecuada para cumplir con las necesidades metabólicas del cuerpo. La interacción compleja entre los factores que se mencionan es lo que desencadena la insuficiencia cardíaca:

- Alteración en la función miocárdica a causa del aumento de presión o volumen dentro del corazón.
- Remodelación ventricular izquierda que inicia con hipertrofia y continúa con dilatación grave.
- Alteración hemodinámica que se debe al esfuerzo por mantener el gasto cardíaco, aun con el aumento de la presión de llenado diastólico.
- Cambios neurohormonales que aceleran la frecuencia cardíaca, y en un inicio incrementan la fracción de eyección y desencadenan la respuesta inflamatoria que se extiende a nivel sistémico durante la enfermedad grave.

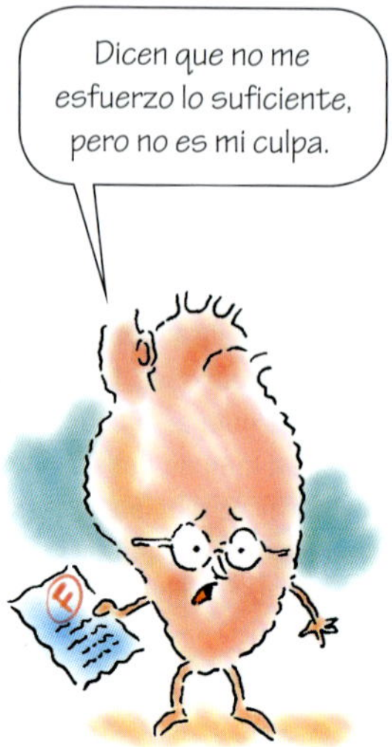
Dicen que no me esfuerzo lo suficiente, pero no es mi culpa.

Hipertrofia ventricular izquierda

La hipertrofia ventricular izquierda es uno de los primeros acontecimientos que ocurren en el corazón que intenta compensar el aumento de presión o volumen.

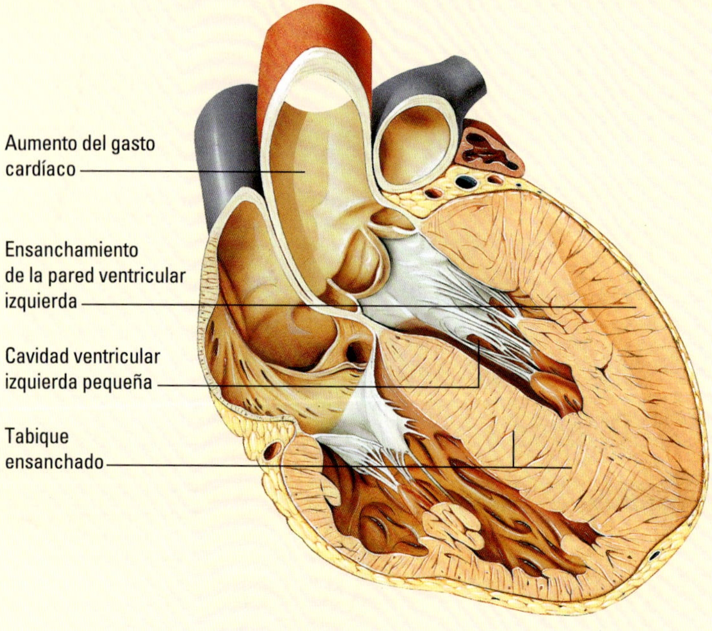

¿Quiénes son esos Frank y Starling?

La ley de Frank-Starling señala que la fuerza de contracción cardíaca se relaciona con el estiramiento del músculo. Lo anterior refleja la capacidad del corazón para bombear más sangre durante el esfuerzo y compensar las elevaciones anómalas del volumen sanguíneo.

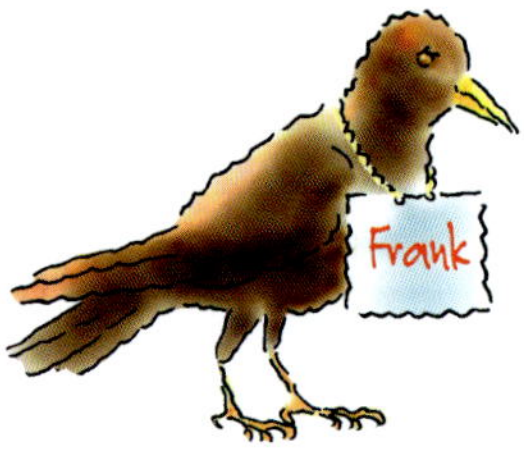
Frank

Tres maneras de clasificar la insuficiencia cardíaca

La insuficiencia cardíaca puede clasificarse de acuerdo con su fisiopatología. Puede ser derecha o izquierda, sistólica o diastólica, aguda o crónica.

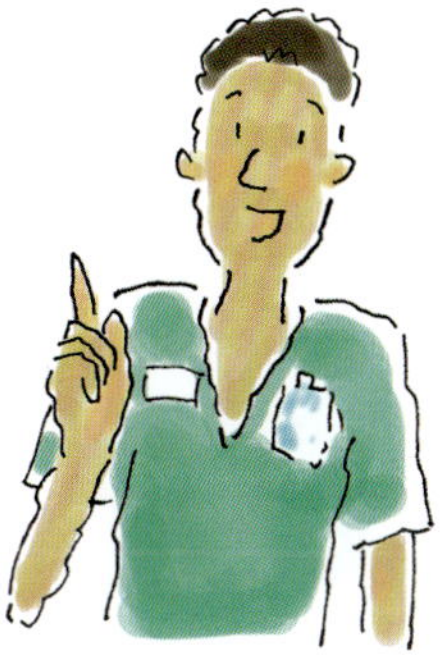

1

Derecha o izquierda

La insuficiencia cardíaca derecha es consecuencia del fallo en la contracción ventricular derecha. Puede causarla un infarto agudo del ventrículo derecho o una embolia pulmonar. Sin embargo, la causa más frecuente es el retroceso prominente de sangre debido a insuficiencia cardíaca izquierda.

La insuficiencia cardíaca izquierda es resultado de la contracción ventricular izquierda deficiente. Puede producir congestión o edema pulmonar y disminución del gasto cardíaco. El infarto del ventrículo izquierdo, la hipertensión, la estenosis y la insuficiencia mitral y aórtica son causas frecuentes. A medida que la capacidad de los ventrículos para bombear sangre disminuye, el líquido se acumula, primero en la aurícula y después en los pulmones. Si esto empeora, es posible que se presente insuficiencia cardíaca derecha y edema pulmonar.

2

Sistólica o diastólica

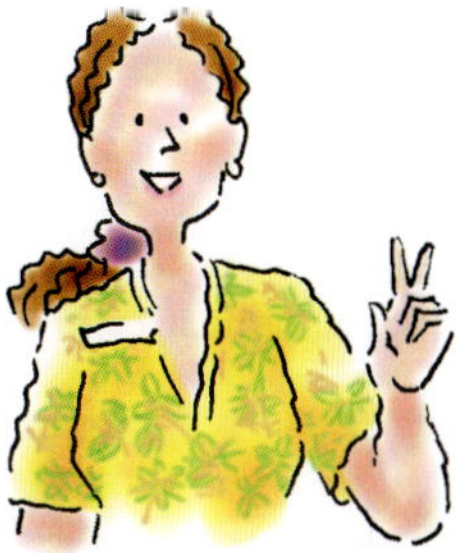

En la insuficiencia cardíaca sistólica, el ventrículo izquierdo no tiene la capacidad de bombear suficiente sangre hacia la circulación sistémica durante la sístole, lo que conduce a la disminución de la fracción de eyección. Como consecuencia, la sangre se acumula en la circulación pulmonar, la presión aumenta en el sistema venoso pulmonar y disminuye el gasto cardíaco.

En el caso de la insuficiencia diastólica, el ventrículo no se puede relajar ni llenar de manera apropiada durante la diástole y disminuye el volumen de eyección. Por lo tanto, son necesarios volúmenes mayores para mantener el gasto cardíaco.

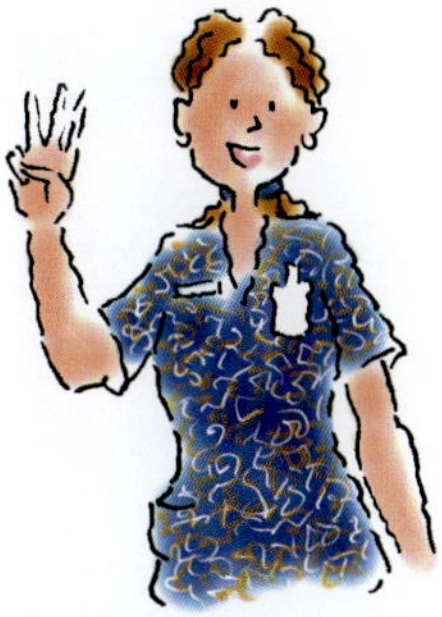

3

Aguda o crónica

La palabra *agudo* se refiere a la temporalidad del inicio de los síntomas y si se implementan los mecanismos compensatorios. Por lo general, en la insuficiencia cardíaca aguda el estado hídrico es normal o con equilibrio negativo, sin retención de sodio ni agua.

En la insuficiencia cardíaca *crónica*, los signos y síntomas han persistido por más tiempo y han comenzado a actuar los mecanismos compensatorios, pero la sobrecarga hídrica continúa. Por lo general, los fármacos, los cambios en la dieta y la restricción de las actividades controlan los síntomas.

Signos y síntomas de la insuficiencia cardíaca derecha

- Edema, inicialmente en declive
- Ingurgitación yugular
- Hepatomegalia
- Ascitis
- Aumento de peso
- Debilidad

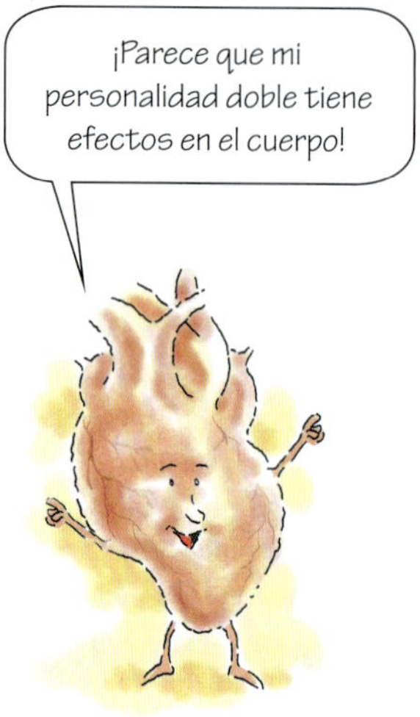

Signos y síntomas de la insuficiencia cardíaca izquierda

- Disnea, inicialmente de esfuerzo
- Tos
- Taquicardia
- Fatiga
- Debilidad muscular
- Cianosis o palidez
- Estertores basales

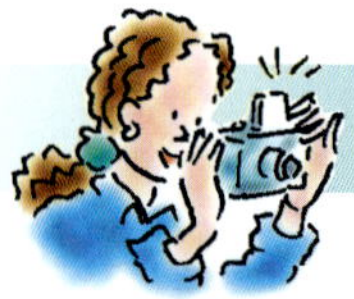

En imágenes

Reconocer el edema

Compara el pie y la pierna de un lado con los del otro para detectar cambios en el tamaño y la visibilidad de venas, tendones y huesos. Recuerda que el edema puede ocultar todas estas referencias. El edema puede tener fóvea.

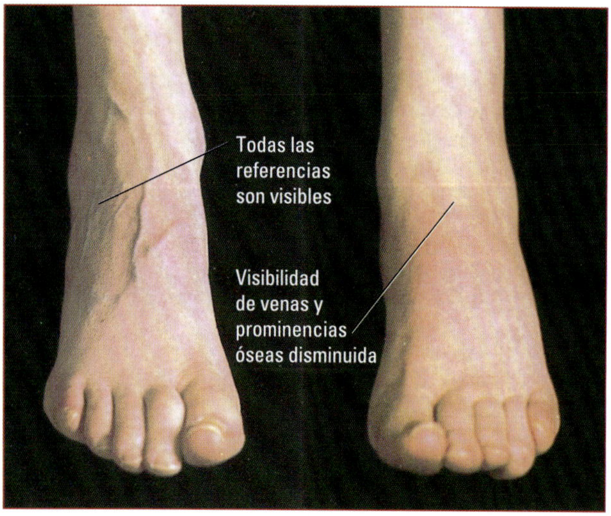

Normal **Edema**

Edema con fóvea

La *fóvea* es causada por la ausencia de elasticidad en el tejido con edema. Para diferenciar el edema con fóvea del que no la tiene, debes presionar con un dedo sobre el área durante 5 s y retirarlo con rapidez. Si la depresión se desvanece de forma lenta, se trata de edema con fóvea. Para determinar su gravedad, realiza una estimación en centímetros de la profundidad de la depresión, es decir, +1 (1 cm), +2 (2 cm), +3 (3 cm) o +4 (4 cm).

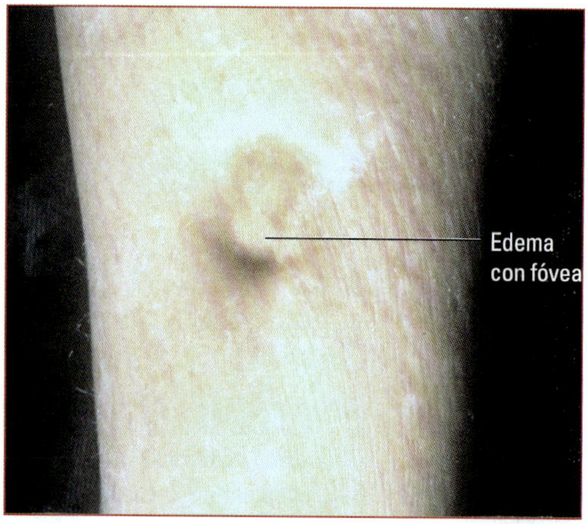

Clasificación de signos y síntomas para el tratamiento

Se encuentran disponibles dos guías para ayudar a determinar el tratamiento de pacientes con insuficiencia cardíaca. La clasificación de la New York Heart Association (NYHA) ofrece un catálogo según la capacidad funcional. La American College of Cardiology/American Heart Association (ACC/AHA) cuenta con una guía basada en la valoración objetiva. A continuación se muestra una comparación:

Clasificación de la NYHA	Guía de la ACC/AHA	Recomendaciones
	Etapa A: paciente con alto riesgo de desarrollar insuficiencia cardíaca, pero sin enfermedad estructural ni signos y síntomas de insuficiencia cardíaca.	• Tratamiento de hipertensión, dislipidemias y diabetes • Dejar de fumar y actividad física • Desalentar el consumo de alcohol y drogas • Inhibidores de la ECA (IECA) o antagonistas del receptor de angiotensina II (ARA-II)
Clase I: de manera habitual, la actividad física no causa fatiga, palpitaciones, disnea o angina.	***Etapa B:*** cardiopatía estructural sin signos y síntomas de insuficiencia cardíaca.	• Todas las medidas de la etapa A • IECA o ARA-II (según la necesidad) • Bloqueadores β-adrenérgicos (según corresponda) • En ciertos pacientes: cardioversor desfibrilador implantable, revascularización o cirugía valvular
Clase II: el paciente tiene limitación mínima de la actividad física y no muestra síntomas durante el reposo. La actividad física produce fatiga, palpitaciones, disnea o angina. ***Clase III:*** el paciente tiene limitación importante de la actividad física, pero suele ser asintomático durante el reposo. La actividad física menor a la habitual puede producir fatiga, palpitaciones, disnea o angina.	***Etapa C:*** enfermedad cardíaca estructural con signos y síntomas o antecedentes de insuficiencia cardíaca. ***ICFER:*** insuficiencia cardíaca con fracción de eyección reducida (FE = 40% o menor). ***ICFEC:*** insuficiencia cardíaca con fracción de eyección conservada (EF = 50% o menor).	• Incluir tratamientos de las etapas A y B ***ICFER:*** • IECA, ARA-II o antagonistas dobles del receptor de angiotensina ***Y*** neprilisina (ARAN) ***Y*** β-bloqueador • Antagonistas de aldosterona • Diuréticos • En determinados pacientes: ivabradina, hidralnitratos y digoxina • Evitar o descontinuar antiarrítmicos, la mayor parte de los antagonistas de calcio y los AINE ***ICFEC:*** • Control de la presión arterial • Diuréticos para el tratamiento de los síntomas • Tratamiento de las comorbilidades
Clase IV: el paciente es incapaz de hacer cualquier tipo de actividad física sin tener síntomas, incluso en reposo. Los síntomas aumentan con la actividad física.	***Etapa D:*** enfermedad terminal que requiere tratamiento especializado, como apoyo circulatorio, infusión continua de inotrópicos o trasplante cardíaco.	• Tratamientos para las etapas A, B y C • Trasplante cardíaco • Dispositivo de asistencia ventricular • Tratamiento continuo con aminas • Cuidados paliativos

¿Qué es el Dor?

La *ventriculotomía izquierda parcial* o *remodelado ventricular,* también llamado *procedimiento de Dor,* es la resección quirúrgica del músculo cardíaco no viable para disminuir el tamaño de la hipertrofia ventricular. Como resultado, se permite la contracción eficaz del corazón. No obstante, el procedimiento no está indicado en todos los pacientes.

Nota

- Tratamiento de las causas subyacentes
- Cambios en el estilo de vida para minimizar los síntomas
- Medicamentos, como se indica en la tabla anterior
- Resincronización cardíaca, cardioversor desfibrilador implantable o trasplante cardíaco

Miocardiopatía

La *miocardiopatía* suele referirse a la enfermedad de las fibras musculares del corazón. Tiene tres presentaciones principales.

Miocardiopatía dilatada

La miocardiopatía dilatada afecta principalmente a la función sistólica. A continuación, lo que sucede:

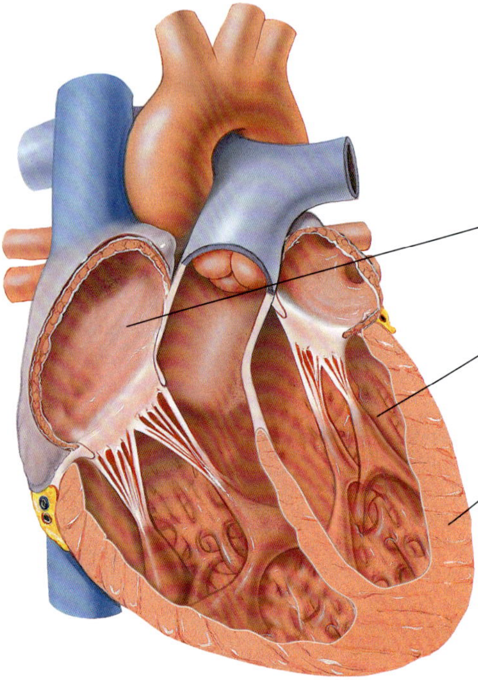

Pasos de la fisiopatología

Paso 1

Las fibras cardíacas se dañan en su mayor parte.

Paso 2

Se reduce la contractilidad del ventrículo y disminuye el volumen latido.

Paso 3

Datos iniciales de insuficiencia cardíaca (aumento de la frecuencia cardíaca e hipertrofia ventricular) como mecanismo de compensación.

Paso 4

Los mecanismos de compensación dejan de ser suficientes para mantener el gasto cardíaco.

Paso 5

Dilatación grave a medida que se incrementa el retorno venoso y aumenta la resistencia vascular.

Paso 6

En cierto momento, todas las cavidades se dilatan y se presenta cardiomegalia generalizada junto con riesgo de arritmias y embolia.

Signos y síntomas

- Disnea, ortopnea, disnea de esfuerzo, DPN, fatiga y tos seca durante la noche a causa de la insuficiencia cardíaca izquierda.
- Edema periférico, hepatomegalia, ingurgitación yugular y aumento de peso causados por la insuficiencia cardíaca derecha.
- Taquicardia y pulso irregular cuando existe fibrilación auricular.
- Soplo pansistólico en conjunto con insuficiencia mitral y tricuspídea.

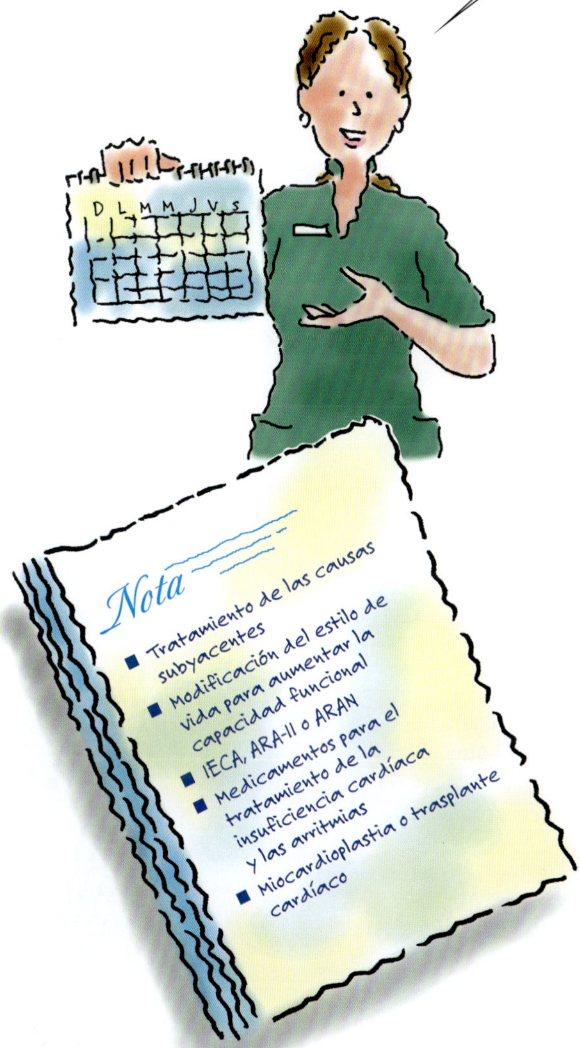
En el caso de los pacientes con miocardiopatía dilatada, se pueden llegar a pasar por alto los signos y síntomas hasta que se presenta la insuficiencia cardíaca. Valora el estado actual del paciente y compáralo con su estado de los últimos 6 a 12 meses.
D L M M J V S
Nota
■ Tratamiento de las causas subyacentes
■ Modificación del estilo de vida para aumentar la capacidad funcional
■ IECA, ARA-II o ARAN
■ Medicamentos para el tratamiento de la insuficiencia cardíaca y las arritmias
■ Miocardioplastia o trasplante cardíaco

Miocardiopatía hipertrófica

La miocardiopatía hipertrófica afecta principalmente la función diastólica. A continuación, lo que sucede:

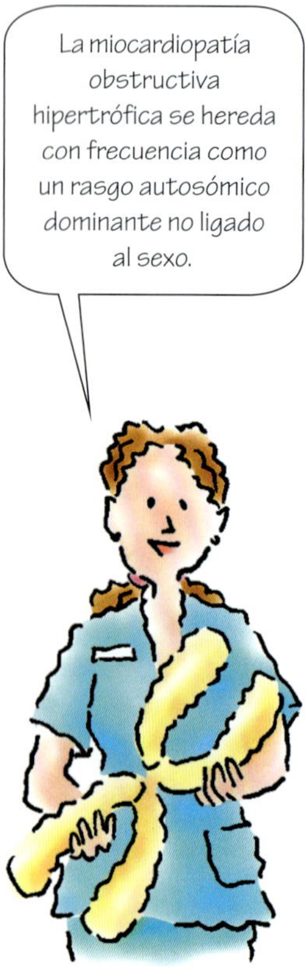
La miocardiopatía obstructiva hipertrófica se hereda con frecuencia como un rasgo autosómico dominante no ligado al sexo.

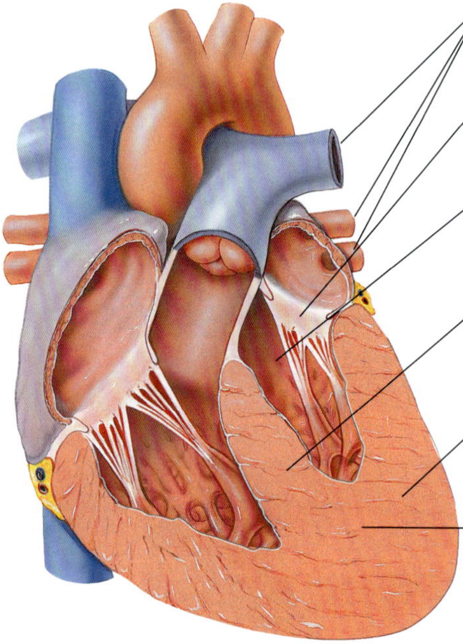

Signos y síntomas

- Síncope o muerte súbita (frecuentemente es el síntoma con el que se presenta)
- Angina
- Disnea
- Fatiga
- Irregularidades del pulso
- Soplo sistólico de eyección en la línea paraesternal izquierda y el ápice

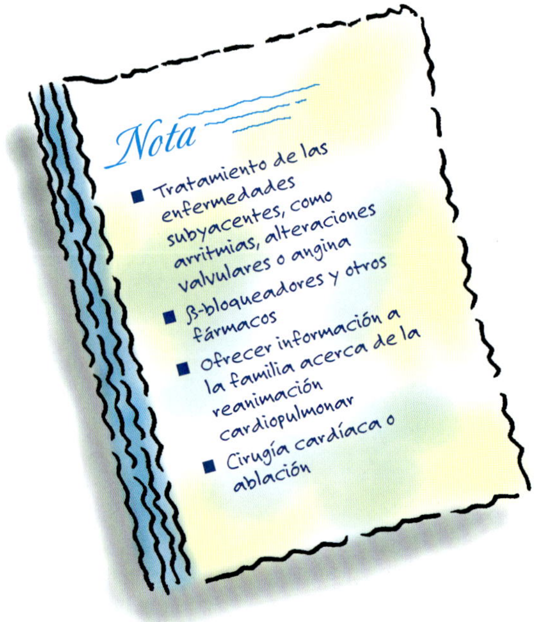
Nota
Tratamiento de las enfermedades subyacentes, como arritmias, alteraciones valvulares o angina
β-bloqueadores y otros fármacos
Ofrecer información a la familia acerca de la reanimación cardiopulmonar
Cirugía cardíaca o ablación

Miocardiopatía restrictiva

La miocardiopatía restrictiva se caracteriza por el endurecimiento del ventrículo a causa de hipertrofia, así como fibrosis y ensanchamiento del endocardio. A continuación, lo que sucede:

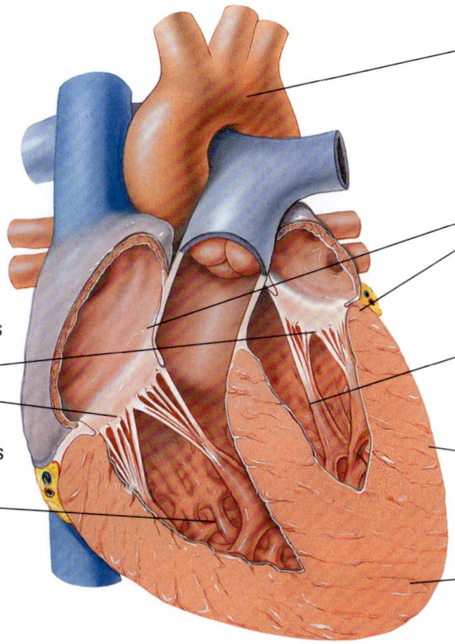

Sigos y síntomas

- Fatiga
- Disnea
- Ortopnea
- Dolor torácico
- Edema
- Congestión hepática
- Presión venosa pulmonar y sistémica elevada

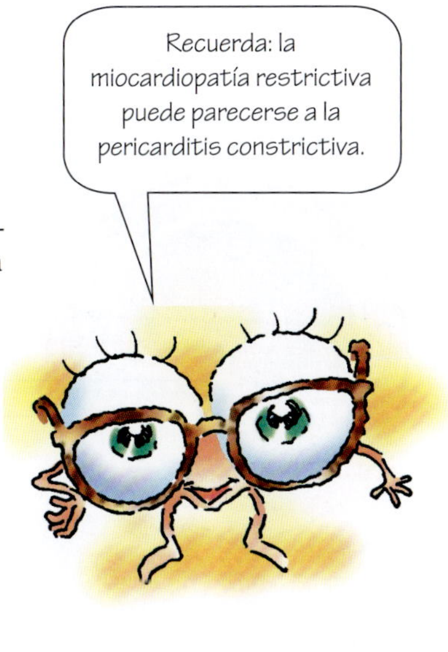
Recuerda: la miocardiopatía restrictiva puede parecerse a la pericarditis constrictiva.

Nota
■ Tratamiento de las causas de base
■ Diuréticos, corticoesteroides, aminas o anticoagulantes
■ Restricción de líquidos
■ Terapia de oxígeno
■ Trasplante cardíaco

Arteriopatía coronaria

La arteriopatía coronaria puede deberse a la acumulación progresiva de placas ateroescleróticas en las arterias coronarias.

Ley de oferta y demanda

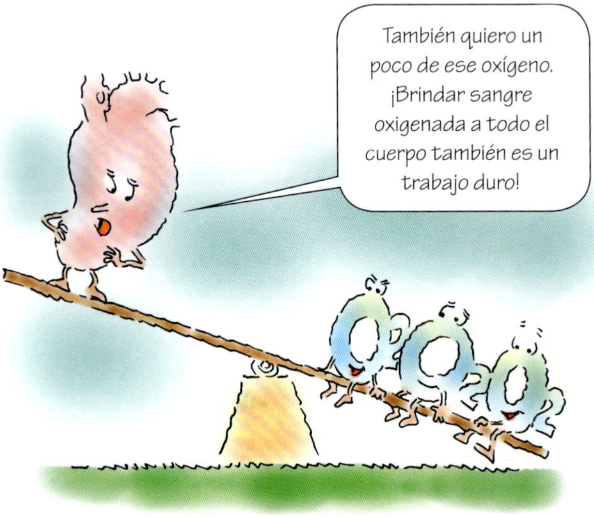
También quiero un poco de ese oxígeno. ¡Brindar sangre oxigenada a todo el cuerpo también es un trabajo duro!

Para recordar

Factores de riesgo para la arteriopatía coronaria

Para recordar los factores de riesgo de la arteriopatía coronaria, recuerda la palabra **CHATS**:

Colesterol de lipoproteínas de bajo peso molecular (LDL, *low density lipoproteins*) y triglicéridos (TG) elevados. Valores deseables: LDL < 100 mg/dL, triglicéridos < 150 mg/dL.

Hipertensión, diabetes y obesidad mal controladas. Los cambios en el estilo de vida son el primer paso para retomar el control.

Ascendencia: la heredabilidad de la enfermedad es un factor de riesgo no modificable.

Tabaco: entre más pronto se deje de fumar, es mejor.

Sexo: la muerte súbita debida a arteriopatía coronaria es más frecuente en hombres hasta los 75 años de edad.

Acercamiento a la arteria coronaria

Las arterias coronarias suelen ser flexibles y pueden adaptarse a las necesidades de oxígeno del corazón.

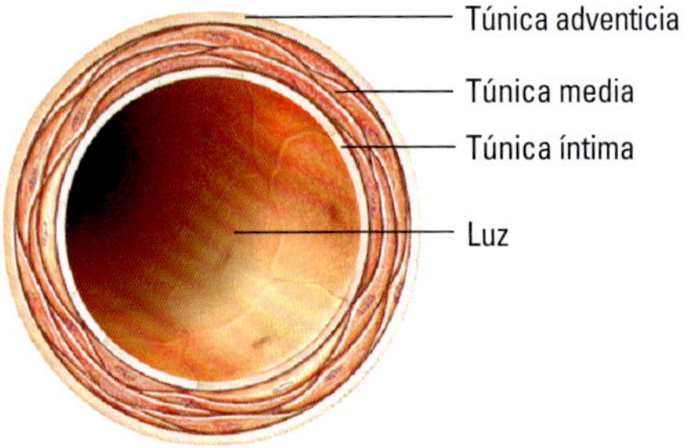

Comprender la ateroesclerosis

La ateroesclerosis causa acumulación de placas fibrosas lipídicas en las paredes vasculares. Si la placa invade la túnica íntima, pueden formarse trombos. La luz del vaso se cierra de manera progresiva.

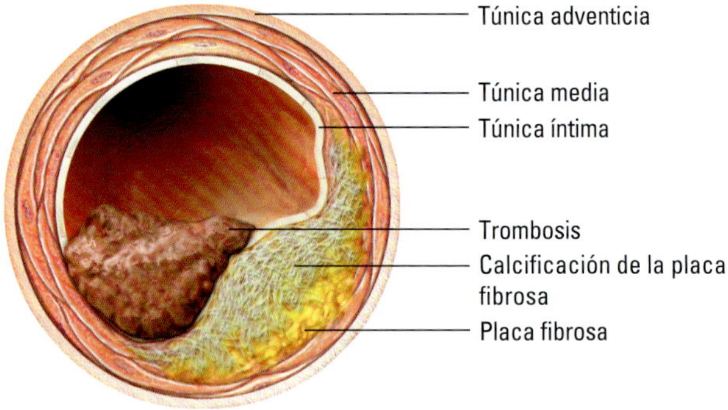

Signos y síntomas

- Probablemente ninguno
- Hallazgos anómalos durante el esfuerzo o el ecocardiograma
- Angina, por lo general de esfuerzo
- Complicaciones graves, como síndrome coronario agudo, insuficiencia cardíaca, arritmias y muerte

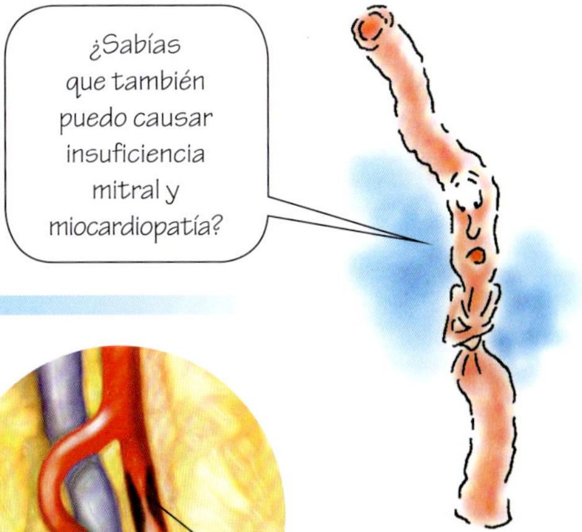

Angina estable

La angina es el síntoma clásico de la arteriopatía coronaria. La angina estable se presenta en tres formas: angina de Prinzmetal (variable), microvascular (síndrome X cardíaco) y crónica estable.

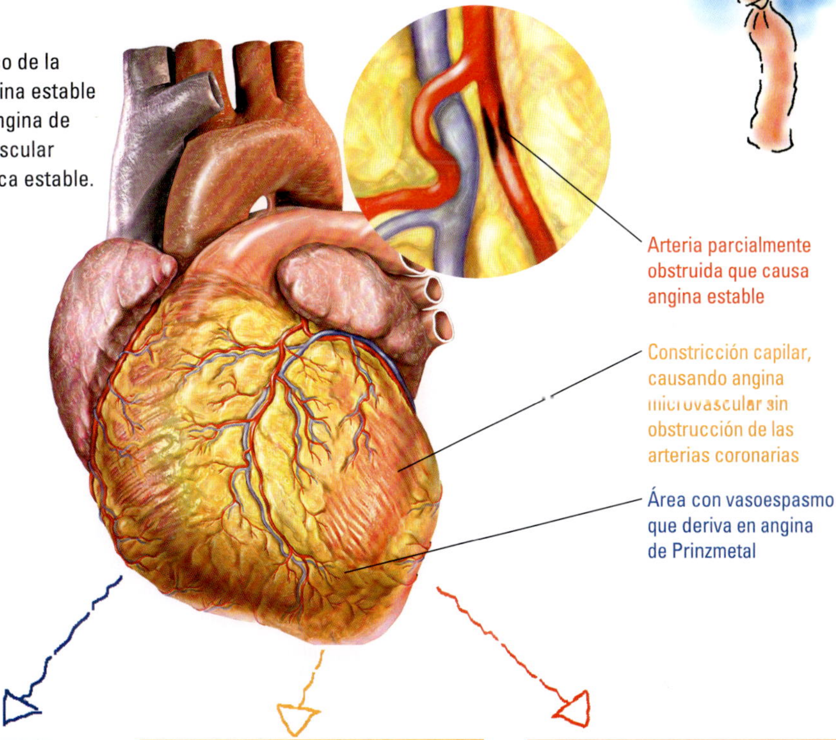

Angina de Prinzmetal (variable)

- Caracterizada por malestar en reposo que puede causar que el paciente despierte por la noche; persiste durante horas.
- Causa elevación reversible del segmento ST durante el episodio.
- Causada por el espasmo de las arterias coronarias.
- El tratamiento incluye antagonistas del calcio. Pueden acompañarse con nitratos de acción prolongada, posiblemente β-bloqueadores o, en caso de difícil control, endoprótesis vascular o revascularización.

Angina microvascular (síndrome X cardíaco)

- Se caracteriza por un dolor similar al de la angina estable.
- Causada por el revestimiento dañado de las paredes coronarias pequeñas o con alguna patología.
- No hay riesgo de isquemia cardíaca, pues los capilares son muy pequeños para obstruir la oxigenación de los cardiocitos.
- Se trata mediante reducción de factores de riesgo cardíacos y con fármacos como nitratos, β-bloqueadores, antagonistas del calcio, IECA o ARA-II.

Angina crónica estable

- Se caracteriza por molestias durante el esfuerzo que se alivian con el reposo localizadas en cualquier punto entre el ombligo y las orejas; puede estar asociada con adormecimiento de los brazos o manos.
- Su gravedad y frecuencia no aumentan con el tiempo.
- Por lo general, es causada por lesiones ateromatosas obstuctivas estables.
- Su tratamiento se realiza mediante reposo, nitratos y prevención mediante β-bloqueadores.

Síndromes coronarios agudos

Los pacientes con síndromes coronarios agudos (SICA) tienen cierto grado de obstrucción arterial. El desarrollo de la enfermedad comienza con la rotura o erosión de la placa, una sustancia inestable con gran cantidad de lípidos.

La rotura produce adhesión de plaquetas, formación de coágulos de fibrina y activación de la trombina.

A medida que el trombo progresa, obstruye el flujo. Un trombo recién formado no necesariamente obstruye el flujo sanguíneo. La consecuencia es un desequilibrio en las demandas y el suministro de oxígeno hacia el miocardio. Según la gravedad de la obstrucción, el SICA se clasifica en tres tipos.

Si el paciente tiene angina inestable, el trombo obstruye de manera parcial el vaso sanguíneo. Este tipo de trombo está lleno de plaquetas. El vaso parcialmente obstruido puede tener microtrombos distales que causan necrosis en algunos miocitos.

Si algunos vasos más pequeños sufren isquemia, el paciente tiene mayor riesgo de un infarto de miocardio, el cual puede evolucionar a infarto de miocardio sin elevación del segmento ST (NSTEMI, *non ST elevation miocardial infraction*). Por lo general, sólo sufre daño la capa más interna del corazón.

El infarto de miocardio con elevación del segmento ST (STEMI, *ST elevation miocardial infraction*) se presenta cuando el flujo dimsinuido produce isquemia miocárdica, lesión y necrosis. El daño se extiende por todas las capas del miocardio.

Destrucción del tejido debido a SICA

La lesión del tejido cardíaco sano por isquemia miocárdica depende de la gravedad del SICA y la prontitud con la que se realice el diagnóstico y se proporcione tratamiento.

> La *angina inestable* se refiere a molestias torácicas de inicio reciente, grave y que se presenta más de tres veces al día. El ECG puede ser normal o mostrar cambios que posiblemente indiquen infarto, pero los biomarcadores cardíacos se mantienen en valores normales.

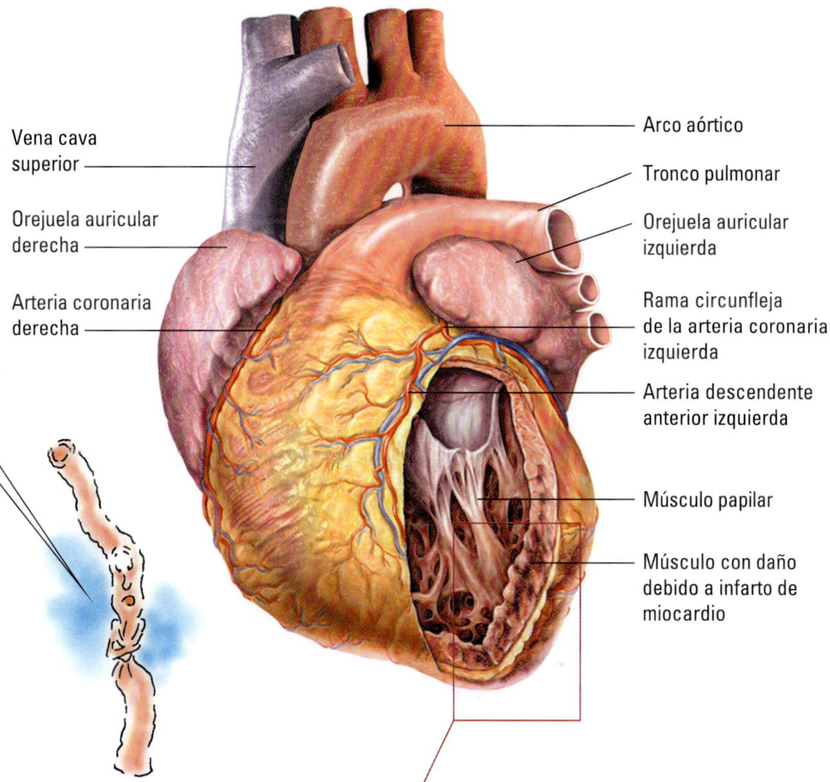

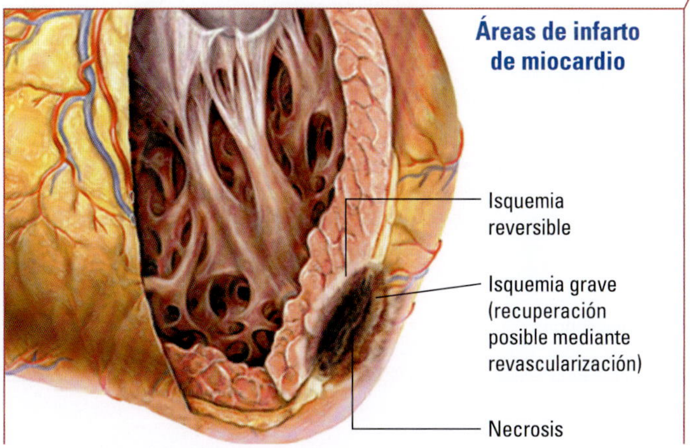

Comparación entre angina inestable e infarto de miocardio

	Angina inestable	Infarto de miocardio
	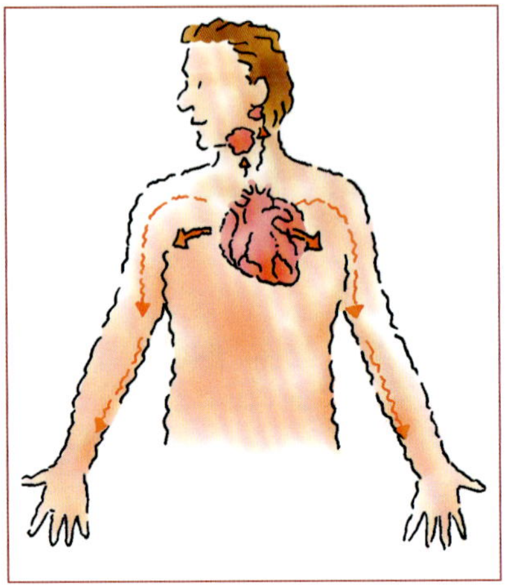	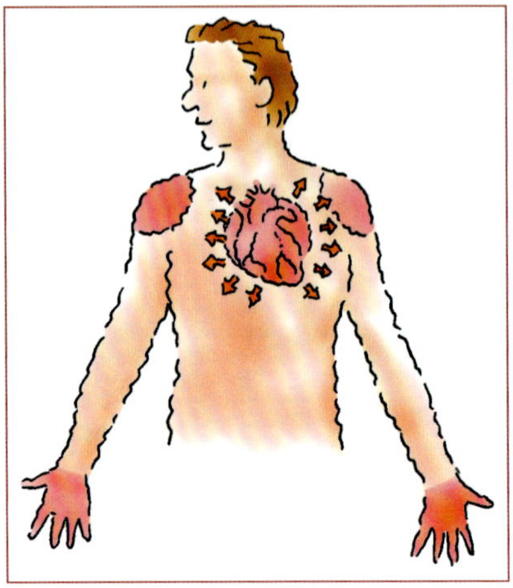
Tipo, localización e irradiación	• Dolor urente y compresivo subesternal o retroesternal que se irradia por el tórax y puede llegar a la parte medial del brazo, cuello, mandíbula o escápula.	• Dolor intenso y persistente subesternal o sobre el pericardio; puede extenderse por todo el tórax y acompañarse de dolor en los hombros y manos; suele describirse como compresivo o aplastante.
Duración del dolor	• 5-15 min	• > 15 min
Situaciones desencadenantes	• Por lo general, se relaciona con esfuerzo, emociones, alimentación o frío.	• Se presenta de manera espontánea. • Puede ser consecuencia de la angina inestable.
Situaciones que lo alivian	• Reposo, nitroglicerina y oxígeno	• Morfina y reperfusión exitosa de la arteria coronaria bloqueada
Síntomas asociados	• Disnea • Mareos • Náuseas • Palpitaciones • Debilidad • Sudoración fría	• Sensación de muerte inminente • Fatiga • Náuseas y vómitos • Disnea • Extremidades frías • Sudoración • Ansiedad
Signos asociados	• Hipotensión o hipertensión • Taquicardia o bradicardia	• Hipotensión o hipertensión • Pulso precordial palpable • Ruidos cardíacos apagados • Arritmias
Biomarcadores cardíacos	• Por lo general, dentro de los rangos normales	• Aumentados

Dolor torácico atípico en mujeres

Las mujeres con arteriopatía coronaria pueden padecer dolor torácico típico, el cual puede presentarse sin relación alguna con la actividad o el estrés. No obstante, también se observan con frecuencia variantes atípicas del dolor torácico, dolor inespecífico o ausencia de dolor.

Ubicación perfecta

Mientras que los hombres suelen informar de dolor compresivo en el centro del tórax, es más probable que las mujeres indiquen que el dolor se encuentra en el brazo u hombro, mandíbula, cuello, garganta, dientes, espalda, debajo del esternón o en el abdomen.

Otros signos y síntomas que pueden percibir las mujeres incluyen náuseas o mareos, disnea, ansiedad inexplicable, debilidad o fatiga, palpitaciones, sudoración fría o palidez.

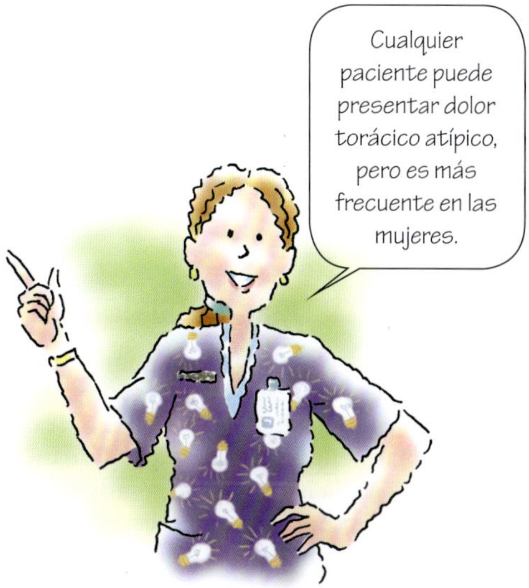
Cualquier paciente puede presentar dolor torácico atípico, pero es más frecuente en las mujeres.

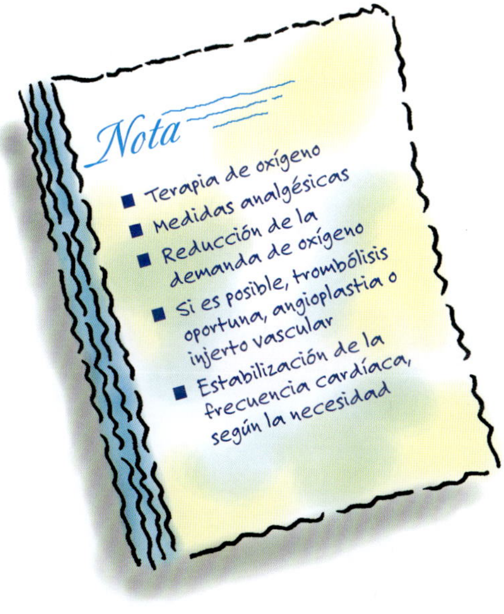
Nota
■ Terapia de oxígeno
■ Medidas analgésicas
■ Reducción de la demanda de oxígeno
■ Si es posible, trombólisis oportuna, angioplastia o injerto vascular
■ Estabilización de la frecuencia cardíaca, según la necesidad

Para recordar

Para recordar las recomendaciones a las pacientes en riesgo, puede ser de ayuda el acrónimo **ALOHA**, diseñado por la AHA para decirle adiós a la cardiopatía:

Análisis de riesgo. Recuerda las cifras clave de colesterol, peso y presión arterial.

Estilo de vida (***L**ifestyle*). Los cambios en el estilo de vida, como dejar de fumar, actividad física y dieta saludable, pueden prevenir la enfermedad cardiovasular y son una prioridad.

Otros métodos de control cuando el cambio en el estilo de vida no es suficiente para reducir el riesgo de cardiopatía. Consulta con el personal médico.

Alto riesgo (***H**igh-risk*). Se debe tratar de inmediato y de forma continua a los pacientes graves y de alto riesgo.

Alejarse del tratamiento hormonal, suplementos multivitamínicos y ácido acetilsalicílico, pues este tipo de tratamiento puede causar más daño que beneficio, en especial en los pacientes con bajo riesgo.

Enfermedades congénitas

Conducto arterioso persistente

El *conducto arterioso* es un vaso sanguíneo fetal que comunica la arteria pulmonar con la aorta descendente. Por lo general, el conducto se cierra en las semanas después del nacimiento. No obstante, el conducto arterioso persistente (CAP) se mantiene permeable y produce un cortocircuito de izquierda a derecha desde la aorta hacia la arteria pulmonar. Como resultado, la sangre arterial vuelve a circular por los pulmones. El CAP se clasifica como un defecto del flujo sanguíneo pulmonar aumentado.

Signos y síntomas

- Disnea con signos de insuficiencia cardíaca (en neonatos)
- Soplo de Gibson
- Gráfica de presión arterial amplia
- Falta de crecimiento y desarrollo

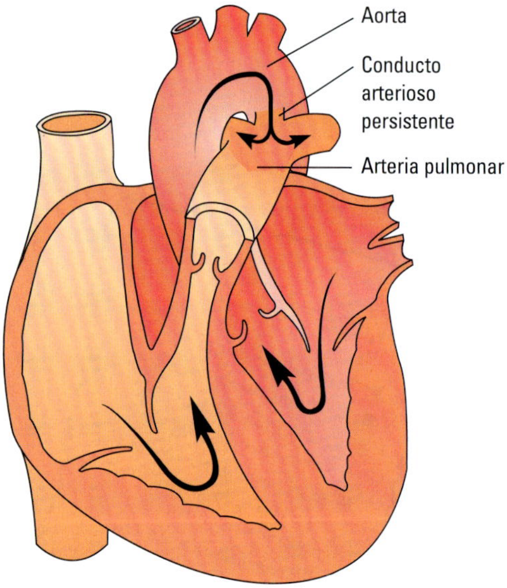

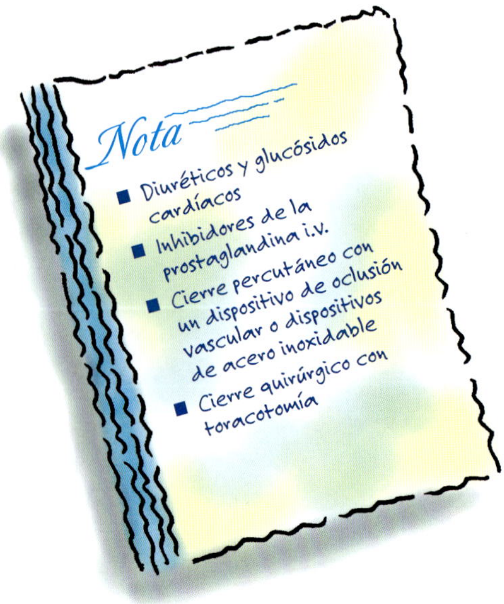

Defecto del tabique auricular

Los *defectos del tabique auricular* (DTA) son aberturas anómalas entre las aurículas. Una abertura pequeña puede causar pocos síntomas. Sin embargo, cuando la abertura es mayor, la presión elevada de la aurícula izquierda puede dirigir gran cantidad de sangre hacia la aurícula derecha, lo que produce una sobrecarga de volumen, hipertrofia auricular y ventricular, e hipertensión pulmonar. Los DTA se clasifican como defectos del flujo sanguíneo pulmonar aumentado y constituyen uno de los defectos congénitos cardíacos más frecuentes.

Signos y síntomas

- Fatiga, disnea, intolerancia al ejercicio, palpitaciones, síncope
- Arritmias
- Soplo protosistólico o mesosistólico, soplo diastólico de tono grave
- Desdoblamiento persistente y amplio de R_2
- Clic sistólico o soplo telesistólico en el ápice
- Acropaquia y cianosis (en el cortocircuito de derecha a izquierda)
- Pulsaciones de la arteria pulmonar palpables

Nota
Tratamiento de las arritmias
Cateterismo cardíaco
Cirugía de corazón abierto

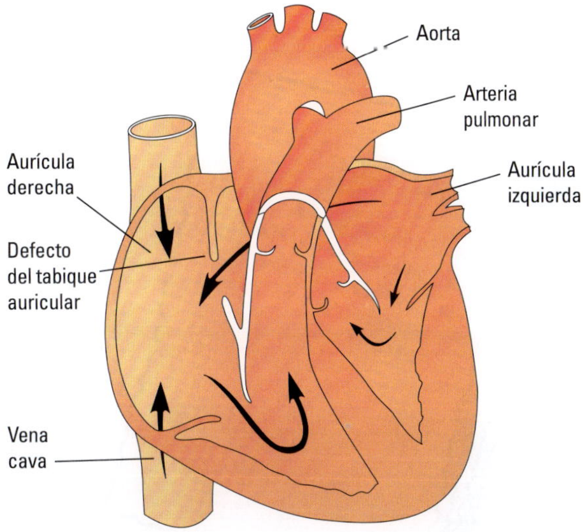

Defecto del tabique ventricular

El *defecto del tabique ventricular* (DTV) es la alteración cardíaca congénita más frecuente y consta de una apertura anómala entre los ventrículos que permite el paso de sangre entre ellos. No siempre es evidente al nacimiento, pues puede ser pequeño y cerrarse de manera espontánea, pero el tabique puede estar ausente por completo y manifestarse como un ventrículo único. Un defecto de gran tamaño sin tratamiento puede causar hipertrofia ventricular derecha, hipertensión pulmonar e insuficiencia cardíaca. El DTV se clasifica como un defecto del flujo sanguíneo pulmonar aumentado.

Signos y síntomas

- Soplo sistólico intenso y áspero
- Fatiga
- Falta de crecimiento y desarrollo
- Cianosis
- Acropaquia
- Hepatomegalia, cardiomegalia y esplenomegalia
- Diaforesis
- Taquicardia
- Respiración ruidosa

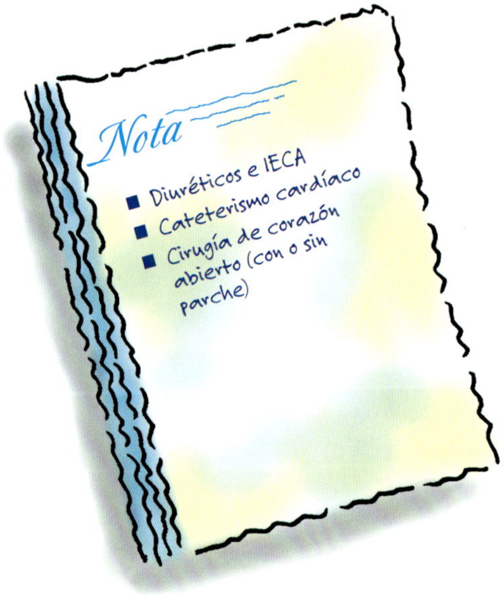
Nota
Diuréticos e IECA
Cateterismo cardíaco
Cirugía de corazón abierto (con o sin parche)

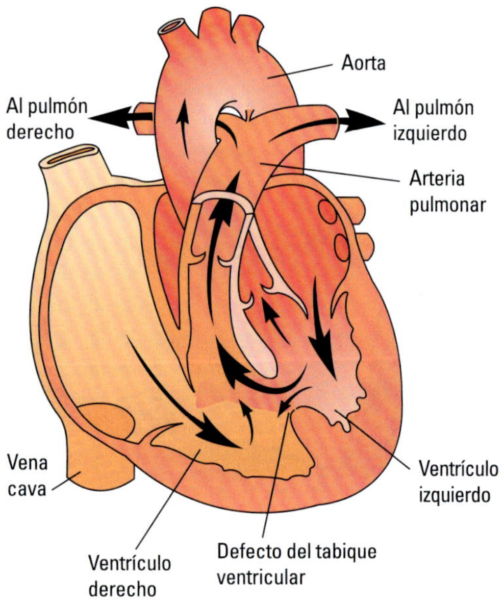

Coartación de la aorta

La *coartación* es un estrechamiento de la aorta, en general por debajo de la arteria subclavia, cerca del sitio donde el ligamento arterioso une la arteria pulmonar y la aorta. Puede derivar del espasmo o constricción del músculo liso en el conducto arterioso a medida que se cierra. El flujo limitado de sangre a través de la aorta estrecha aumenta la presión en el ventrículo izquierdo, lo que causa dilatación de la aorta proximal, hipertrofia ventricular izquierda, aumento de las presiones arteriales en la parte superior del cuerpo y disminución del flujo sanguíneo hacia la parte inferior. El conducto arterioso puede estar permeable. La coartación de la aorta es más frecuente en niños y constituye la principal causa de insuficiencia cardíaca en los primeros meses de vida. Se clasifica como una obstrucción del flujo sanguíneo fuera del corazón.

Signos y síntomas

- Insuficiencia cardíaca
- Pulsos femorales ausentes
- Presión arterial 20 mm Hg mayor en los brazos que en las piernas
- Cefalea
- Vértigo
- Epistaxis

Nota
Digoxina y diuréticos
Control de la hipertensión con β-bloqueadores, IECA o ARA-II
Angiografía con balón
Cirugía

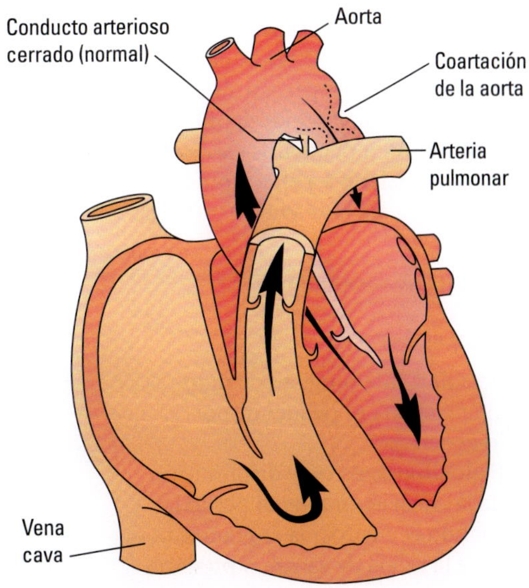

Enfermedades vasculares

Las enfermedades vasculares pueden afectar arterias, venas o ambas. Las alteraciones vasculares incluyen aneurismas, que derivan del debilitamiento de las paredes arteriales, y la enfermedad arterial oclusiva, la cual suele ser el resultado del estrechamiento ateroesclerótico de la luz de una arteria. La tromboflebitis, una alteración venosa, se presenta debido a la inflamación u oclusión de un vaso.

Aneurisma aórtico

- Dilatación anómala o formación de una "bolsa" en el sitio de debilitamiento de la pared arterial.
- Mientras se desarrolla, aumenta la presión lateral, lo cual causa que la luz del vaso aumente y se desacelere el flujo sanguíneo.
- Puede provocar fuerzas hemodinámicas que agregan estrés pulsátil en la pared vascular debilitada y comprimen pequeños vasos que llevan nutrientes a ella. Como resultado, la aorta se vuelve tortuosa.

Signos y síntomas

- Posiblemente ninguno cuando el aneurisma es pequeño (por lo general).
- Dolor, hipotensión y disminución de la circulación arterial periférica cuando el aneurisma es grande, permite la salida de sangre o presiona estructuras internas.
- Dolor dorsal o inguinal, masa abdominal pulsátil en caso de rotura de aneurisma de la aorta abdominal.

Ubicación de los aneurismas aórticos

- Los aneurismas de la sífilis son la variedad habitual en la aorta ascendente, que en general no es afectada por los procesos ateroescleróticos.
- Los aneurismas ateroescleróticos suelen presentarse en la aorta abdominal o las arterias ilíacas.
- Los aneurismas micóticos pueden surgir en cualquier lugar en el que puedan depositarse microorganismos dentro de los vasos sanguíneos.

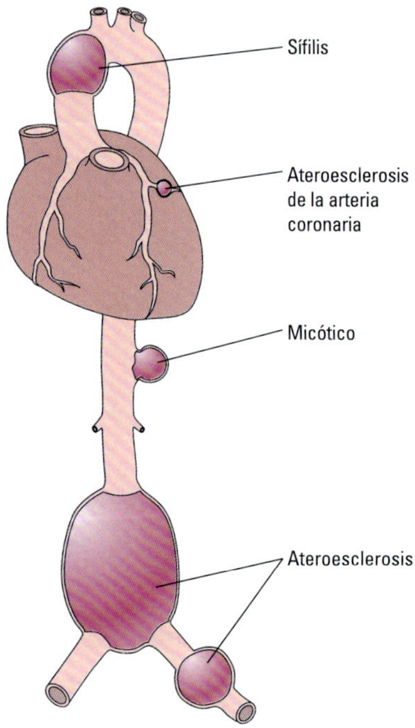

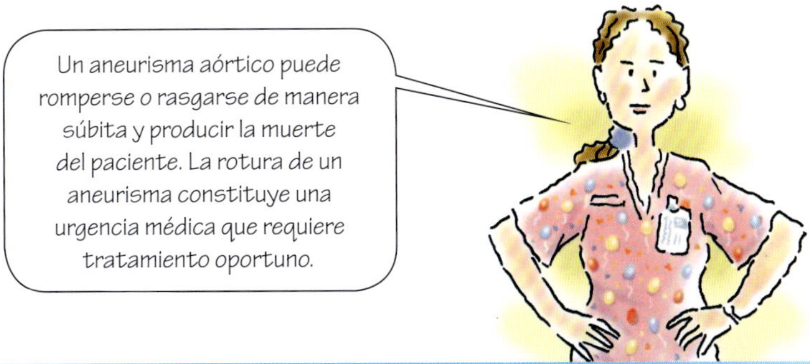
Un aneurisma aórtico puede romperse o rasgarse de manera súbita y producir la muerte del paciente. La rotura de un aneurisma constituye una urgencia médica que requiere tratamiento oportuno.

Tipos

Sacular

Un aneurisma sacular es la protrusión asimétrica de la pared arterial.

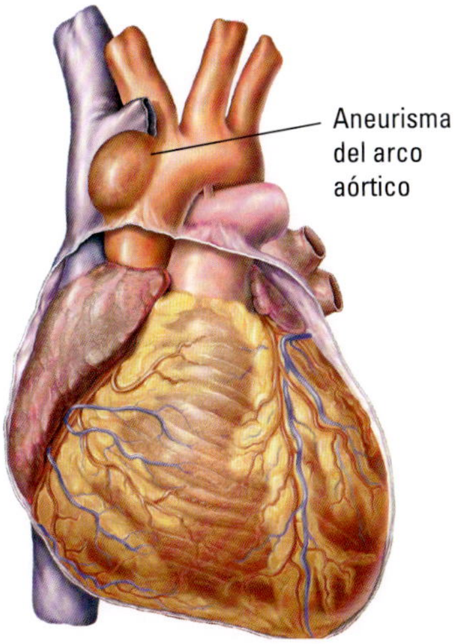

Fusiforme

El aneurisma fusiforme es el crecimiento simétrico en forma de huso de toda la circunferencia aórtica.

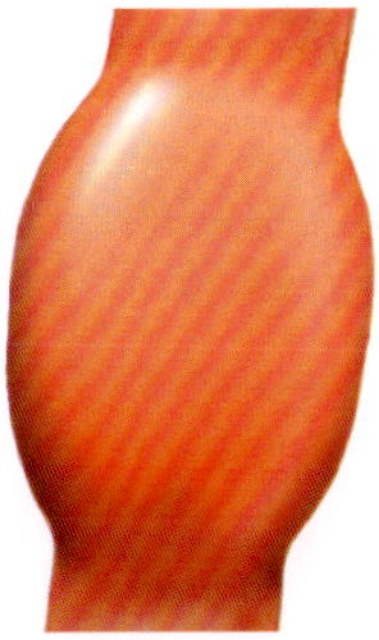

Falso

Un falso aneurisma se presenta cuando toda la pared vascular resulta dañada y ocasiona la rotura de todas las capas arteriales. La sangre sale del vaso, pero es contenida por las estructuras circundantes, produciendo un hematoma pulsátil.

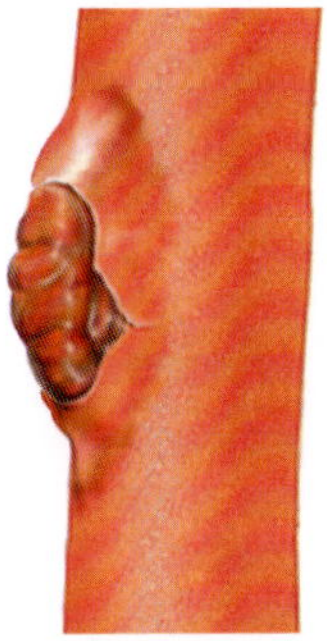

Nota

- Aneurisma asintomático PEQUEÑO (< 4 cm de diámetro): seguimiento cada 6 meses con ecografía, radiografía o tomografía computarizada
- Aneurisma sintomático o GRANDE: resección o reparación endovascular para prevenir la rotura

Arteriopatía oclusiva

La arteriopatía oclusiva es una complicación frecuente de la ateroesclerosis. La obstrucción o estrechamiento de la luz de la aorta y sus principales ramas causa la interrupción del flujo sanguíneo, por lo general hacia las piernas y los pies. Puede afectar las arterias carótidas, vertebrales, mesentéricas y celíacas, y puede ser aguda o crónica. Los factores de riesgo de la arteriopatía oclusiva incluyen hábito tabáquico, envejecimiento, hipertensión, hiperlipidemia, diabetes mellitus y antecedentes de alteraciones vasculares, infarto de miocardio o ictus. Los hombres padecen arteriopatía oclusiva con más frecuencia que las mujeres.

Áreas de la arteriopatía oclusiva

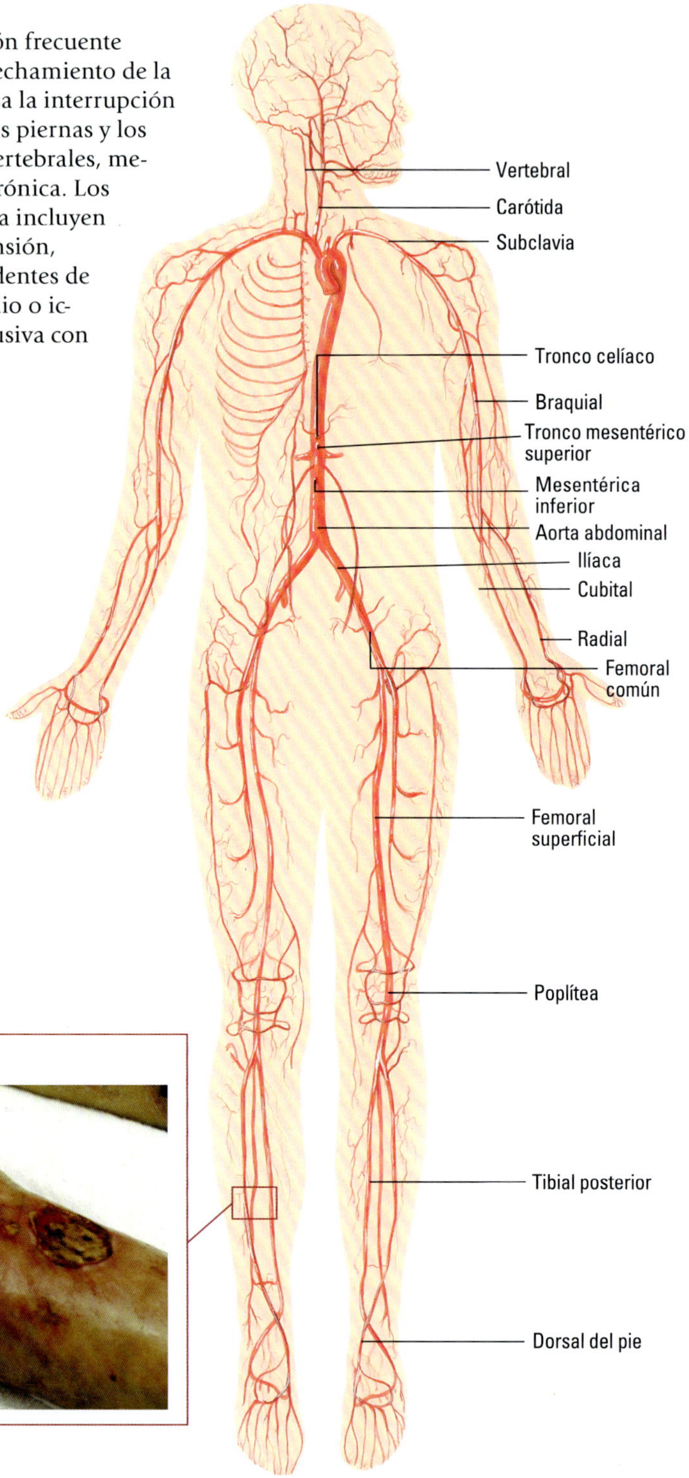

Úlcera arterial

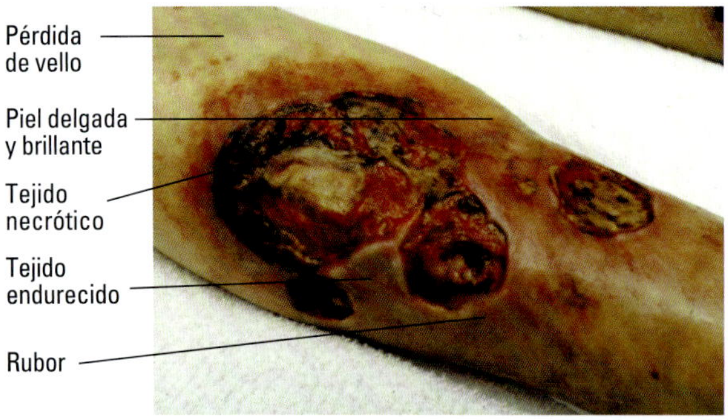

Las 5 "P" de la obstrucción arterial

P*ain* **(dolor)**

Palidez

Pulso ausente

Parestesia

Parálisis

Para recordar

La valoración de la arteriopatía periférica es fácil. Recuerda que los signos y síntomas son como **PARCHES**:

Pulso ausente

Aspecto alterado de la extremidad

Regiones con temperatura diferente

Capilares con reperfusión lenta

Hardness (endurecimiento del tejido)

Edema (leve)

Sensibilidad alterada (dolor, hormigueo, adormecimiento)

Tratamiento de la arteriopatía oclusiva

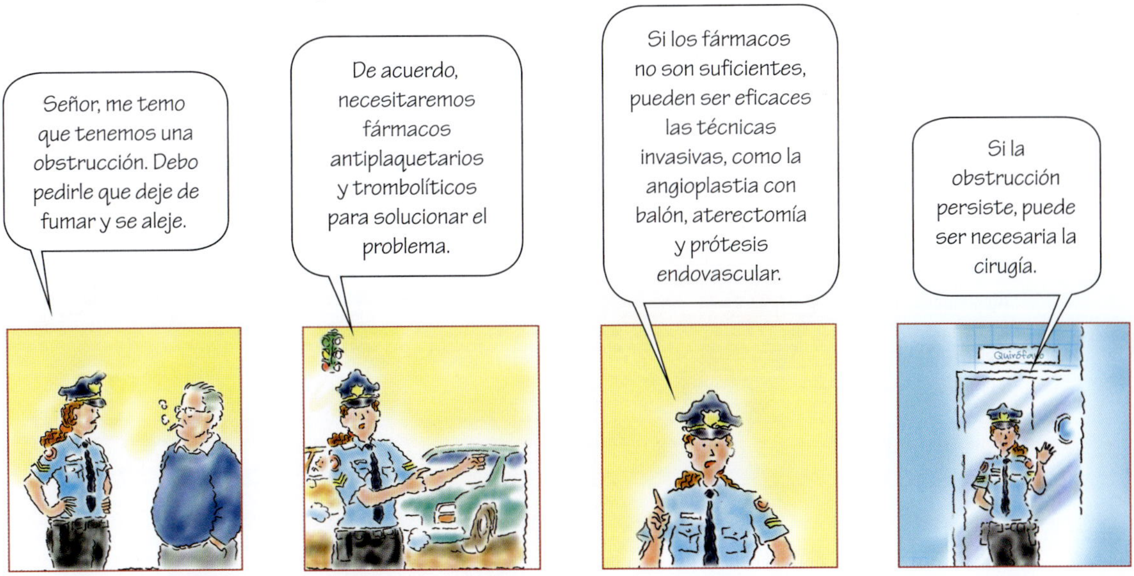
Señor, me temo que tenemos una obstrucción. Debo pedirle que deje de fumar y se aleje.
De acuerdo, necesitaremos fármacos antiplaquetarios y trombolíticos para solucionar el problema.
Si los fármacos no son suficientes, pueden ser eficaces las técnicas invasivas, como la angioplastia con balón, aterectomía y prótesis endovascular.
Si la obstrucción persiste, puede ser necesaria la cirugía.

Tromboflebitis

La *tromboflebitis* es una enfermedad que se caracteriza por la inflamación y formación de trombos dentro de las venas. La alteración en el revestimiento epitelial causa agregación plaquetaria y acumulación de eritrocitos, leucocitos y más plaquetas dentro de la fibrina. El trombo desencadena un proceso químico e inflamatorio dentro del epitelio vascular que conduce a fibrosis capaz de obstruir la luz vascular o producir embolias.

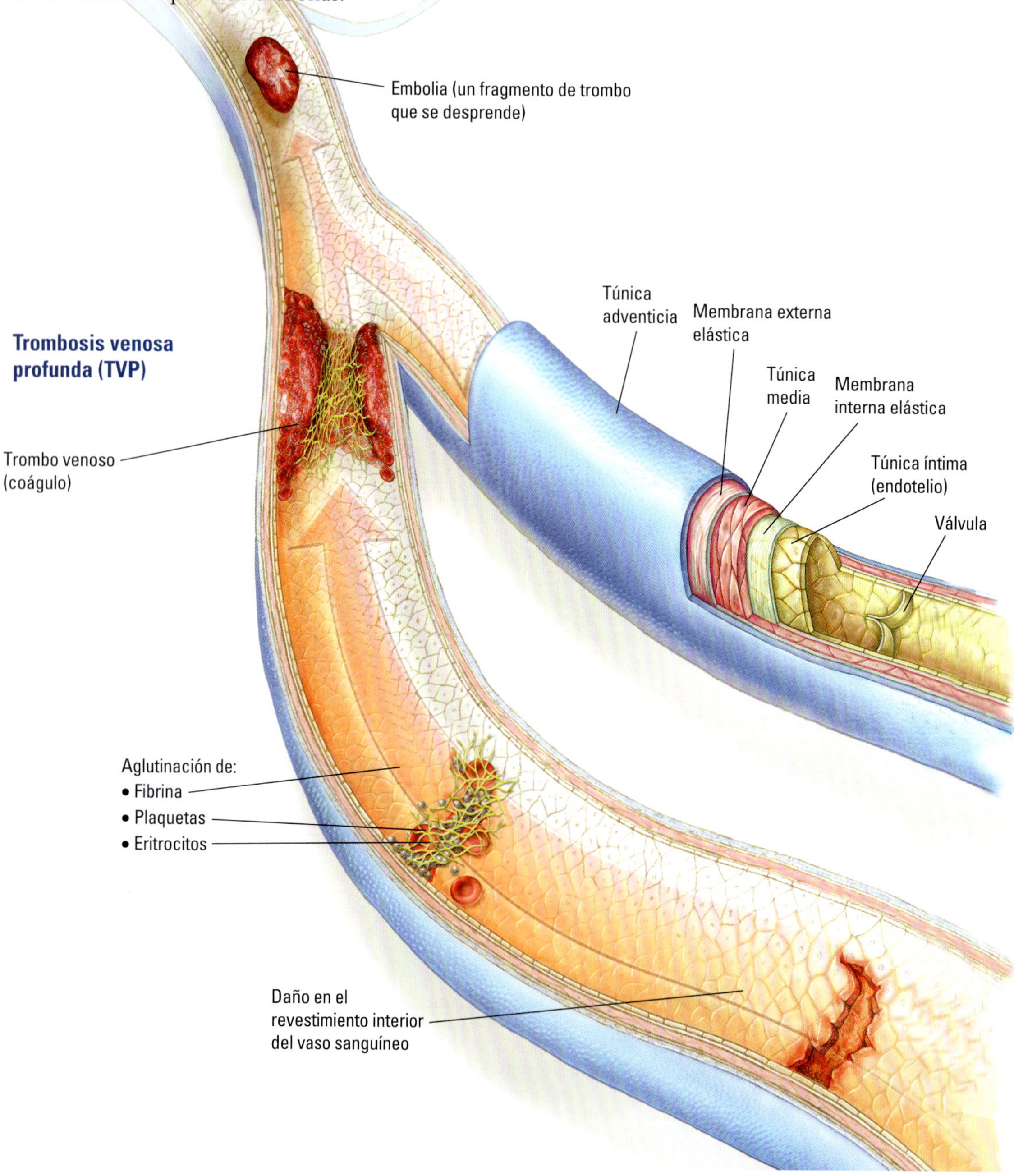

La *tromboflebitis superficial* (subcutánea) suele ser autolimitada y no causar embolia pulmonar.

Signos y síntomas de tromboflebitis superficial

A lo largo de la vena afectada:

- Calor
- Dolor y sensibilidad
- Edema
- Enrojecimiento e induración

La *trombosis venosa profunda* (intramuscular) puede afectar las venas tanto pequeñas como grandes, como la cava, femorales, ilíacas y subclavias. Con frecuencia es progresiva y puede culminar en embolia pulmonar, una enfermedad potencialmente mortal.

Signos y síntomas de trombosis venosa profunda

- Fiebre y escalofríos
- Malestar general
- Sensibilidad y dolor graves
- Edema en la extremidad afectada
- Cianosis en el extremo distal debido a la obstrucción
- Signo de Homans positivo (aunque las investigaciones han demostrado que este signo no es confiable debido a que no es sensible ni específico para el diagnóstico de TVP) (Ambesh, Obiagwu, & Shetty, 2017)

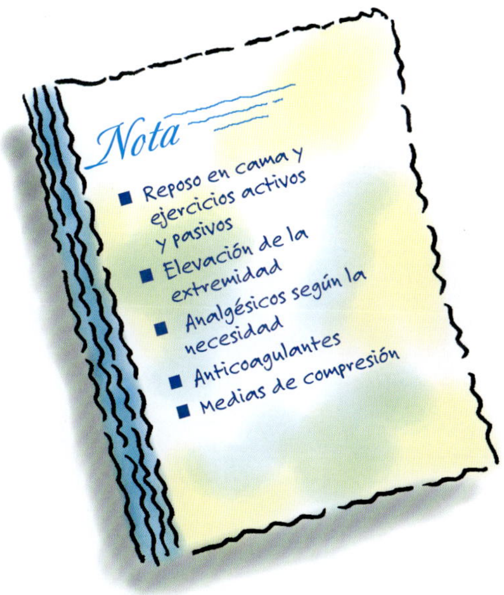
Nota
Reposo en cama y ejercicios activos y pasivos
Elevación de la extremidad
Analgésicos según la necesidad
Anticoagulantes
Medias de compresión

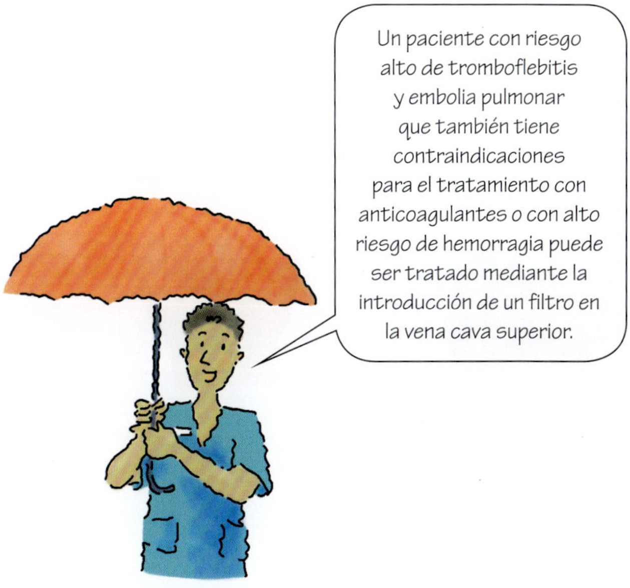
Un paciente con riesgo alto de tromboflebitis y embolia pulmonar que también tiene contraindicaciones para el tratamiento con anticoagulantes o con alto riesgo de hemorragia puede ser tratado mediante la introducción de un filtro en la vena cava superior.

Preguntas de autoevaluación

La respuesta está en las palabras

Utiliza las pistas para descifrar los nombres de tres alteraciones cardiovasculares frecuentes. Después, emplea las letras circuladas para contestar la pregunta.

Pregunta: ¿Qué variante de la hipertensión, conocida como ***hipertensión primaria***, es la más frecuente?

1. Inflamación difusa del músculo cardíaco: mitacosridi

___ (___) ___ ___ ___ ___ ___ ___ ___ ___ (___)

2. Bombeo cardíaco ineficaz: suciefinciina cardíaca

___ (___) ___ ___ ___ ___ ___ ___ (___) ___ (___) ___ ___

3. Debilidad en la pared arterial: maiersaun aórtico

___ ___ (___) ___ ___ ___ ___ ___ (___)

Respuesta: ___ ___ ___ ___ ___ ___ ___ _l_

En pares

Une los tres tipos de aneurisma que se muestran con sus nombres.

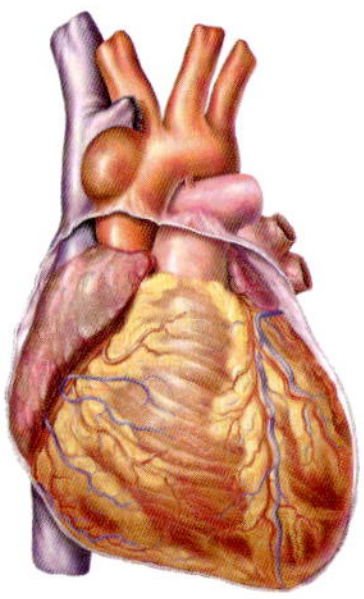

1. ____________

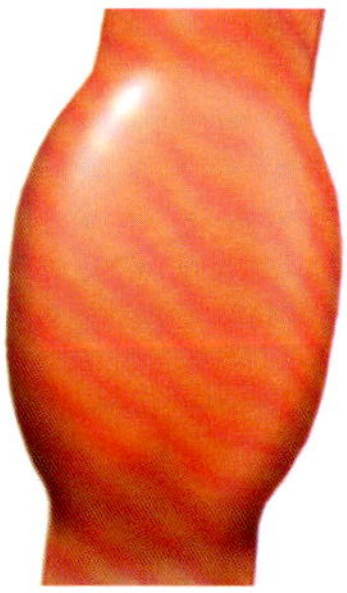

2. ____________

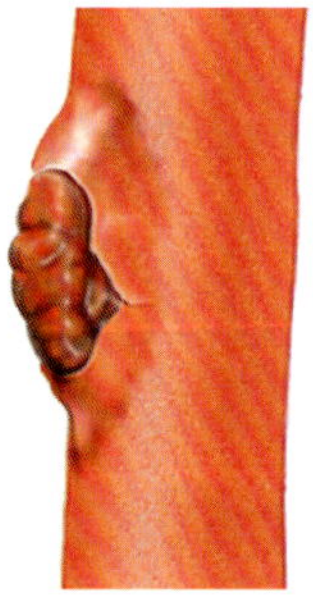

3. ____________

A. Sacular

B. Fusiforme

C. Falso

Respuestas: La respuesta está en las palabras: 1. Miocarditis, 2. Insuficiencia cardíaca, 3. Aneurisma aórtico; Pregunta: Esencial. En pares: 1A, 2B, 3C.

Bibliografía

Ambesh, P., Obiagwu, C., & Shetty, V. Homan's Sign for Deep Vein Thrombosis: A Grain of Salt? *Indian Heart Journal* 69(3):418–419, 2017.

Baddour, L.M., Wilson, W.R., Bayer, A.S., Fowler, V.G., Jr., Tleyjeh, I.M., Rybak, M.J., ... Stroke Council. Infective Endocarditis in Adults: Diagnosis, Antimicrobial Therapy, and Management of Complications: A Scientific Statement for Healthcare Professionals from the American Heart Association, *Circulation* 132(15):1435–1486, 2015. doi:10.1161/CIR.0000000000000296

Domino, F.J. ed. *5-Minute Clinical Consult,* 25th ed. Philadelphia: Lippincott Williams & Wilkins Health, 2017.

Fihn, S.D., Blankenship, J.C., Alexander, K.P., Bittl, J.A., Byrne, J.G., Fletcher, B.J., ... Society of Thoracic Surgeons. 2014 ACC/AHA/AATS/PCNA/SCAI/STS Focused Update of the Guideline for the Diagnosis and Management of Patients with Stable Ischemic Heart Disease: A Report of the American College of Cardiology/American Heart Association Task Force on Practice Guidelines, and the American Association for Thoracic Surgery, Preventive Cardiovascular Nurses Association, Society for Cardiovascular Angiography and Interventions, and Society of Thoracic Surgeons, *Journal of Thoracic and Cardiovascular Surgery* 149(3):e5-23, 2015. doi:10.1016/j.jtcvs.2014.11.002

Gerhard-Herman, M.D., Gornik, H.L., Barrett, C., Barshes, N.R., Corriere, M.A., Drachman, D.E., ... Walsh, M.E. 2016 AHA/ACC Guideline on the Management of Patients with Lower Extremity Peripheral Artery Disease: A Report of the American College of Cardiology/American Heart Association Task Force on Clinical Practice Guidelines, *Circulation* 135(12):e726–e779, 2017. doi:10.1161/CIR.0000000000000471

Gersh, B.J., Maron, B.J., Bonow, R.O., Dearani, J.A., Fifer, M.A., Link, M.S., ... Society of Thoracic Surgeons. 2011 ACCF/AHA Guideline for the Diagnosis and Treatment of Hypertrophic Cardiomyopathy: Executive Summary: A Report of the American College of Cardiology Foundation/American Heart Association Task Force on Practice Guidelines. *Circulation* 124(24):2761–2796, 2011. doi:10.1161/CIR.0b013e318223e230

Hiratzka, L.F., Bakris, G.L., Beckman, J.A., Bersin, R.M., Carr, V.F., Casey, D.E., Jr., ... Society for Vascular Medicine. 2010 ACCF/AHA/AATS/ACR/ASA/SCA/SCAI/SIR/STS/SVM Guidelines for the Diagnosis and Management of Patients with Thoracic Aortic Disease: A Report of the American College of Cardiology Foundation/American Heart Association Task Force on Practice Guidelines, American Association for Thoracic Surgery, American College of Radiology, American Stroke Association, Society of Cardiovascular Anesthesiologists, Society for Cardiovascular Angiography and Interventions, Society of Interventional Radiology, Society of Thoracic Surgeons, and Society for Vascular Medicine, *Circulation* 121(13):e266–369, 2010. doi:10.1161/CIR.0b013e3181d4739e

James, P.A., Oparil, S., Carter, B.L., Cushman, W.C., Dennison-Himmelfarb, C., Handler, J., … Ortiz, E. 2014 Evidence-Based Guideline for the Management of High Blood Pressure in Adults: Report from the Panel Members Appointed to the Eighth Joint National Committee (JNC 8), *JAMA* 311(5):507–520, 2014. doi:10.1001/jama.2013.284427

Kearon, C., Akl, E.A., Ornelas, J., Blaivas, A., Jimenez, D., Bounameaux, H., … Moores, L. Antithrombotic Therapy for VTE Disease: CHEST Guideline and Expert Panel Report, *Chest* 149(2):315–352, 2016. doi:10.1016/j.chest.2015.11.026

Kindermann, I., Barth, C., Mahfoud, F., Ukena, C., Lenski, M., Yilmaz, A., … Bohm, M. Update on Myocarditis, *J Am Coll Cardiol* 59(9):779–792, 2012. doi:10.1016/j.jacc.2011.09.074

Kumar, V., Abbas, A.K., Aster, J.C., & Perkins, J.A. *Robbins Basic Pathology*, 10th ed. Philadelphia: Elsevier, 2017.

Lilly, L.S. Treatment of Acute and Recurrent Idiopathic Pericarditis, *Circulation* 127(16):1723–1726, 2013. doi:10.1161/CIRCULATIONAHA.111.066365

Mann, D.L., Zipes, D.P., Libby, P., Bonow, R.O., & Braunwald, E. *Braunwald's Heart Disease: A Textbook of Cardiovascular Medicine*, 10th ed. Philadelphia: Elsevier/Saunders, 2015.

Nishimura, R.A., Otto, C.M., Bonow, R.O., Carabello, B.A., Erwin, J.P., III, Fleisher, L.A., … Thompson, A. 2017 AHA/ACC Focused Update of the 2014 AHA/ACC Guideline for the Management of Patients with Valvular Heart Disease: A Report of the American College of Cardiology/American Heart Association Task Force on Clinical Practice Guidelines, *Circulation* 2017. doi:10.1161/CIR.0000000000000503

Nishimura, R.A., Otto, C.M., Bonow, R.O., Carabello, B.A., Erwin, J.P., III Guyton, R.A., … American College of Cardiology/American Heart Association Task Force on Practice, Guidelines. 2014 AHA/ACC Guideline for the Management of Patients with Valvular Heart Disease: Executive Summary: A Report of the American College of Cardiology/American Heart Association Task Force on Practice Guidelines, *J Am Coll Cardiol* 63(22):2438–2488, 2014. doi:10.1016/j.jacc.2014.02.537

O'Gara, P.T., Kushner, F.G., Ascheim, D.D., Casey, D.E., Jr., Chung, M.K., de Lemos, J.A., … American College of Cardiology Foundation/American Heart Association Task Force on Practice Guidelines. 2013 ACCF/AHA Guideline for the Management of ST-elevation Myocardial Infarction: A Report of the American College of Cardiology Foundation/American Heart Association Task Force on Practice Guidelines, *Circulation* 127(4):e362–425, 2013. doi:10.1161/CIR.0b013e3182742cf6

Taichman, D.B., Ornelas, J., Chung, L., Klinger, J.R., Lewis, S., Mandel, J., … Badesch, D.B. Pharmacologic Therapy for Pulmonary Arterial Hypertension in Adults: CHEST Guideline and Expert Panel Report, *Chest* 146(2):449–475, 2014. doi:10.1378/chest.14-0793

Warnes, C.A., Williams, R.G., Bashore, T.M., Child, J.S., Connolly, H.M., Dearani, J.A., … Webb, G.D. ACC/AHA 2008 Guidelines for the Management of Adults with Congenital Heart Disease: A Report of the American College of Cardiology/American Heart Association Task Force on Practice Guidelines (Writing Committee to Develop Guidelines on the Management of Adults with Congenital Heart Disease), *Circulation* 118(23):e714–833, 2008. doi:10.1161/CIRCULATIONAHA.108.190690

Yancy, C.W., Jessup, M., Bozkurt, B., Butler, J., Casey, D.E., Jr., Colvin, M.M., ... Westlake, C. 2017 ACC/AHA/HFSA Focused Update of the 2013 ACCF/AHA Guideline for the Management of Heart Failure: A Report of the American College of Cardiology/American Heart Association Task Force on Clinical Practice Guidelines and the Heart Failure Society of America, *Circulation* 2017. doi:10.1161/CIR.0000000000000509

Capítulo 7

Complicaciones

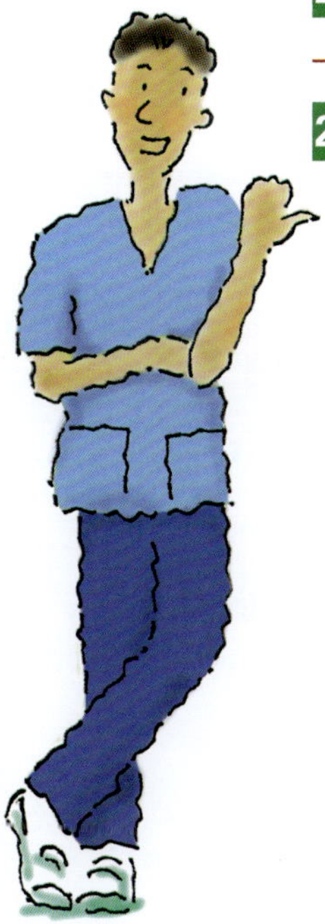
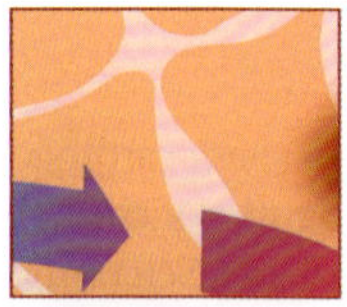
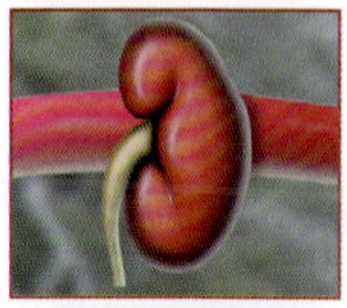
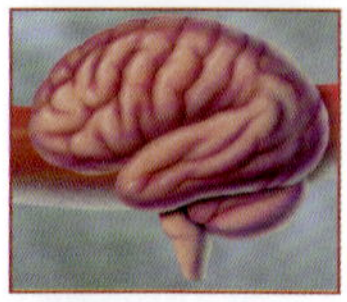
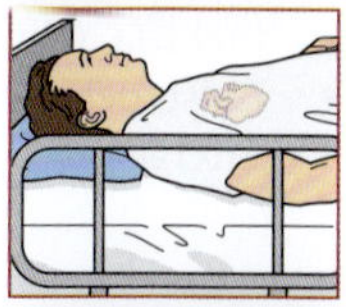
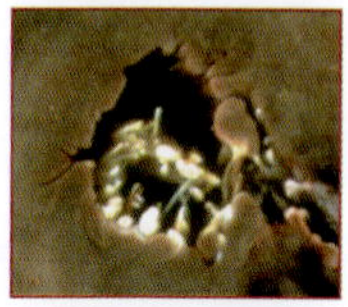
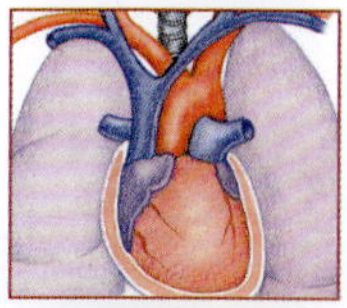
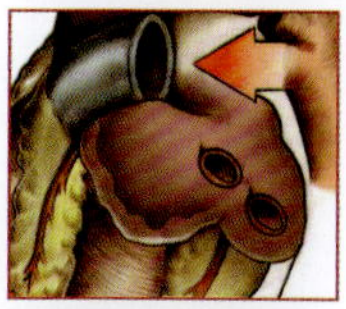
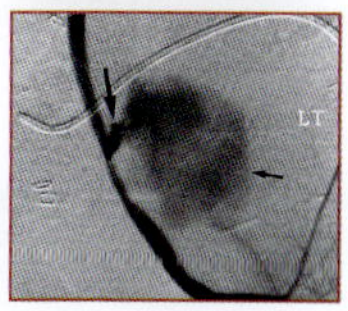

Shock cardiógeno

El *shock* cardiógeno suele ser una complicación mortal de diversos trastornos agudos y crónicos que desencadenan una descompensación cardíaca. Puede derivar de cualquier enfermedad que cause mal funcionamiento del ventrículo izquierdo. Se reduce el gasto cardíaco a pesar de que el volumen sea todavía el adecuado. La disminución del gasto cardíaco produce vasoconstricción, que lo reduce aún más, así como la perfusión tisular. La reducción de la perfusión tisular genera metabolismo anaerobio y acidosis láctica. El infarto agudo de miocardio es la causa más frecuente de *shock* cardiógeno. Otras causas de esta complicación incluyen estenosis e insuficiencia valvulares y miocardiopatía.

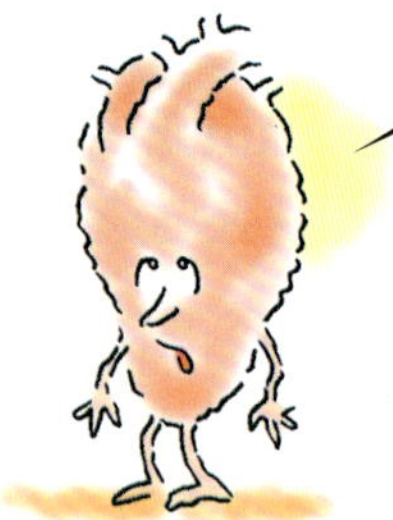

Signos y síntomas

- Cianosis
- Estertores
- Acidosis metabólica
- Piel fría, pálida y húmeda
- Pulso débil y filiforme
- Alteración de la actividad mental

AUMENTO

- Frecuencia cardíaca
- Frecuencia respiratoria
- Presión arterial pulmonar (PAP) y presión en cuña
- Péptido auricular natriurético de tipo B (PANB)
- Lactato

DISMINUCIÓN

- Presión sistólica (< 80 mm Hg)
- Gasto urinario (< 20 mL/h)
- Presión de pulso
- Índice cardíaco
- Saturación de oxígeno

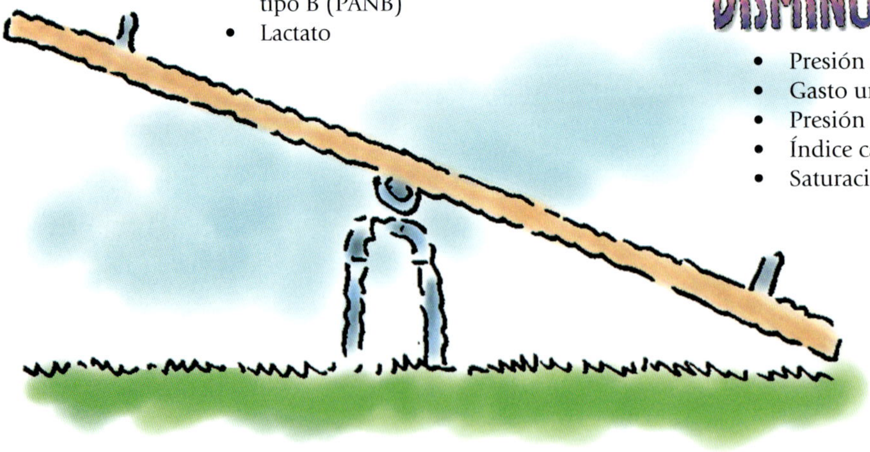

Ciclo de descompensación

Después de un infarto de miocardio, incluso una pequeña disminución del gasto cardíaco y la presión arterial pueden iniciar el ciclo de deterioro cardíaco y causar *shock* cardiógeno.

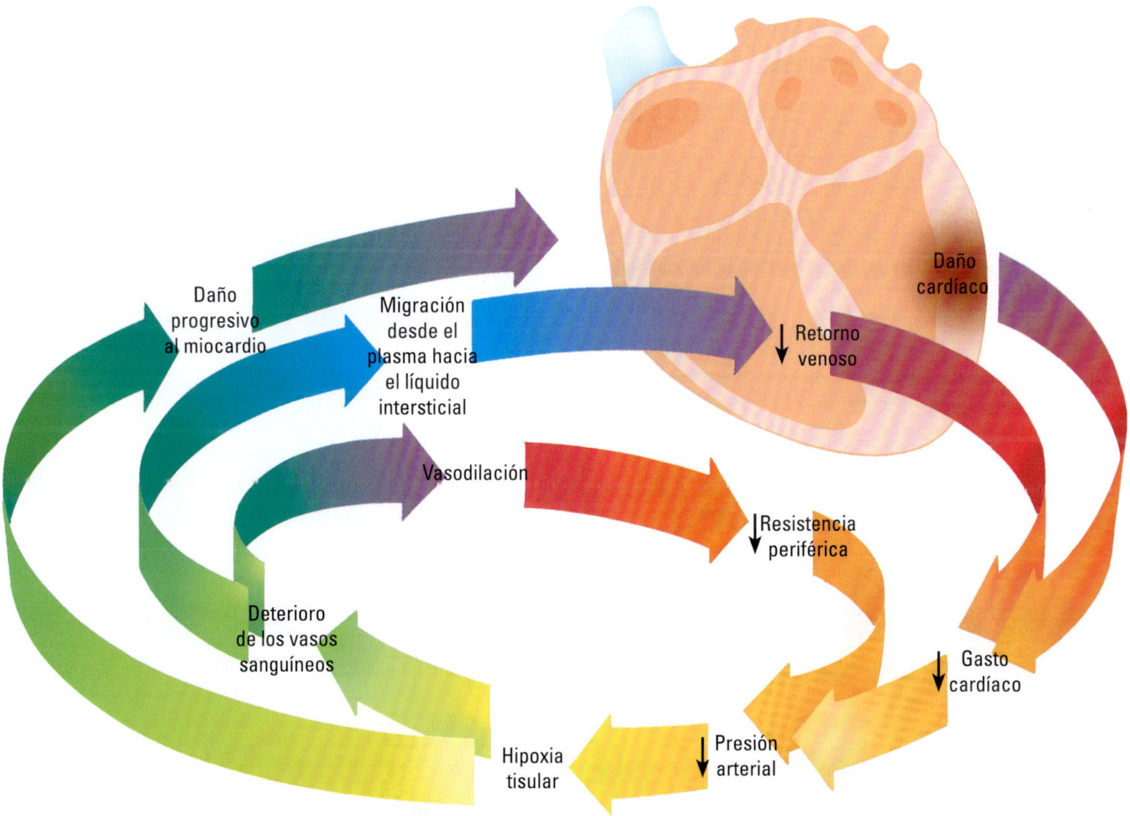

Anomalías hemodinámicas en el *shock* cardiógeno

Parámetro	Valor anómalo
Presión auricular derecha	6-10 mm Hg
Presión ventricular derecha	40-50/6-15 mm Hg
PAP	50/25-30 mm Hg
Presión en cuña	25-40 mm Hg
Gasto cardíaco	< 4 L/min
Índice cardíaco	< 2.5 L/min/m^2
Resistencia vascular periférica	> 2000 dinas/s/cm^{-5}

Para recordar

Para recordar el protocolo del tratamiento del *shock* cardiógeno, recuerda el **ABC** (más **DE**).

Vía **A**érea: manejo de la vía aérea, posiblemente con ventilación mecánica.

Respiración (***B****reathinig*): terapia con alto flujo de oxígeno.

Circulación: monitorización y mantenimiento mediante vías intravenosas (i.v.) de gran calibre.

Fármacos (***D****rugs*): para incrementar el gasto cardíaco y estabilizar hemodinámicamente al paciente.

Emergencia: tratamiento de emergencia con BIAB, DAV o cirugía.

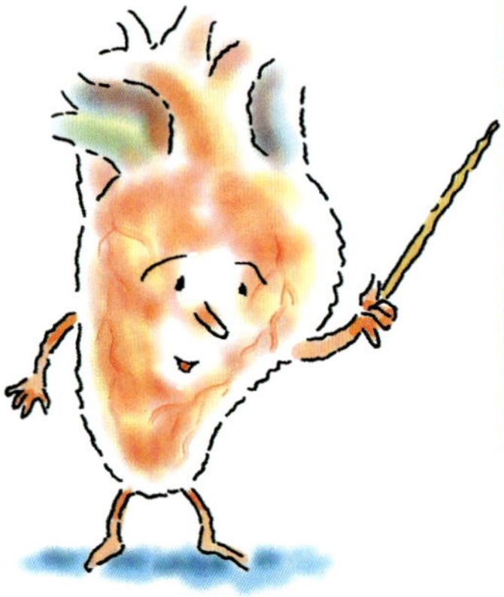

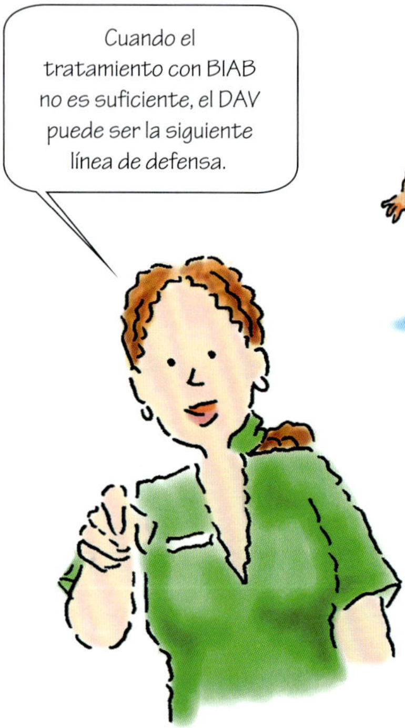
Cuando el tratamiento con BIAB no es suficiente, el DAV puede ser la siguiente línea de defensa.

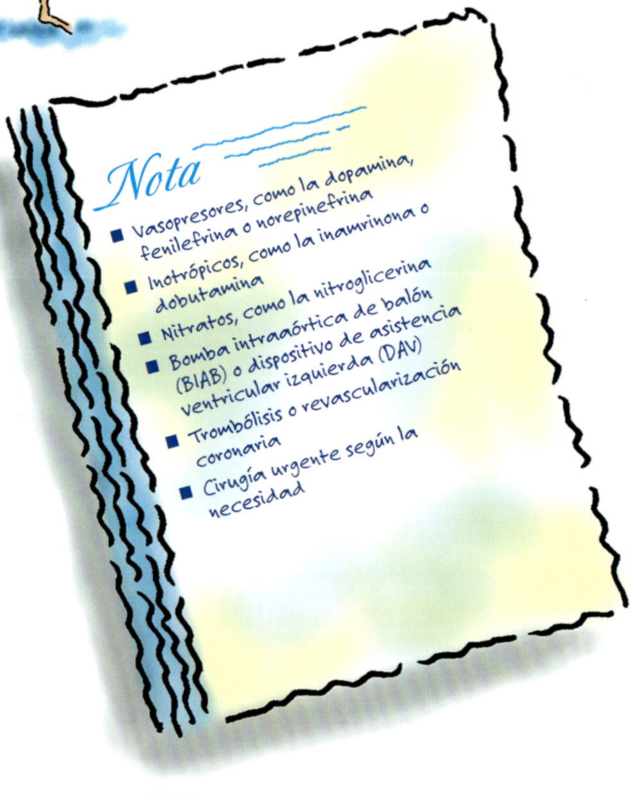
Nota
Vasopresores, como la dopamina, fenilefrina o norepinefrina
Inotrópicos, como la inamrinona o dobutamina
Nitratos, como la nitroglicerina
Bomba intraaórtica de balón (BIAB) o dispositivo de asistencia ventricular izquierda (DAV)
Trombólisis o revascularización coronaria
Cirugía urgente según la necesidad

Shock hipovolémico

En el *shock* hipovolémico, la reducción del volumen circulatorio causa que la perfusión tisular sea inadecuada e insuficiente. La pérdida del volumen da lugar a un menor retorno venoso hacia la aurícula derecha. En consecuencia, disminuye el volumen del gasto cardíaco. El *shock* hipovolémico puede causar pérdida aguda de sangre (cerca del 20% del volumen total), la cual puede ser consecuencia de:

- Hemorragia gastrointestinal, hemorragia interna o externa, o cualquier otra patología que disminuya el volumen intravascular o la cantidad de líquido en el cuerpo.
- Deshidratación por sudoración excesiva, diarrea grave, vómito prolongado, diabetes insípida, diuresis o ingreso hídrico insuficiente.

Atrapado en el espacio

El *paso de líquidos al tercer espacio* también puede causar *shock* hipovolémico. Puede presentarse en las cavidades abdominal (ascitis), pleurales o pericárdica. La migración de líquidos al tercer espacio se puede presentar en enfermedades como la obstrucción intestinal, peritonitis, pancreatitis aguda y quemaduras.

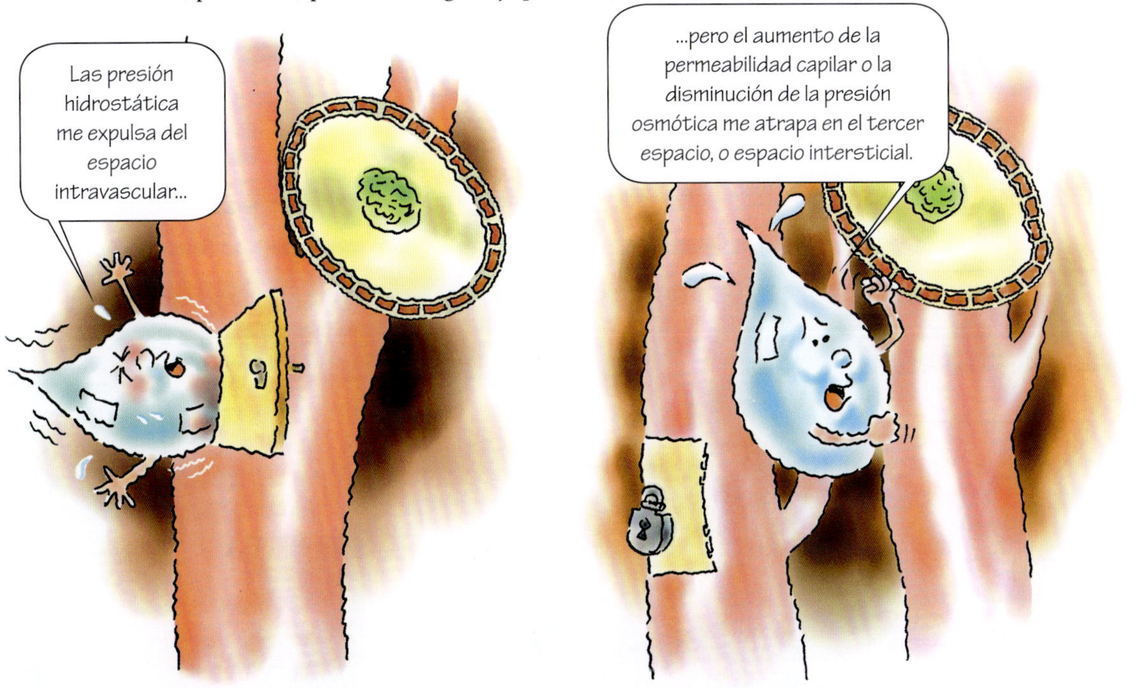

Cómo se presenta el *shock* hipovolémico

El cuerpo intenta compensar la pérdida de líquidos, pero sin tratamiento oportuno los mecanismos de compensación no pueden mantener la circulación durante mucho tiempo. La presión arterial disminuye de forma importante, así como la perfusión tisular. Los signos y síntomas que muestran los pacientes dependen de la cantidad de líquido que pierden. Mantente alerta para detectar las siguientes situaciones posibles:

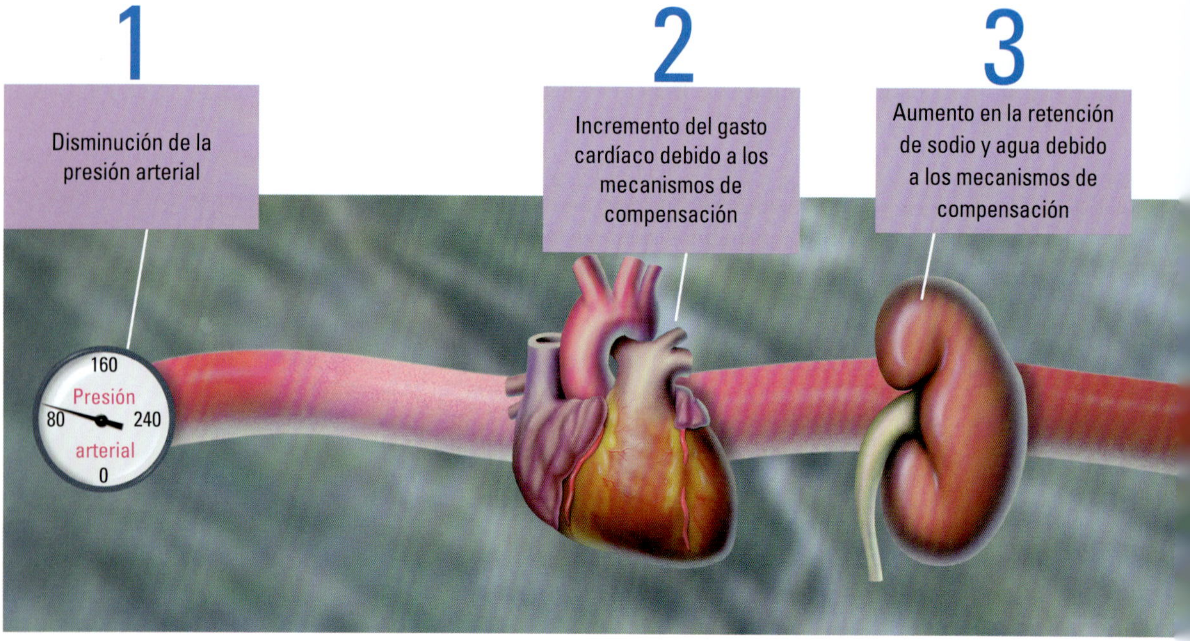

Estimación de la pérdida hídrica

Los cambios en la presión arterial, frecuencia cardíaca, gasto urinario, estado mental y estado general de la piel indican si la pérdida es leve, moderada o grave.

Clave:
- Verde = Pérdida hídrica leve
- Morado = Pérdida hídrica moderada
- Azul = Pérdida hídrica grave

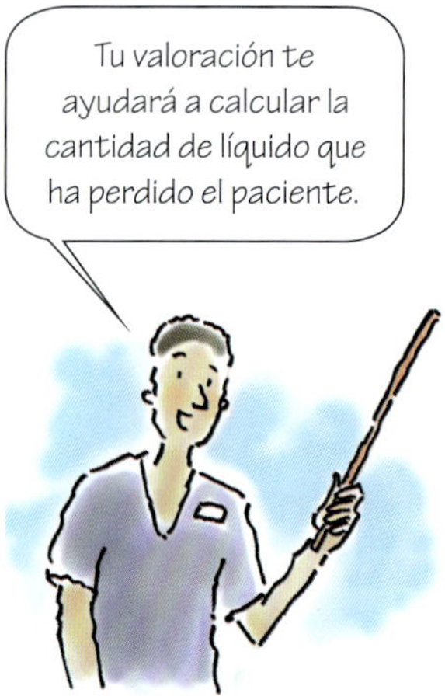

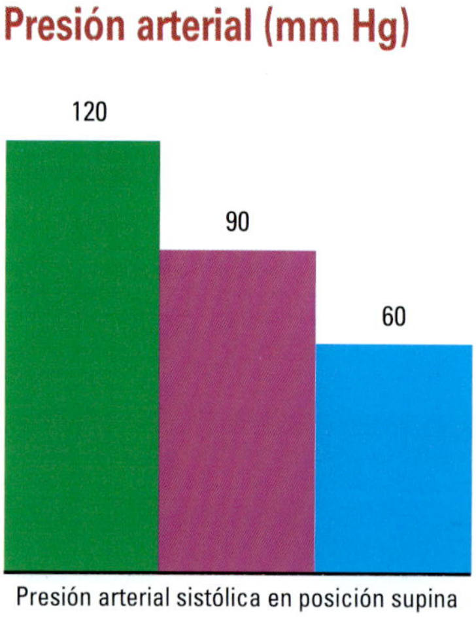

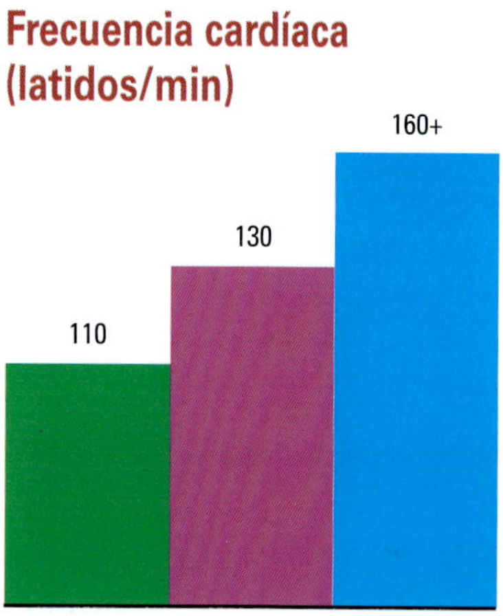

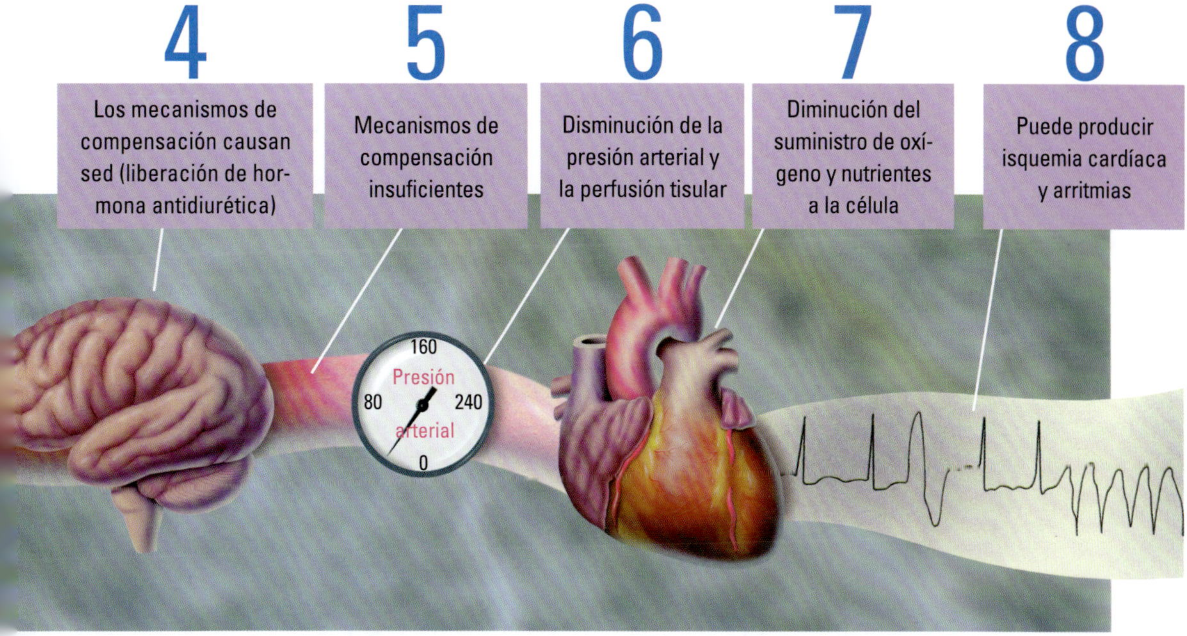

4
Los mecanismos de compensación causan sed (liberación de hormona antidiurética)
5
Mecanismos de compensación insuficientes
6
Disminución de la presión arterial y la perfusión tisular
7
Diminución del suministro de oxígeno y nutrientes a la célula
8
Puede producir isquemia cardíaca y arritmias
160
Presión
80
240
arterial
0

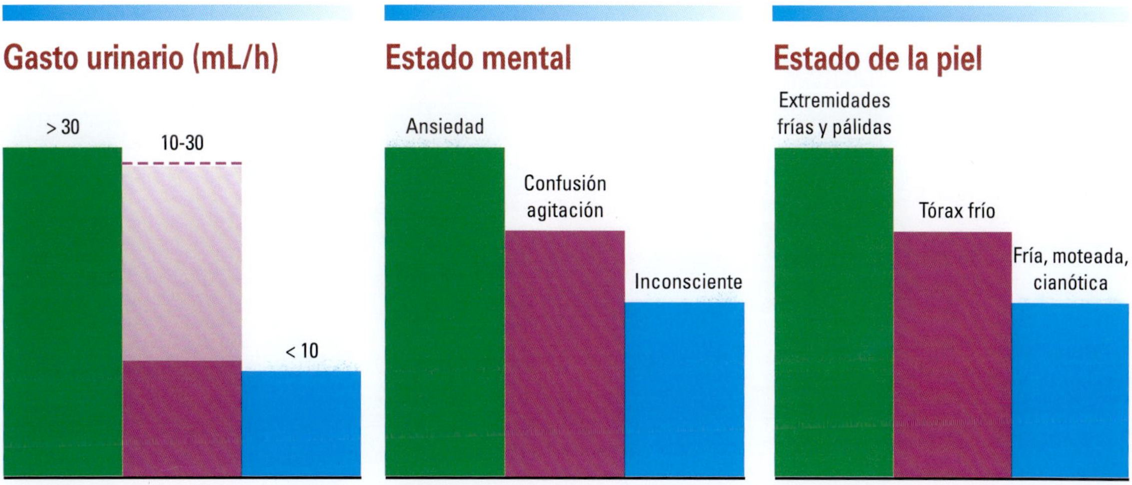

Gasto urinario (mL/h)
> 30
10-30
< 10
Estado mental
Ansiedad
Confusión agitación
Inconsciente
Estado de la piel
Extremidades frías y pálidas
Tórax frío
Fría, moteada, cianótica

Signos y síntomas

- Cianosis
- Acidosis metabólica
- Piel fría, pálida y húmeda
- Pulso débil y filiforme
- Hipotensión ortostática

AUMENTO

- Frecuencia cardíaca
- Frecuencia respiratoria
- Densidad urinaria
- Valores de lactato, creatinina y urea
- Consciencia alterada

DISMINUCIÓN

- Presión de pulso
- Gasto urinario (menor de 25 mL/h)
- Presión arterial
- Presión venosa central (PVC), PAP, presión en cuña y gasto cardíaco
- Valores de hemoglobina y hematócrito (si la hipovolemia se debe a hemorragia)

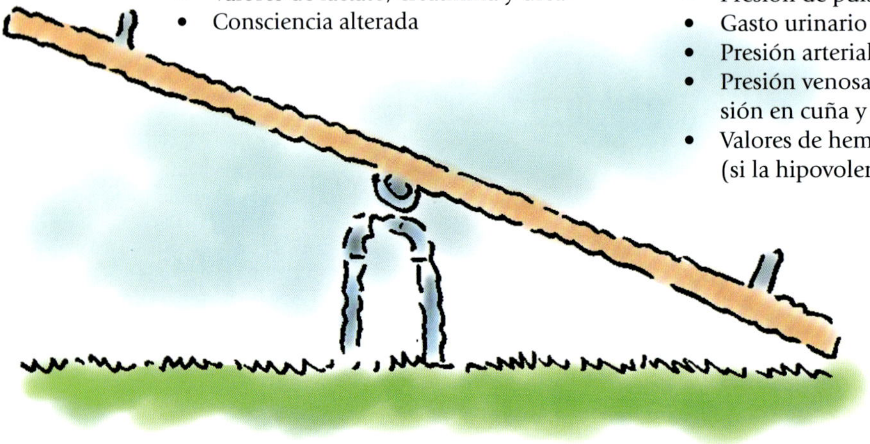

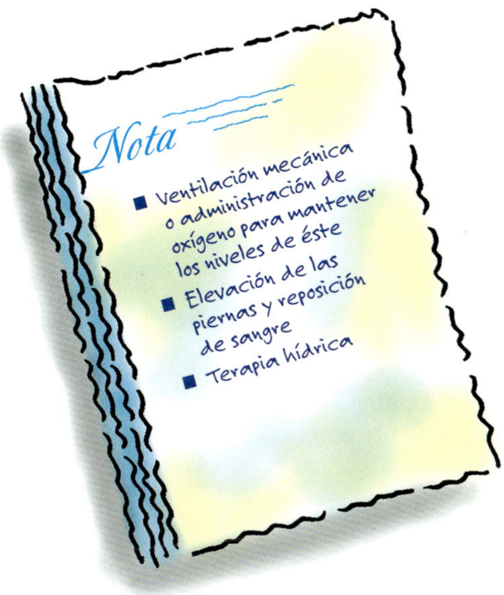
Nota
Ventilación mecánica o administración de oxígeno para mantener los niveles de éste
Elevación de las piernas y reposición de sangre
Terapia hídrica

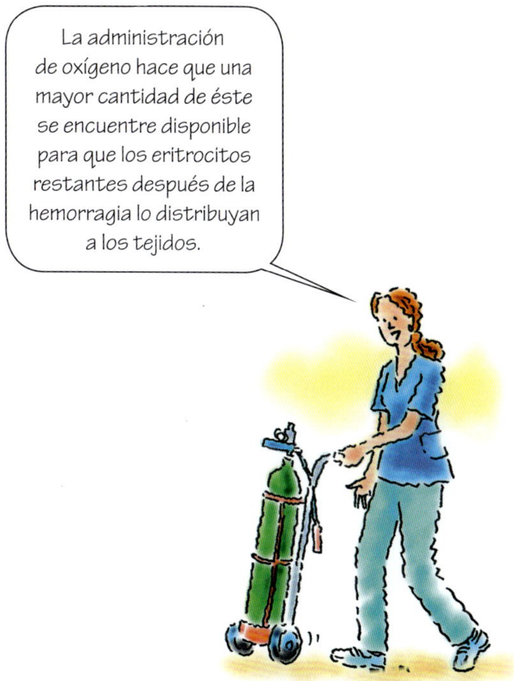
La administración de oxígeno hace que una mayor cantidad de éste se encuentre disponible para que los eritrocitos restantes después de la hemorragia lo distribuyan a los tejidos.

Posición correcta

Durante una buena cantidad de años, los pacientes con *shock* hipovolémico eran colocados en la posición de Trendelenburg. No obstante, las investigaciones al respecto han demostrado que sólo deben estar elevadas las piernas para evitar alterar el intercambio gaseoso en los pulmones o aumentar la presión intracraneal.

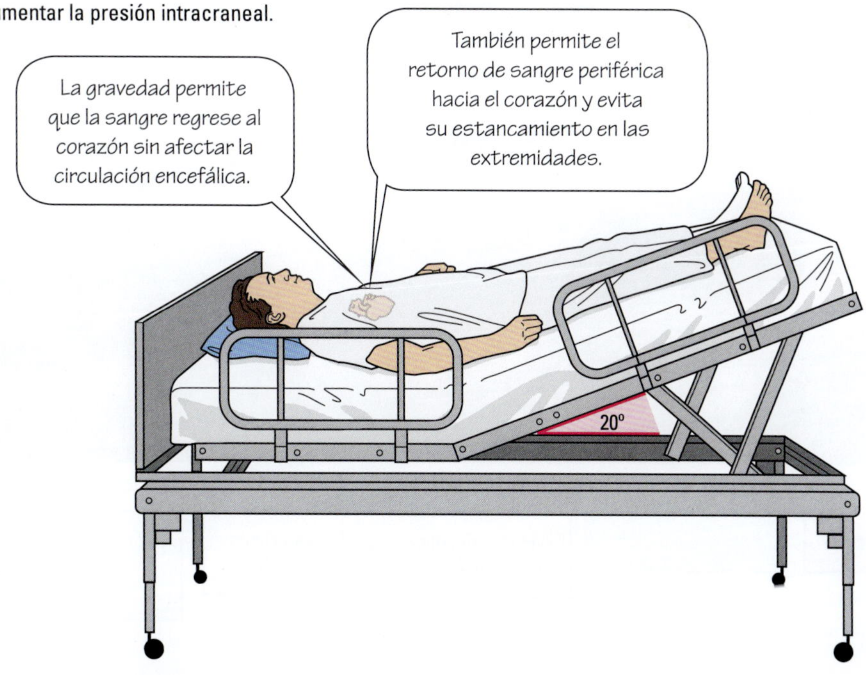

Taponamiento cardíaco

El *taponamiento cardíaco* es un incremento descontrolado de la presión dentro del pericardio. Resulta de la acumulación de sangre o líquido dentro de la cavidad y comprime el corazón. La compresión obstruye el flujo sanguíneo hacia los ventrículos y disminuye la cantidad de sangre que se bombea fuera de él en cada contracción. Las causas probables incluyen síndrome de Dressler, infarto de miocardio, pericarditis, derrames malignos, traumatismo contuso o punzante precordial, así como enfermedades del colágeno, como el lupus.

Infarto de miocardio y taponamiento cardíaco

La rotura del músculo cardíaco (como resultado de un infarto) causa la acumulación cuantiosa de sangre en la cavidad pericárdica. La consecuencia es el taponamiento cardíaco.

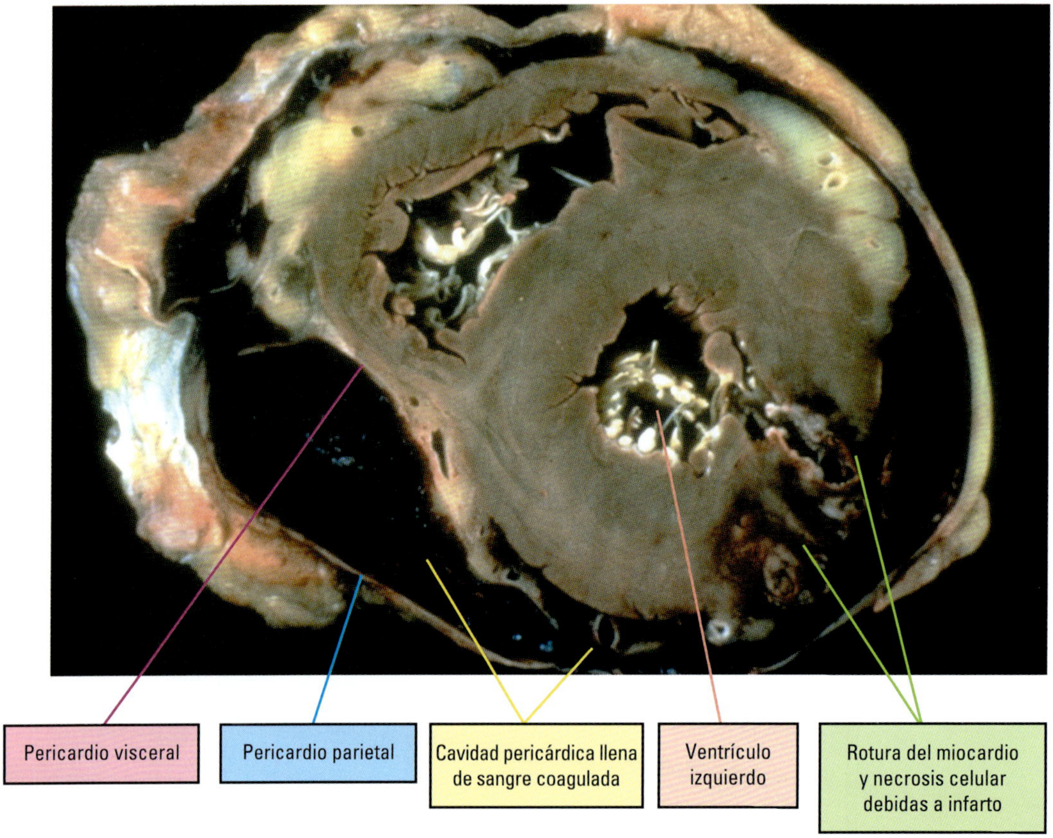

Comprender el taponamiento cardíaco

Corazón y pericardio normales

La cavidad pericárdica suele contener entre 10 y 30 mL de líquido, el cual lubrica las capas del corazón y reduce la fricción en el momento que se contrae el corazón.

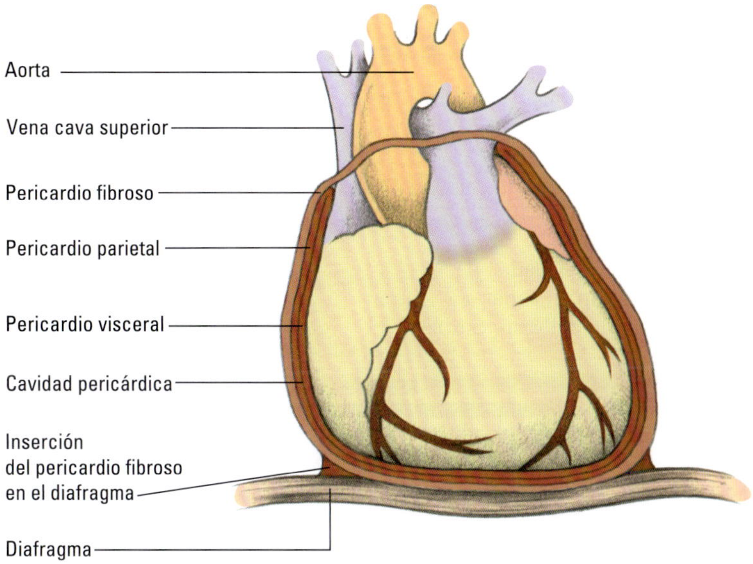

Taponamiento cardíaco

Durante el taponamiento cardíaco, la sangre o líquido llenan la cavidad pericárdica y comprimen el corazón, que conlleva la reducción del gasto cardíaco y la obstrucción del retorno venoso.

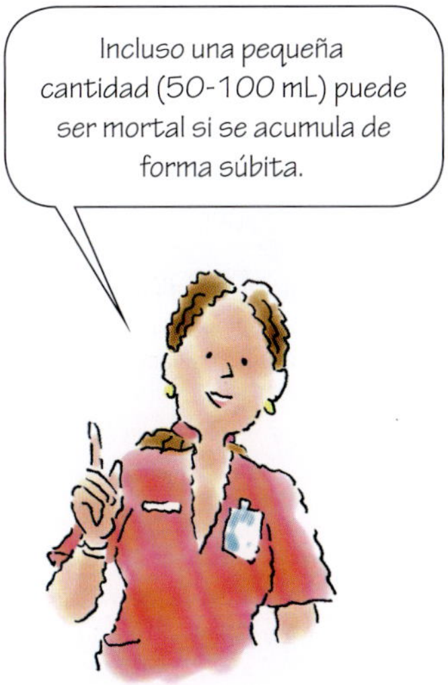
Incluso una pequeña cantidad (50-100 mL) puede ser mortal si se acumula de forma súbita.

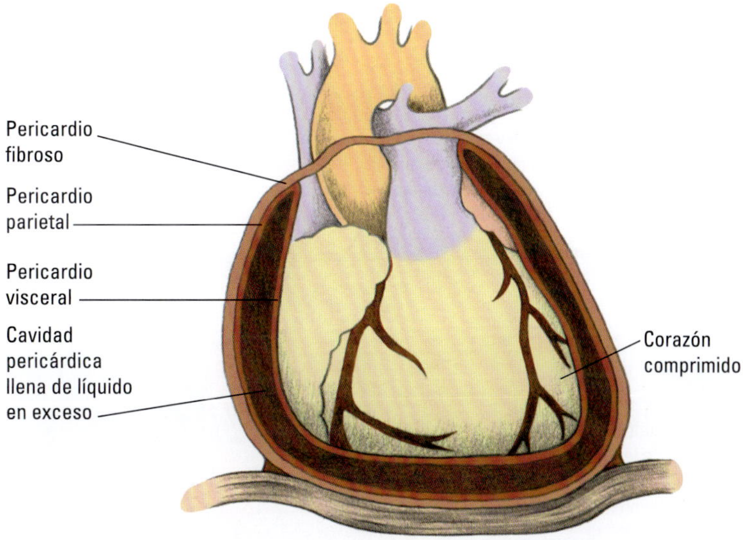

Signos y síntomas

Los tres signos clásicos del taponamiento cardíaco (tríada de Beck) son:

- Ingurgitación yugular (y elevación de la PVC)
- Ruidos cardíacos apagados
- Pulso paradójico (descenso de la presión arterial mayor de 15 mm Hg durante la inspiración)

Otros signos y síntomas incluyen:

- Hipotensión
- Taquicardia
- Pulso débil y filiforme
- Dolor torácico
- Agitación o ansiedad
- PVC = presión en cuña
- Disminución del gasto cardíaco

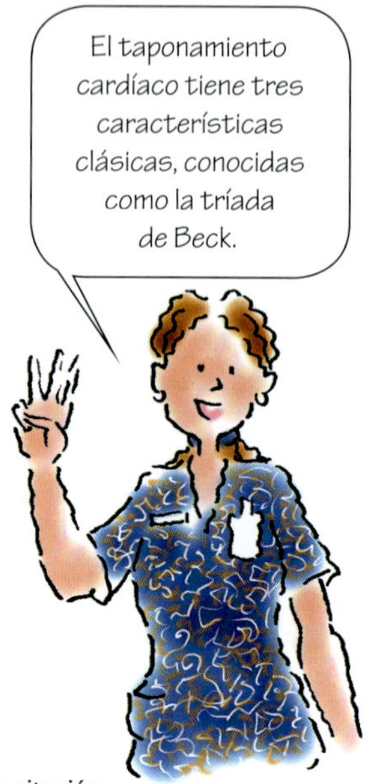
El taponamiento cardíaco tiene tres características clásicas, conocidas como la tríada de Beck.

Comprender los signos y síntomas del taponamiento cardíaco

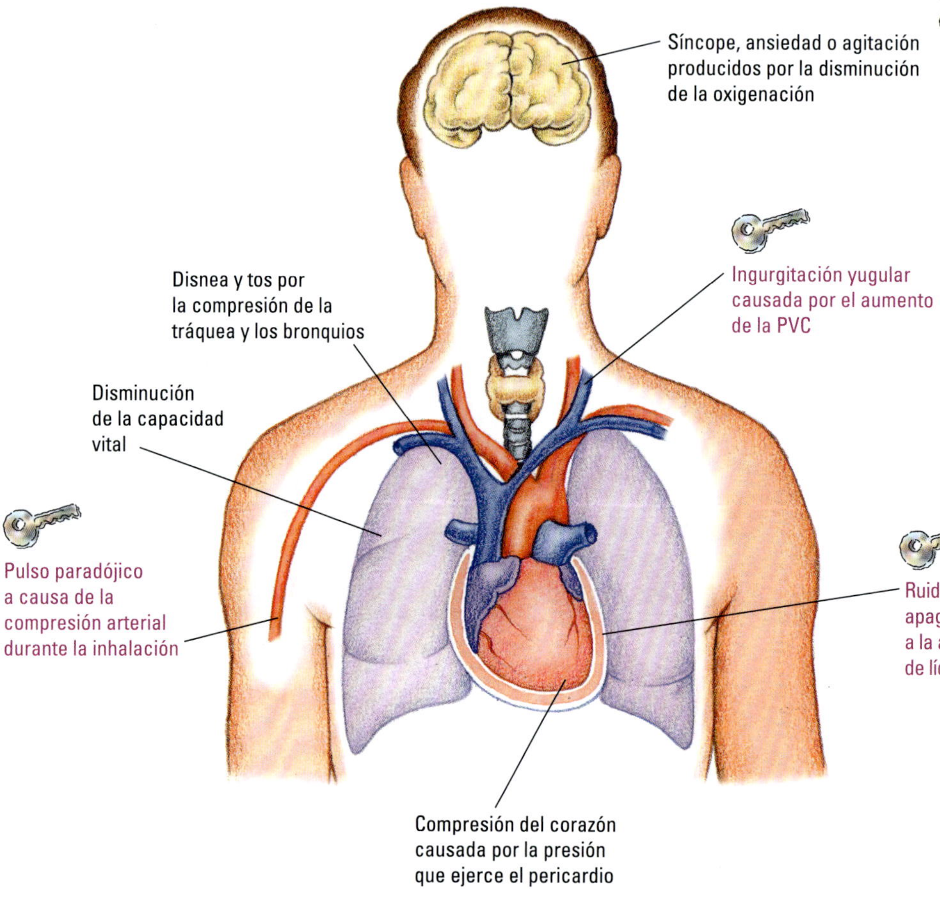

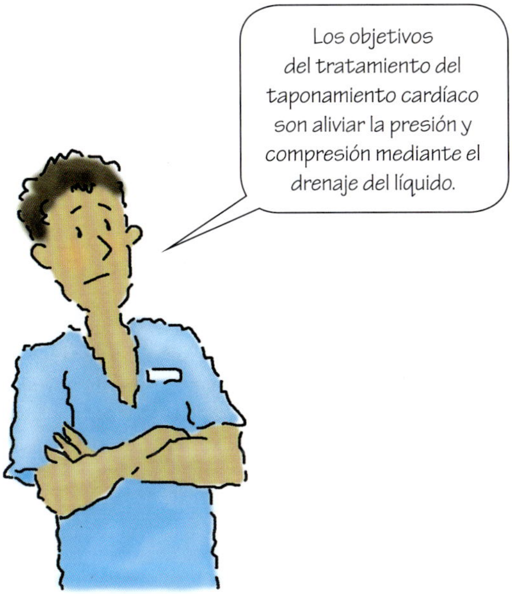
Los objetivos del tratamiento del taponamiento cardíaco son aliviar la presión y compresión mediante el drenaje del líquido.

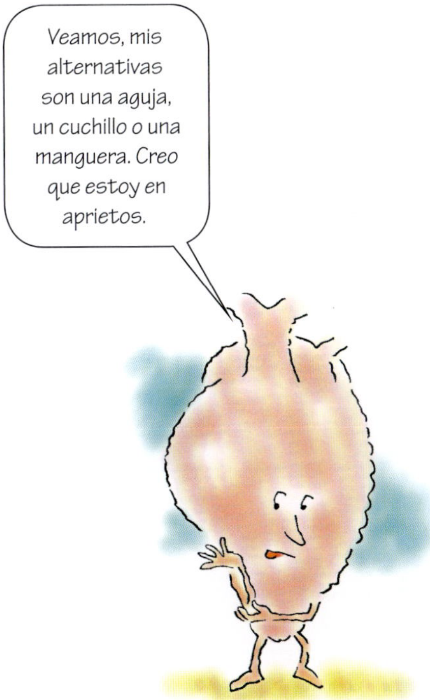
Veamos, mis alternativas son una aguja, un cuchillo o una manguera. Creo que estoy en aprietos.

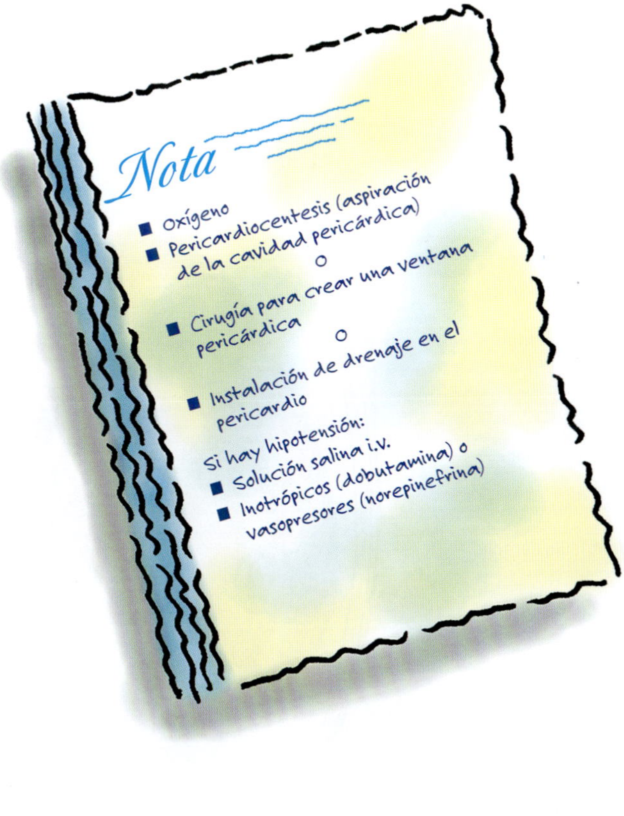
Nota
■ Oxígeno
■ Pericardiocentesis (aspiración de la cavidad pericárdica)
o
■ Cirugía para crear una ventana pericárdica
o
■ Instalación de drenaje en el pericardio
Si hay hipotensión:
■ Solución salina i.v.
■ Inotrópicos (dobutamina) o vasopresores (norepinefrina)

Contusión del miocardio

La contusión del miocardio (hematoma del miocardio) es el tipo de lesión más habitual después de un traumatismo contuso, como el impacto contra el volante de un automóvil u otro objeto. El ventrículo derecho es el área que resulta afectada con mayor frecuencia por una lesión porque se encuentra justo detrás del esternón.

En el caso de las lesiones por desaceleración, el miocardio puede golpear el esternón y dañarse. Además, la aorta puede sufrir una laceración debido a fuerzas de cizallamiento. La fuerza que se aplica de forma directa sobre el esternón también puede causar contusión del miocardio.

Signos y síntomas

- Arritmias
- Golpes contusos en el tórax
- Dolor precordial
- Disnea
- Frote pericárdico
- Inestabilidad hemodinámica
- Taponamiento cardíaco
- Taquicardia

Nota

- Oxígeno
- Analgésicos
- Tratamiento con soluciones i.v.

Si la contusión provoca inestabilidad hemodinámica, se requieren más fármacos:

- Antiarrítmicos
- Digoxina
- Inotrópicos

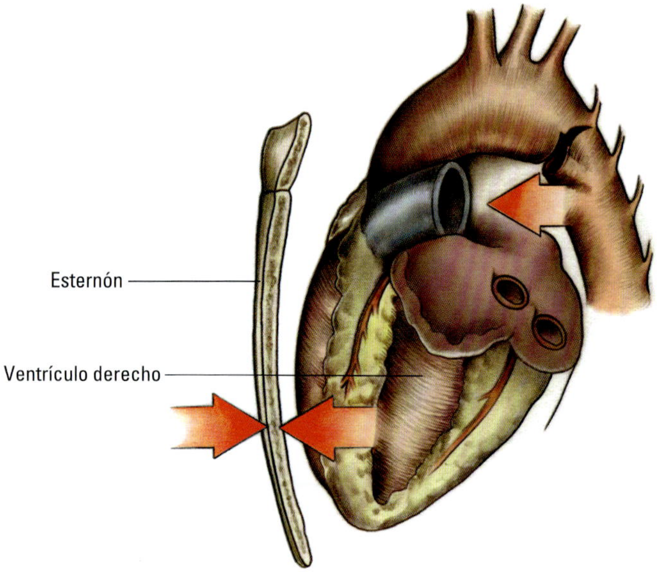

Seudoaneurisma

El seudoaneurisma se forma cuando un traumatismo en la pared arterial causa una fuga de sangre hacia los tejidos circundantes y la formación de un hematoma pulsátil. Los seudoaneurismas se presentan con frecuencia durante los procedimientos intervencionistas o cateterismos en los cuales se emplean catéteres y agujas de gran calibre para canalizar las arterias. También son una complicación habitual durante la cirugía vascular. Con menos frecuencia, pueden ser consecuencia de infecciones o cánceres que causan daño en la pared arterial.

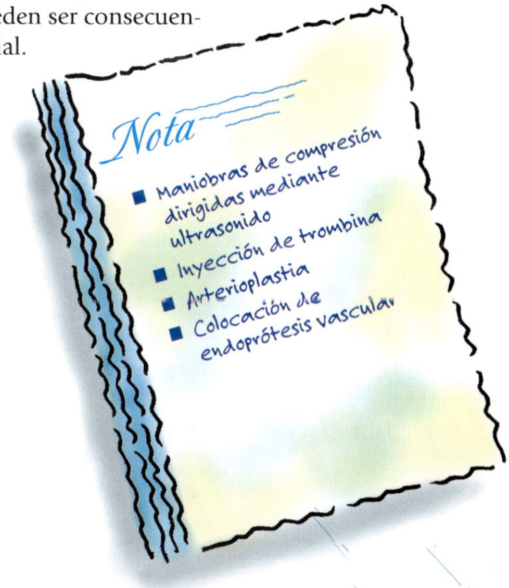
Nota
Maniobras de compresión dirigidas mediante ultrasonido
Inyección de trombina
Arterioplastia
Colocación de endoprótesis vascular

Signos y síntomas

- Inflamación y dolor en el sitio de punción
- Masa pulsátil
- Soplo
- Frémito
- Soplo en vaivén sobre la masa
- Equimosis extensa

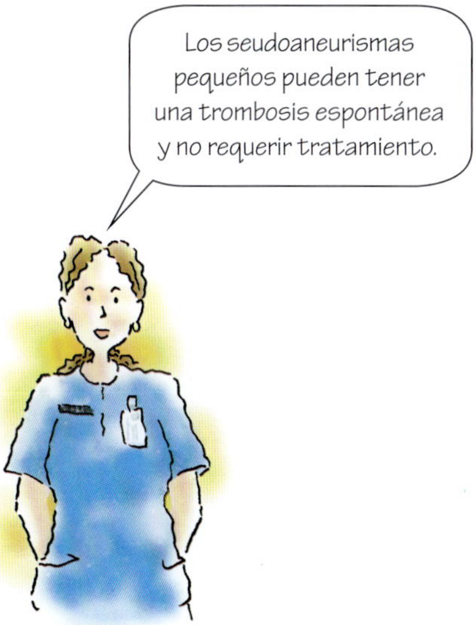
Los seudoaneurismas pequeños pueden tener una trombosis espontánea y no requerir tratamiento.

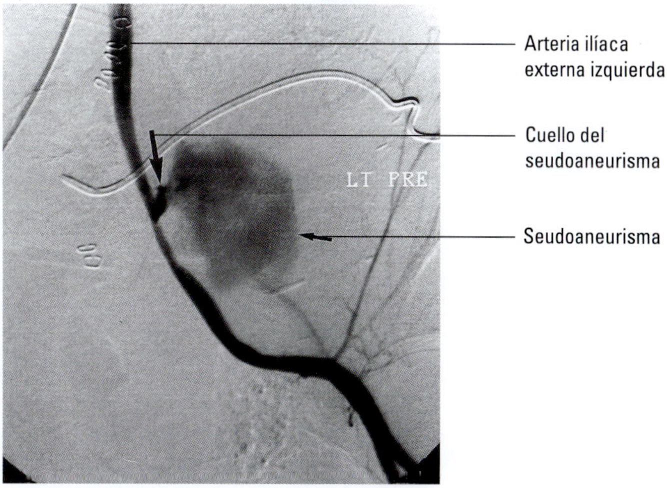

Pericarditis

La *pericarditis* es la inflamación del pericardio. El proceso inflamatorio causa un aumento de la cantidad de líquido en el pericardio. Si el paciente no recibe tratamiento, esta acumulación puede producir taponamiento cardíaco. La pericarditis puede presentarse como consecuencia de infecciones o causas no infecciosas, como infarto de miocardio o uremia.

Signos y síntomas

- Dolor torácico (nota: el dolor torácico de la pericarditis es penetrante y puede aliviarse al sentarse o inclinarse hacia adelante)
- Frote pericárdico
- Taquicardia
- Taquipnea
- Fiebre
- Cambios en el ECG

Tratamiento

- Antiinflamatorios no esteroideos (AINE), como ibuprofeno o indometacina
- Antibióticos (si la causa es infecciosa)
- Hemodiálisis (si la causa es urémica)

Preguntas de autoevaluación

Jeroglífico

Descifra el siguiente conjunto de letras y símbolos para descubrir un dato acerca de una de las complicaciones cardiovasculares.

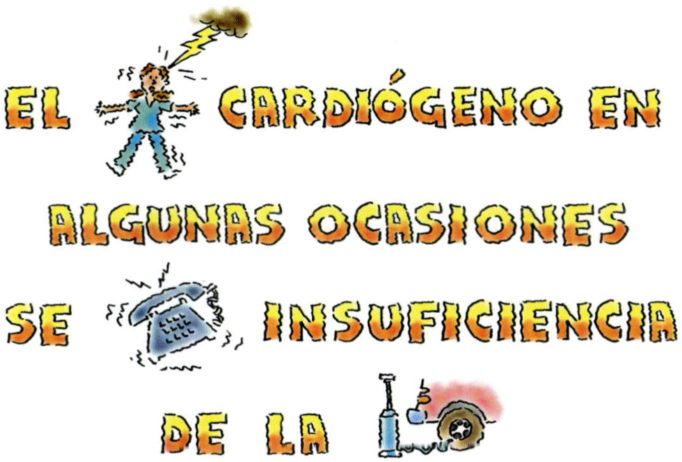

La respuesta está en las palabras

Descifra los nombres de cuatro términos relacionados con el taponamiento cardíaco. Después, contesta la pregunta.

Pregunta: ¿Cuál es el nombre que se da a los tres signos clásicos del taponamiento cardíaco?

1. dadiavc rirdcaepica

___ ___ ___ ___ ___ (___) (___)

___ ___ (___) (___) ___ (___) ___ ___ ___ ___ ___

2. mrspoonice

___ ___ ___ ___ ___ ___ ___ ___ ___ ___

3. cunicaoalum ed gresan

___ ___ ___ ___ ___ ___ ___ (___) ___ ___ ___

(___) (___) ___ ___ ___ ___ ___ (___)

4. menauto medesdodi

___ ___ ___ ___ ___ ___ ___

___ ___ ___ ___ ___ ___ ___ ___ ___

Respuesta: ___ ___ ___ ___ ___ ___ ___ ___ B ___ ___ k

Respuesta: Jeroglífico: El *shock* cardiógeno suele llamarse *fracaso de la bomba*. La respuesta está en las palabras: 1. Cavidad pericárdica; 2. Compresión; 3. Acumulación de sangre; 4. Aumento desmedido. Pregunta: Tríada de Beck.

Bibliografía

Annane, D., Siami, S., Jaber, S., Martin, C., Elatrous, S., Declere, A.D., … Chevret, S. Effects of Fluid Resuscitation with Colloids Vs Crystalloids on Mortality in Critically Ill Patients Presenting with Hypovolemic Shock: The CRISTAL Randomized Trial. *Journal of the American Medical Association* 10(17): 1809–1817, 2013.

Bhat, T., Teli, S., Bhat, H., Akhtar, M., Meghani, M., Lafferty, J., & Gala, B. Access-Site Complications and Their Management during Transradial Cardiac Catheterization. *Expert Review of Cardiovascular Therapy* 10(5):627–634, 2012. doi:http://dx.doi.org/10.1586/erc.12.16

Cabrera, G., & Schub, T. *Pericarditis*. 2015. *Cinahl Nursing Guide* tomado de: http://ezproxy.harford.edu/login?url=http://search.ebscohost.com/login.aspx?direct=true&db=nrc&AN=T701154&site=nrc-live

Cooper, H.A., & Panza, J.A. Cardiogenic Shock. *Cardiology Clinics* 31(4):567–580, 2013. doi:10.1016/j.ccl.2013.07.009

Curry, S. Acute Pericarditis: An Overview. *British Journal of Cardiac Nursing* 9(3): 124–131, 2014. doi:10.12968/bjca.2014.9.3.124

Ergle, K., Parto, P., & Krim, S.R. Percutaneous Ventricular Assist Devices: A Novel Approach in the Management of Patients with Acute Cardiogenic Shock. *The Ochsner Journal* 16(3):243–249, 2016. Tomado de http://ezproxy.harford.edu/login?url=https://search.proquest.com/docview/1820582888?accountid=11292

Hoffmann, J., & Sullivan, N., eds. *Medical-Surgical Nursing: Making Connections to Practice*. Philadelphia, PA: F.A. Davis, 2017.

Hollenberg, S.M. Vasoactive Drugs in Circulatory Shock. *American Journal of Respiratory and Critical Care Medicine* 183(7):847–855, 2011. Tomado de http://ezproxy.harford.edu/login?url=https://search.proquest.com/docview/860038671?accountid=1129

Imazio, M. Evaluation and Management of Pericarditis. *Expert Review of Cardiovascular Therapy* 9(9):1221–1233, 2011. doi:http://dx.doi.org/10.1586/erc.11.111 11292

Imazio, M., & Adler, Y. Management of Pericardial Effusion. *European Heart Journal* 34(16):1186–1197, 2013. doi:10.1093/eurheartj/ehs372

Joos, E., Tadloc, M.D., & Inaba, K. Diagnosis, Work-Up and Management of Blunt Cardiac Injuries. *Trauma* 16(2):93–98, 2014. doi:http://dx.doi.org/10.1177/1460408614525740

Khandaker, M.H., Espinosa, R.E., Nishimura, R.A., Sinak, L.J., Hayes, S.N., Melduni, R.M., & Oh, J.K. Pericardial Disease: Diagnosis and Management. *Mayo Clinic Proceedings* 85(6):572–593, 2010. Tomado de http://ezproxy.harford.edu/login?url=https://search.proquest.com/docview/366562601?accountid=11292

Kolecki, P. *Hypovolemic Shock Treatment & Management.* 2014. Tomado de http://emedicine.medscape.com/article/760145-treatment

Levy, B., Bastien, O., Karim, B., Cariou, A., Chouihed, T., Combes, A., … Kuteifan, K. (2015). Experts' Recommendations for the Management of Adult Patients with Cardiogenic Shock. *Annals of Intensive Care* 5(1):1–10. doi:http://dx.doi.org/10.1186/s13613-015-0052-1

Lewis, S., Bucher, L., Heitkemper, M., & Harding, M., eds. *Medical-Surgical Nursing: Assessment and Management of Clinical Problems*, 10th ed. St. Louis, MO: Elsevier, 2017.

Schub, T., & Boling, B. *Cardiac Tamponade.* 2013. *Cinahl Nursing Guide* tomado de http://ezproxy.harford.edu/login?url=http://search.ebscohost.com/login.aspx?direct=true&db=nrc&AN=T701199&site=nrc-live

Schub, T., & March, P. *Shock, Hypovolemic.* 2014. *Cinahl Nursing Guide* tomado de http://ezproxy.harford.edu/login?url=http://search.ebscohost.com/login.aspx?direct=true&db=nrc&AN=T701249&site=nrc-live

Schub, T., March, P., & Pravikoff, D. *Shock, Cardiogenic.* 2016. *Cinahl Nursing Guide* tomado de http://ezproxy.harford.edu/login?url=http://search.ebscohost.com/login.aspx?direct=true&db=nrc&AN=T701253&site=nrc-live

Solomon, C.G., & LeWinter, M.M. Acute Pericarditis. *The New England Journal of Medicine* 371(25):2410–2416, 2014. Tomado de http://ezproxy.harford.edu/login?url=https://search.proquest.com/docview/1638897591?accountid=11292

Capítulo 8

Tratamiento

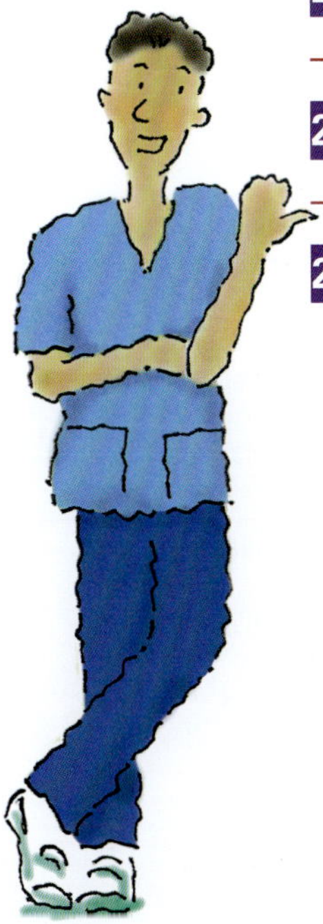

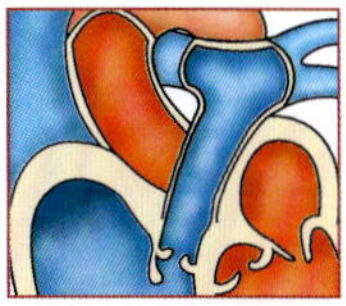

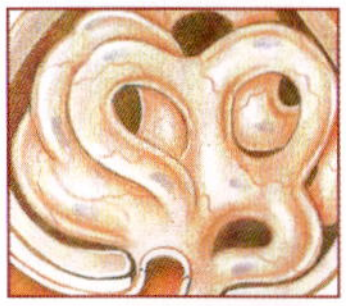

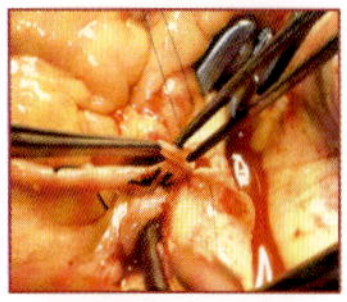

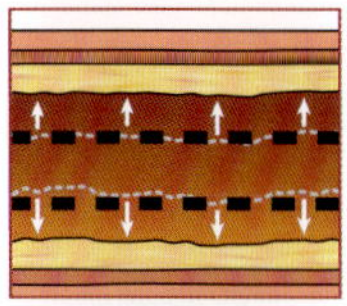

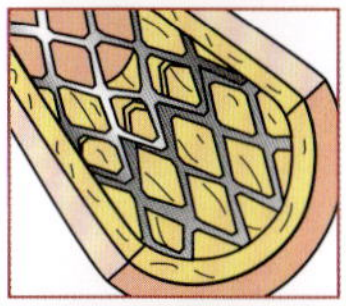

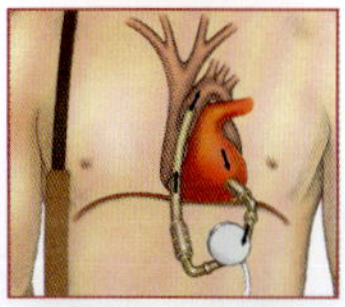

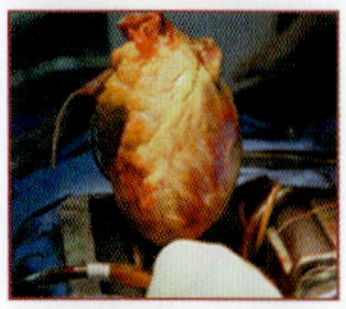

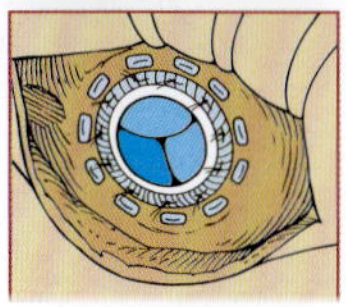

Tratamiento farmacológico

Antiarrítmicos

Los antiarrítmicos se emplean para tratar las alteraciones del ritmo normal del corazón y se clasifican en cuatro categorías.

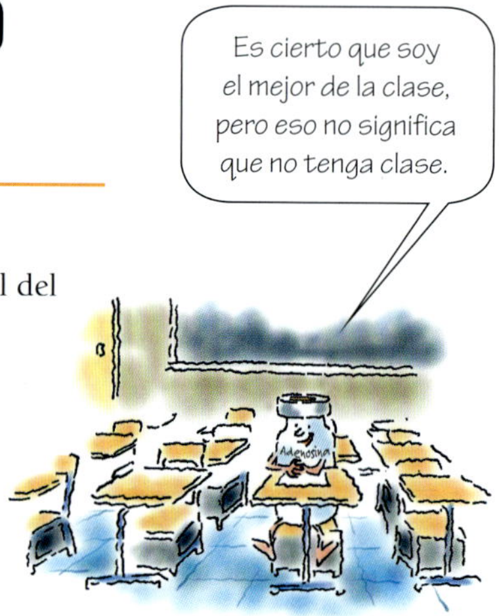
Es cierto que soy el mejor de la clase, pero eso no significa que no tenga clase.
Adenosina

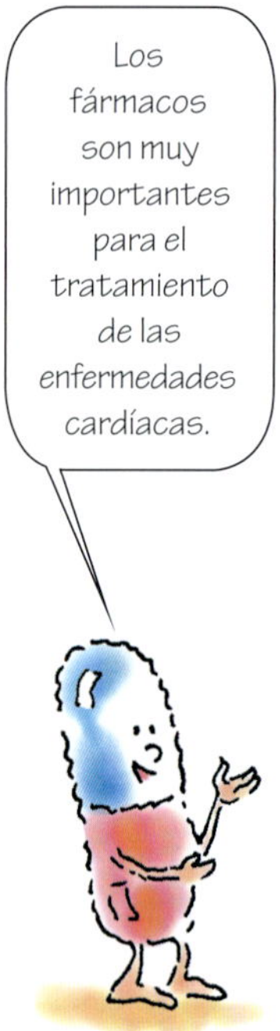
Los fármacos son muy importantes para el tratamiento de las enfermedades cardíacas.

Clase	Características	Usos	Ejemplos
I Antagonistas de los canales de sodio	♥ Clase más grande ♥ Adenosina y tres subdivisiones ♥ Disminuyen la automaticidad, velocidad de conducción y respuesta de la membrana	♥ IA: arritmias auriculares y ventriculares ♥ IB: arritmias ventriculares agudas ♥ IC: arritmias ventriculares resistentes graves ♥ Adenosina: taquicardia supraventricular paroxística	♥ IA: disopiramida ♥ IB: lidocaína ♥ IC: flecainida
II β-bloqueadores	♥ Desaceleran la automaticidad del nodo sinoauricular (SA) ♥ Disminuyen la conducción del nodo auriculoventricular (AV) y las células del sistema de conducción ♥ Reducen la fuerza de contracción	♥ Aleteo y fibrilación auricular ♥ Taquicardia auricular paroxística	♥ Atenolol ♥ Metoprolol ♥ Propranolol ♥ Carvedilol ♥ Nebivolol
III Diverso	♥ No se comprende por completo su mecanismo de acción ♥ La repolarización puede ser lenta ♥ Pueden alargar el período refractario	♥ Arritmias ventriculares	♥ Amiodarona ♥ Dofetilida ♥ Sotalol ♥ Ibutilida
IV Antagonistas-de los canales de calcio	♥ Disminuyen la contractilidad cardíaca y las demandas de oxígeno ♥ Dilatan las arterias y venas coronarias	♥ Arritmias supraventriculares con respuesta ventricular rápida	♥ Diltiazem ♥ Nifedipino ♥ Verapamilo

Inotrópicos (aminas)

Estos fármacos aumentan la fuerza con la que se contrae el corazón. Existen dos tipos:

- Digoxina, la cual desacelera la frecuencia cardíaca y la conducción de los impulsos eléctricos a través de los nodos SA y AV.
- Inhibidores de las fosfodiesterasas (FDE), que proporcionan un control transitorio de la insuficiencia cardíaca o un control a largo plazo de los pacientes que esperan un trasplante cardíaco. La inamrinona y la milrinona son ejemplos de los inhibidores de FDE.

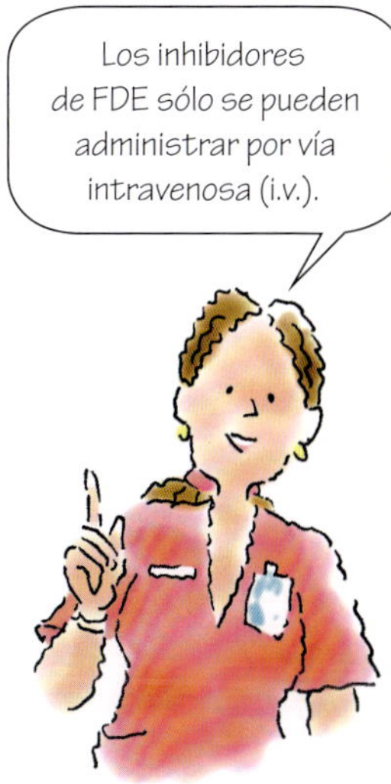
Los inhibidores de FDE sólo se pueden administrar por vía intravenosa (i.v.).

Antianginosos

Los antianginosos alivian el dolor (angina) disminuyendo las demandas de oxígeno en el miocardio, aumentando el suministro de sangre hacia el corazón o mediante ambos. Existen tres tipos principales:

- Nitratos (empleados en el tratamiento de la angina aguda)
- β-bloqueadores (prescritos para la prevención de la angina a largo plazo)
- Ranolazina (utilizada en pacientes con cardiopatía isquémica estable si no pueden tolerar las dosis adecuadas de β-bloqueadores) (Montalescot y cols., 2013)
- Antagonistas de los canales de calcio o, simplemente, antagonistas del calcio (empleados cuando otros fármacos no logran prevenir la angina)

Cómo funcionan los antianginosos

Cuando las arterias coronarias no pueden llevar suficiente sangre al miocardio, se presenta la *angina*. El resultado es que el corazón trabaja de manera más intensa y aumentan la frecuencia cardíaca, precarga, poscarga y fuerza de contracción cardíaca. Los fármacos antianginosos disminuyen uno o más de estos factores.

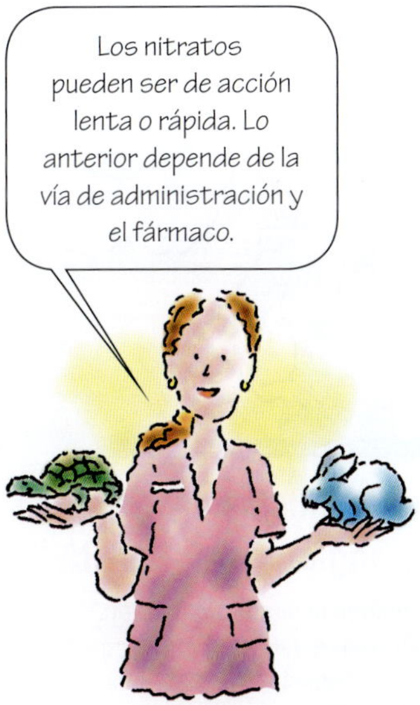
Los nitratos pueden ser de acción lenta o rápida. Lo anterior depende de la vía de administración y el fármaco.

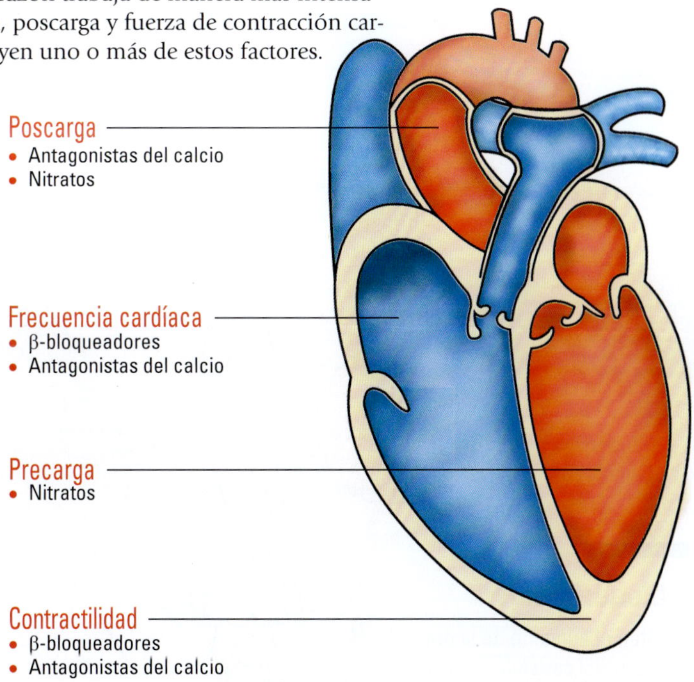

Antihipertensivos

El tratamiento de la hipertensión comienza con la modificación de la dieta, alentar la actividad física y, si es necesario, información acerca de la pérdida de peso. Si estas acciones no son suficientes, los fármacos pueden ser de utilidad.

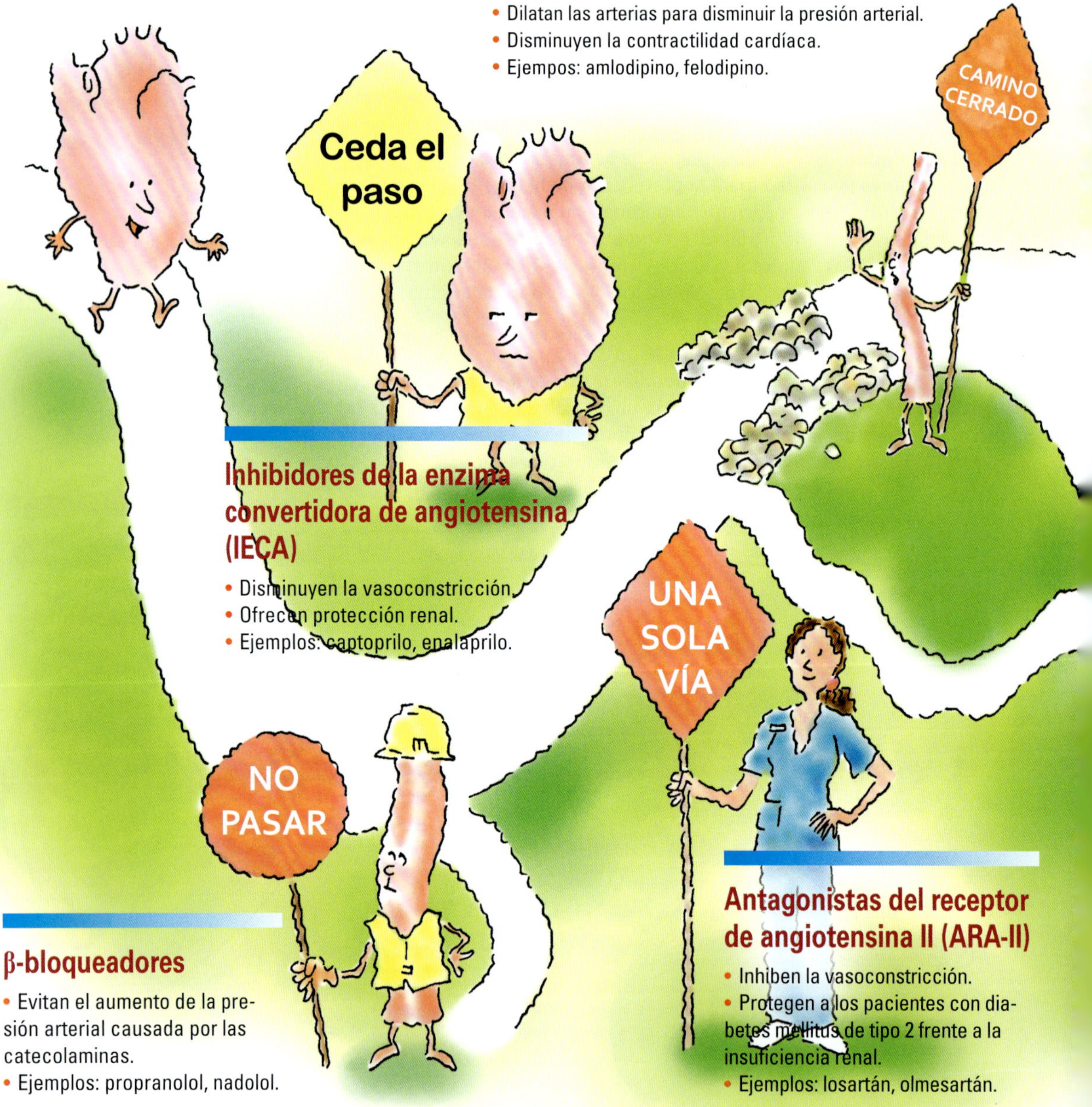

Antagonistas del calcio

- Dilatan las arterias para disminuir la presión arterial.
- Disminuyen la contractilidad cardíaca.
- Ejempos: amlodipino, felodipino.

Inhibidores de la enzima convertidora de angiotensina (IECA)

- Disminuyen la vasoconstricción.
- Ofrecen protección renal.
- Ejemplos: captoprilo, enalaprilo.

β-bloqueadores

- Evitan el aumento de la presión arterial causada por las catecolaminas.
- Ejemplos: propranolol, nadolol.

Antagonistas del receptor de angiotensina II (ARA-II)

- Inhiben la vasoconstricción.
- Protegen a los pacientes con diabetes mellitus de tipo 2 frente a la insuficiencia renal.
- Ejemplos: losartán, olmesartán.

Simpaticolíticos

- Disminuyen la resistencia vascular periférica mediante la inhibición del sistema nervioso simpático.
- Ejemplos: clonidina, doxazosina, carvedilol.

Inhibidores de la renina

- Evitan la actividad de la renina y facilitan la relajación de los vasos sanguíneos.
- Ejemplo: aliskireno.

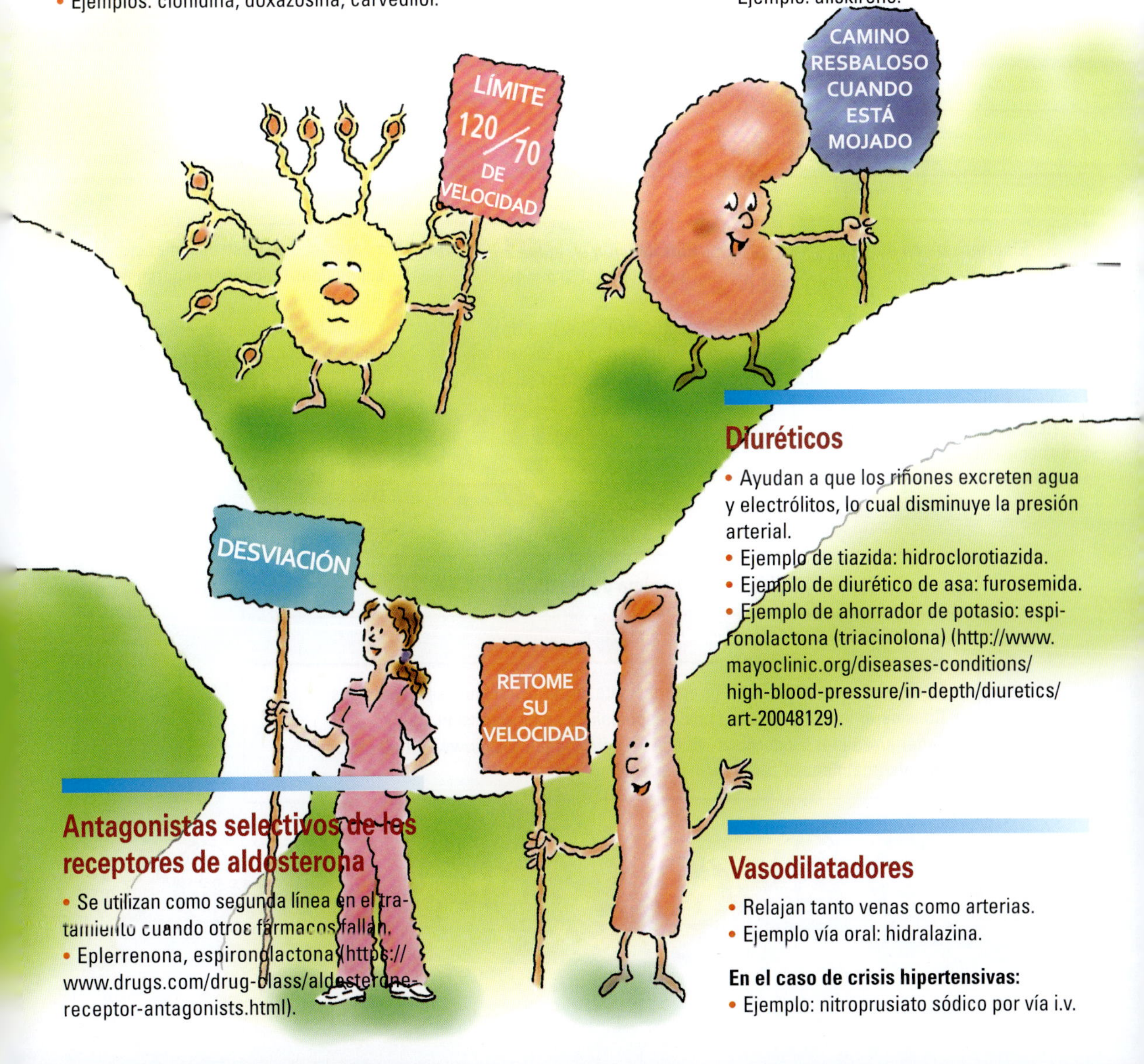
LÍMITE
120/70
DE
VELOCIDAD
CAMINO RESBALOSO CUANDO ESTÁ MOJADO
DESVIACIÓN
RETOME SU VELOCIDAD

Diuréticos

- Ayudan a que los riñones excreten agua y electrólitos, lo cual disminuye la presión arterial.
- Ejemplo de tiazida: hidroclorotiazida.
- Ejemplo de diurético de asa: furosemida.
- Ejemplo de ahorrador de potasio: espironolactona (triacinolona) (http://www.mayoclinic.org/diseases-conditions/high-blood-pressure/in-depth/diuretics/art-20048129).

Antagonistas selectivos de los receptores de aldosterona

- Se utilizan como segunda línea en el tratamiento cuando otros fármacos fallan.
- Eplerrenona, espironolactona (https://www.drugs.com/drug-class/aldosterone-receptor-antagonists.html).

Vasodilatadores

- Relajan tanto venas como arterias.
- Ejemplo vía oral: hidralazina.

En el caso de crisis hipertensivas:

- Ejemplo: nitroprusiato sódico por vía i.v.

Tratamiento de la hipertensión

Modificaciones del estilo de vida

↓

Por encima de las cifras objetivo (< 140/90 mm Hg)
(< 130/80 mm Hg en pacientes con diabetes mellitus o nefropatía crónica)

↓

Fármacos de primera línea

↓

Sin indicaciones específicas

↓

Hipertensión en etapa 1
(TA sistólica = 140-159 mm Hg
o
diastólica = 90-99 mm Hg)
Tiazidas para la mayoría de los casos. Considera los IECA, ARA-II, β-bloqueadores, antagonistas del calcio, inhibidores de la renina o en combinación.

Hipertensión en etapa 2
(TA sistólica ≥ 160 mm Hg
o
diastólica TA ≥ 100 mm Hg)
Combinación de dos o más fármacos en la mayoría de los casos (en general, una tiazida y un IECA, ARA-II, β-bloqueador o antagonista del calcio).

↓

Con indicaciones específicas

↓

- Fármacos en caso de indicaciones específicas (consultar al personal médico).
- Otros fármacos antihipertensivos (diuréticos, IECA, ARA-II, β-bloqueadores, antagonistas de los canales de calcio), según la necesidad.

↓

Por encima de las cifras

↓

- Optimizar las dosis o añadir fármacos hasta lograr los objetivos terapéuticos.
- Considerar la interconsulta con un especialista en hipertensión.
- Tener en cuenta la interconsulta con un nefrólogo (https://www.uptodate.com/contents/treatment-of-resistant-hypertension).

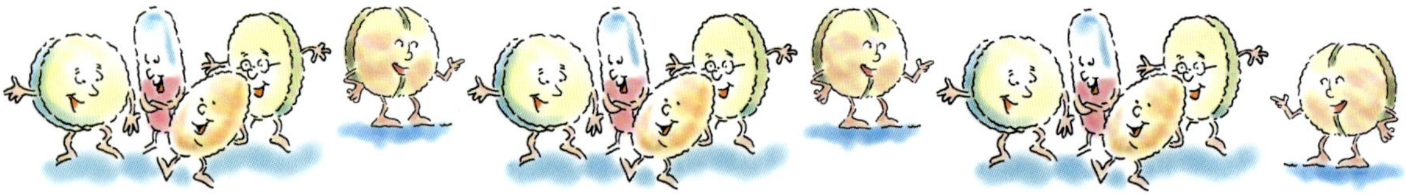

Antihipertensivos y el sistema renina-angiotensina-aldosterona

El sistema renina-angiotensina-aldosterona (SRAA) regula la concentración de sodio y agua en el cuerpo, y la presión arterial.

1. Las células yuxtaglomerulares de los glomérulos renales secretan la enzima renina hacia la sangre.

2. La renina circula a través del cuerpo y convierte el angiotensinógeno (producido en el hígado) en angiotensina I.

3. En los pulmones, la angiotensina I es convertida en angiotensina II mediante hidrólisis.

4. La angiotensina II actúa sobre la corteza suprarrenal para estimular la producción de aldosterona. La aldosterona ejerce su función sobre las células yuxtaglomerulares para aumentar la reabsorción de agua y sodio, así como incrementar o disminuir la secreción de renina. De esta manera, se completa el sistema de retroalimentación que ajusta la homeostasis de forma automática.

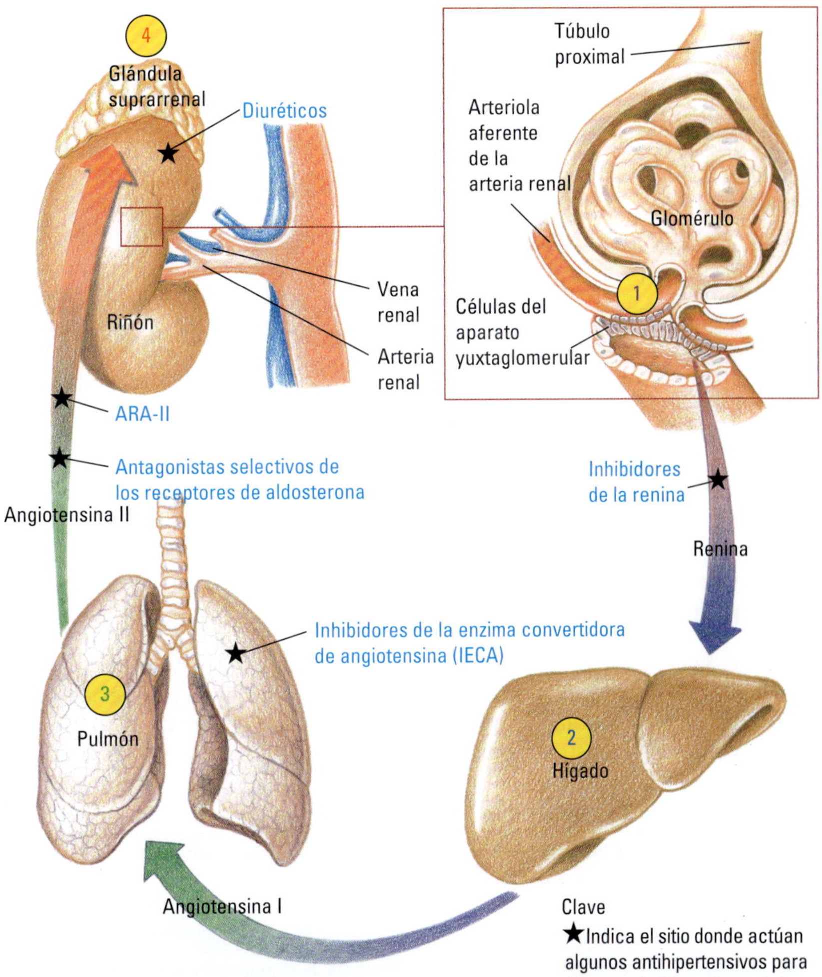

Clave
★Indica el sitio donde actúan algunos antihipertensivos para detener el ciclo y disminuir la presión arterial.

Efectos adversos de los fármacos antihipertensivos

En común	IECA	ARA-II	Inhibidores de la renina
• Cefalea • Fatiga • Angioedema • Molestias digestivas • Desequilibrio electrolítico (depende del fármaco)	• Función renal alterada cuando se emplean junto con antiinflamatorios no esteroideos (AINE) • Tos seca y persistente	• Aumento temporal de las concentraciones de urea y creatinina • Tos • Cosquilleo en la garganta	• Mareos • Desmayo • Diarrea

Hipolipemiantes

Los antilipemiantes disminuyen el colesterol, los triglicéridos y los fosfolípidos. Se emplean junto con cambios en el estilo de vida para disminuir el riesgo de arteriopatía coronaria.

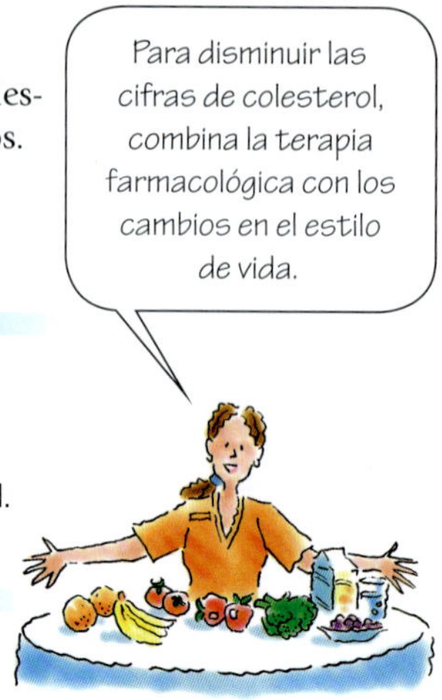
Para disminuir las cifras de colesterol, combina la terapia farmacológica con los cambios en el estilo de vida.

Inhibidores de la absorción de colesterol

- Disminuyen la cantidad de colesterol total.
- Ejemplo: ezetimiba.

Ácido nicotínico (niacina)

- Vitamina hidrosoluble.
- Disminuye la cantidad de triglicéridos.
- Aumenta las cifras de lipoproteínas de alta densidad (HDL, *high-density lipoproteins*).
- Ejemplo: niacina.

Secuestradores de bilis

- Eliminan el exceso de ácidos biliares en los depósitos lipídicos.
- Disminuyen las cifras de lipoproteínas de baja densidad (LDL, *low-density lipoproteins*).
- Ejemplo: colestiramina.

Derivados del ácido fíbrico (fibratos)

- Disminuyen la cantidad de triglicéridos.
- Aumentan ligeramente los valores de HDL.
- Ejemplos: fenofibrato, gemfibrozilo.

Inhibidores de la hidroxi-metil-glutaril-coenzima A (HMG-CoA) reductasa

- También llamados *estatinas*.
- Disminuyen el valor de colesterol total y LDL.
- Aumentan ligeramente los valores de HDL.
- Ejemplos: atorvastatina, simvastatina, rosuvastatina.

Anticoagulantes

Los anticoagulantes disminuyen la capacidad de la sangre para formar coágulos. Se emplean en caso de insuficiencia mitral, fibrilación auricular o para disolver los coágulos que obstruyen las arterias.

Antiplaquetarios

Los antiplaquetarios interfieren con el proceso de unión entre plaquetas o los procesos previos a la formación de un coágulo (http://www.healthline.com/health/anticoagulant-and-antiplatelet-drugs#overview16).

Categoría	Características	Ejemplos
Heparinas	♥ Se emplean en pacientes con angina inestable, infarto de miocardio y trombosis venosa profunda (TVP). ♥ Actúan de manera inmediata al administrarse por vía i.v. ♥ Disponibles en forma estándar y de bajo peso molecular.	♥ Heparina *Bajo peso molecular* ♥ Dalteparina ♥ Enoxaparina
Cumarínicos	♥ Inhiben la producción de factores de coagulación dependientes de vitamina K. ♥ Previenen la trombosis venosa profunda (TVP). ♥ Se emplean en pacientes a quienes se ha realizado cirugía de prótesis valvular o con valvulopatías. ♥ Se administran por vía oral y tardan varios días en ejercer su efecto.	♥ Warfarina
Antiplaquetarios	♥ Previenen tromboembolias.	♥ Ticagrelor ♥ Clopidogrel
Inhibidores de trombina (factor IIa)	♥ Tratamiento de trombocitopenia causada por heparina. ♥ Se emplean cuando la heparina está contraindicada. ♥ Profilaxis previa a angioplastia y colocación de endoprótesis. ♥ Disponible para su administración por vía i.v.	♥ Argatrobán ♥ Bivalirudina ♥ Lepirudina
Inhibidores de la glucoproteína IIb/IIIa	♥ Se emplean en pacientes con angina inestable, antes y durante la angioplastia. ♥ Previenen la aglomeración de plaquetas. ♥ Disponible para su administración por vía i.v.	♥ Abciximab ♥ Eptifibatida ♥ Tirofibán

Trombolíticos

Los trombolíticos pueden disolver coágulos, o trombos, ya existentes durante el infarto de miocardio, ictus isquémico u obstrucción arterial periférica. También pueden disolver trombos y reestablecer el flujo sanguíneo en catéteres arteriovenosos o intravenosos. Durante una situación de emergencia, deben administrarse 3-6 h después del inicio de los síntomas. Los trombolíticos incluyen alteplasa, reteplasa, urocinasa y tenecteplasa.

Cómo actúan los trombolíticos

Cuando se forma un trombo en una arteria, obstruye el flujo sanguíneo y causa isquemia y necrosis. Los trombolíticos pueden disolver trombos en las arterias coronarias y pulmonar para restablecer el flujo sanguíneo a las áreas afectadas por la obstrucción.

Arteria obstruida

Un trombo obstruye el flujo sanguíneo a través de la arteria, lo cual causa isquemia distal

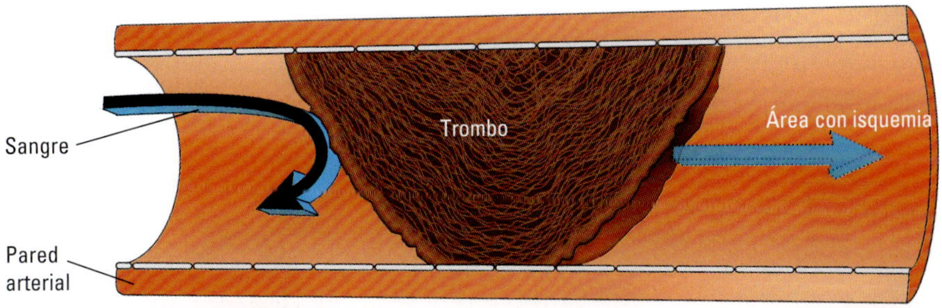

El interior del trombo

Los trombolíticos entran al trombo para unirse con el complejo fibrina-plasminógeno y convertir al plasminógeno en plasmina activada. Esta última disuelve la fibrina y, por lo tanto, el trombo. A medida que se disuelve el trombo, se reestablece el flujo sanguíneo.

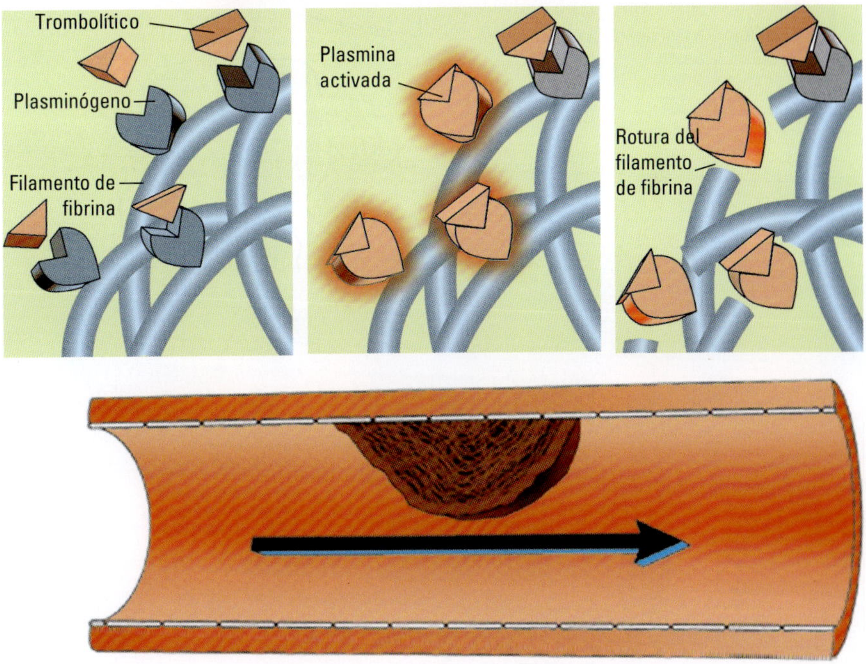

Tratamiento de la arteriopatía coronaria

Revascularización coronaria con injerto

La revascularización coronaria con injerto (RCI) alivia los síntomas de la arteriopatía coronaria y disminuye el riesgo de infarto cardíaco o insuficiencia cardíaca en el futuro. Vigila a los pacientes con RCI si se presentan complicaciones como hipotensión grave, disminución del gasto cardíaco y *shock* cardiógeno.

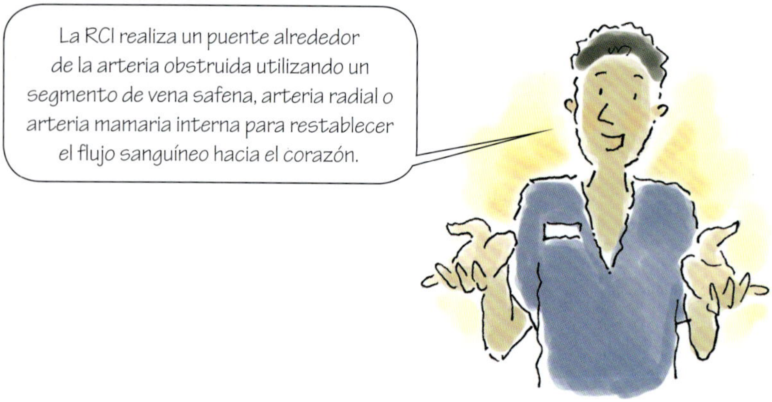
La RCI realiza un puente alrededor de la arteria obstruida utilizando un segmento de vena safena, arteria radial o arteria mamaria interna para restablecer el flujo sanguíneo hacia el corazón.

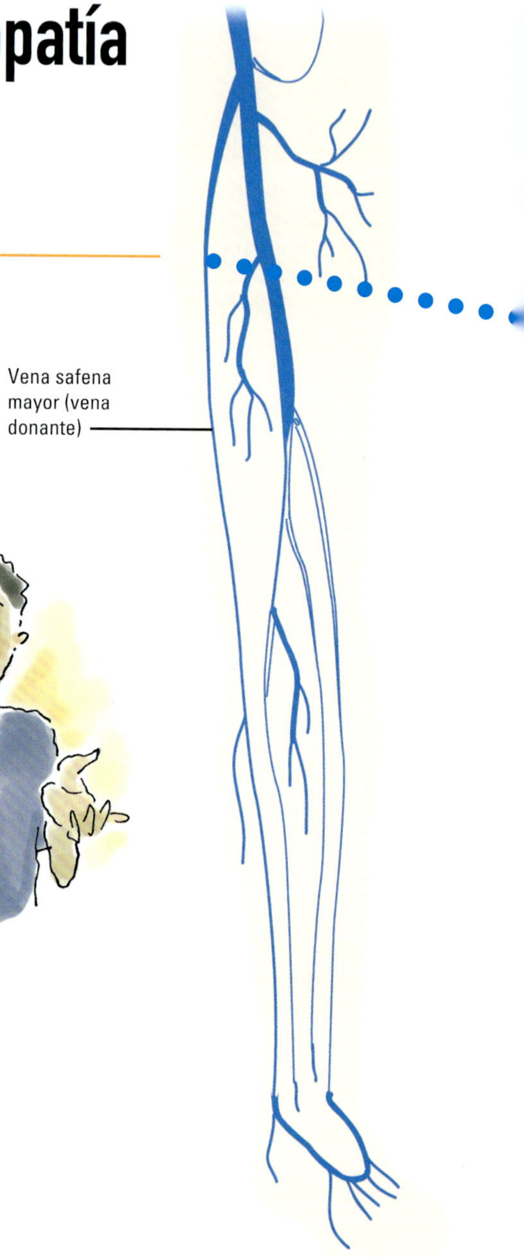

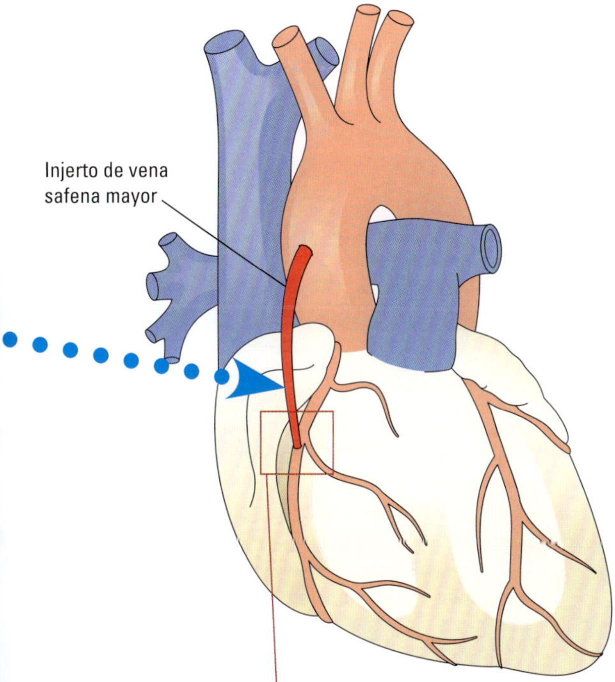

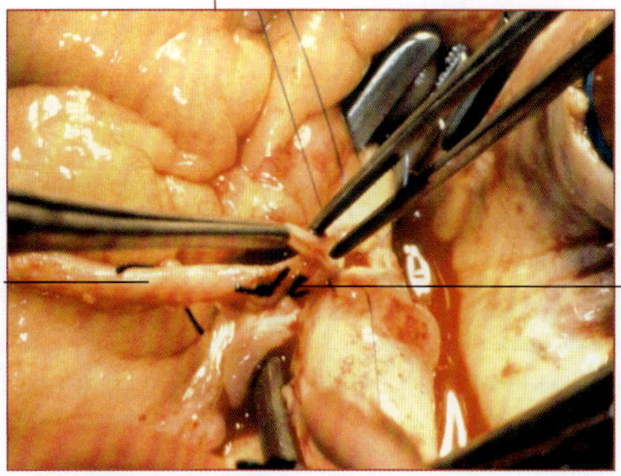

En imágenes

Cómo se realiza la RCI

La RCI se realiza con bomba (metodo estándar) o sin ella (con corazón latiente). El personal capacitado monitoriza el equipo de derivación cardiopulmonar, como el que se muestra en la imagen.

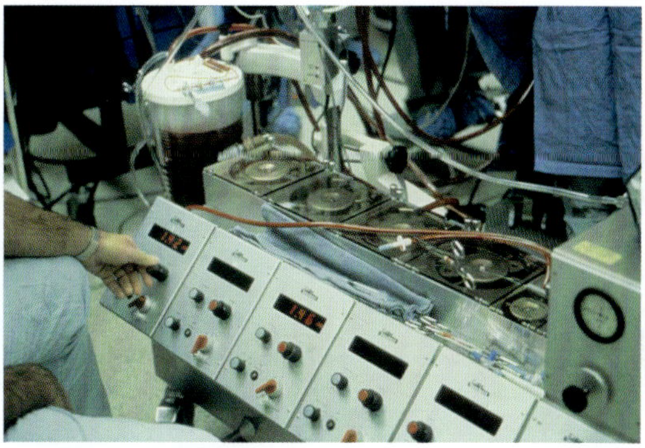

Camino hacia la recuperación

A continuación se presentan los puntos clave que debes vigilar en los pacientes después de la revascularización coronaria para su recuperación.

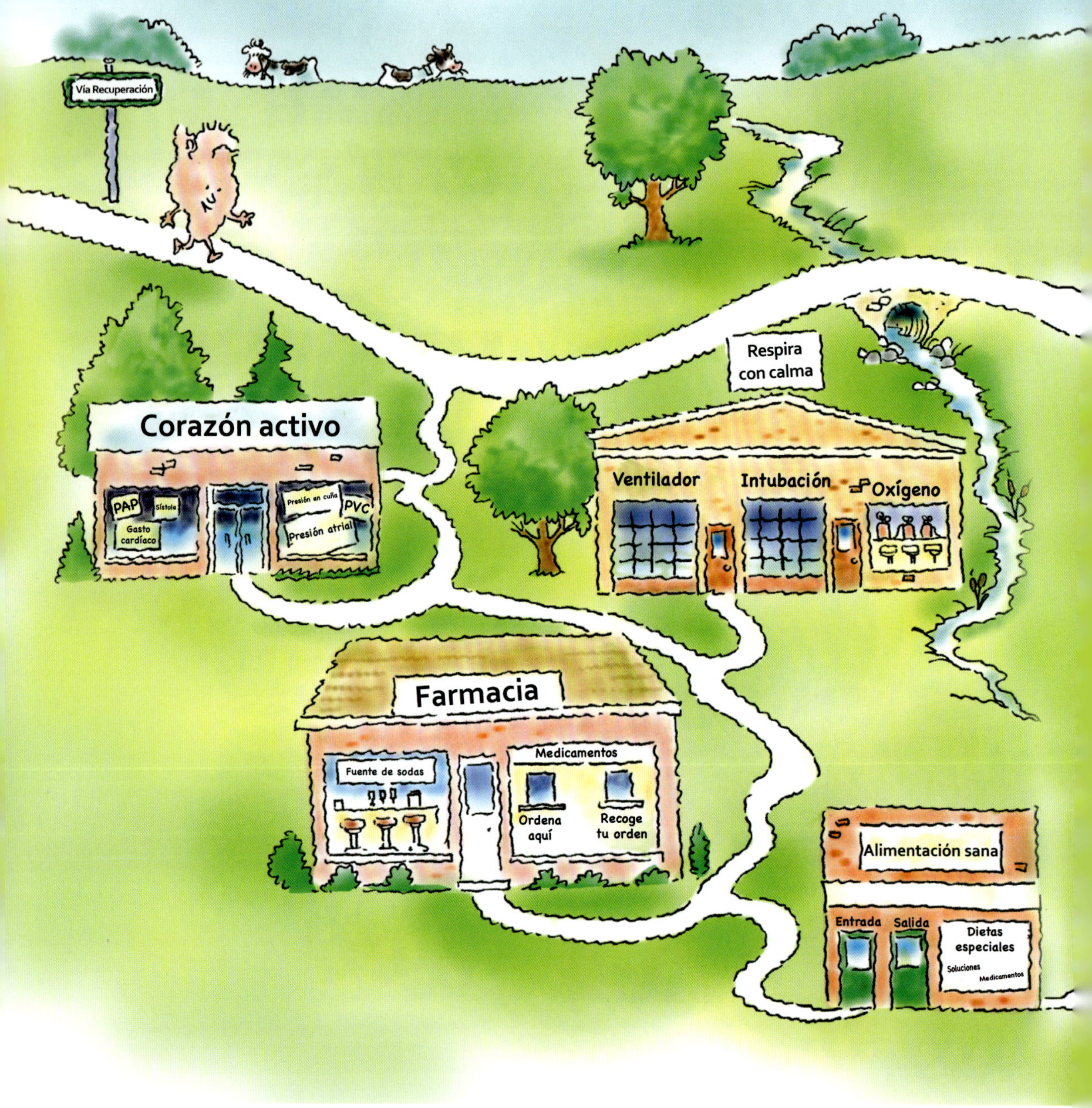

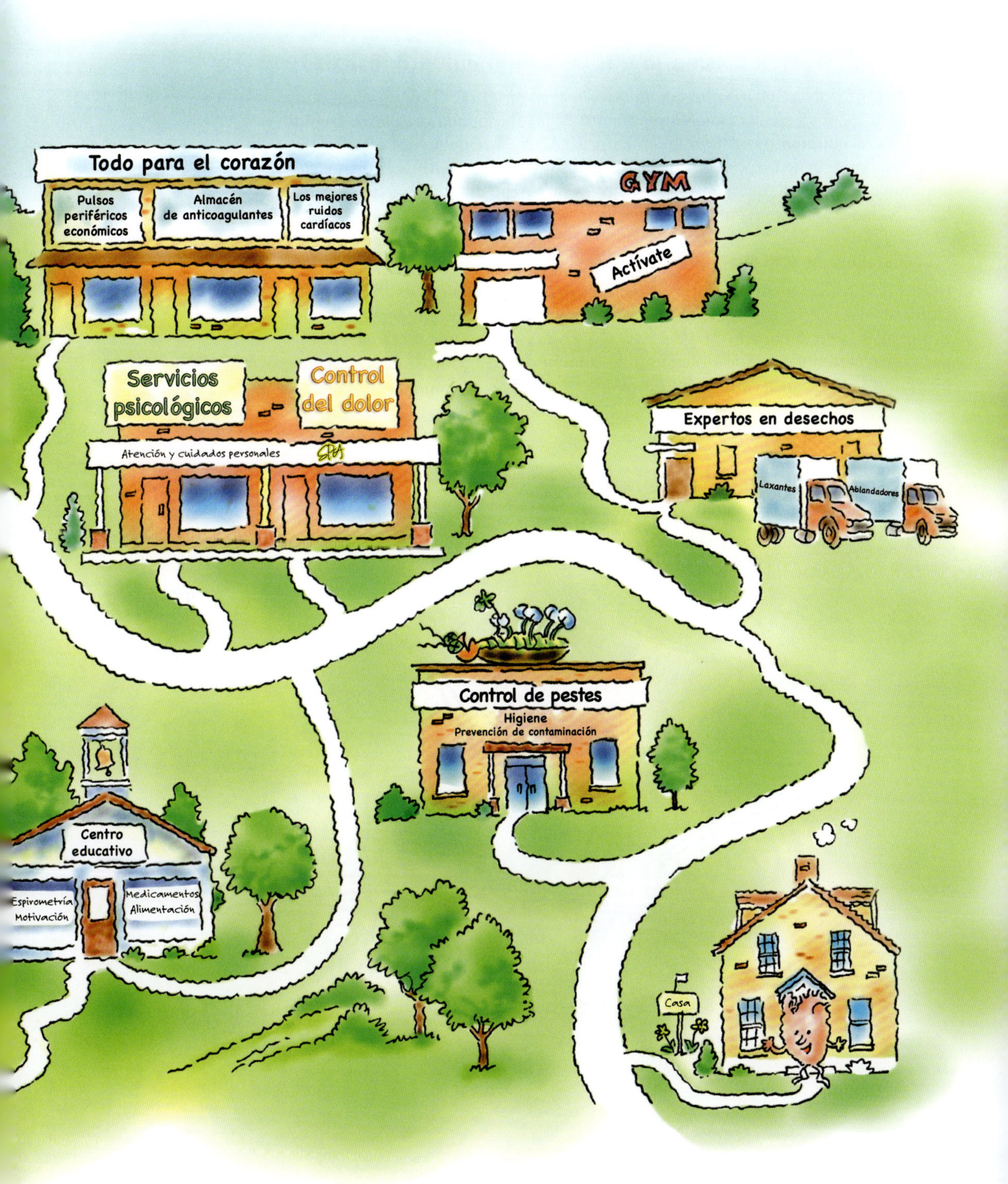
Todo para el corazón
Pulsos periféricos económicos
Almacén de anticoagulantes
Los mejores ruidos cardíacos
GYM
Actívate
Servicios psicológicos
Control del dolor
Atención y cuidados personales
SPA
Expertos en desechos
Laxantes
Ablandadores
Control de pestes
Higiene
Prevención de contaminación
Centro educativo
Espirometría
Motivación
Medicamentos
Alimentación
Casa

Revascularización coronaria directa mínimamente invasiva

La *revascularización coronaria directa mínimamente invasiva* (RCMI) es una opción quirúrgica menos invasiva para el tratamiento de la arteriopatía coronaria. Debido a que el procedimiento es mínimamente invasivo, requiere de menor estancia intrahospitalaria, tiene menos complicaciones posquirúrgicas, permite la extubación temprana, supone un menor coste e incisiones más pequeñas y se pueden retomar las actividades cotidianas en menor tiempo.

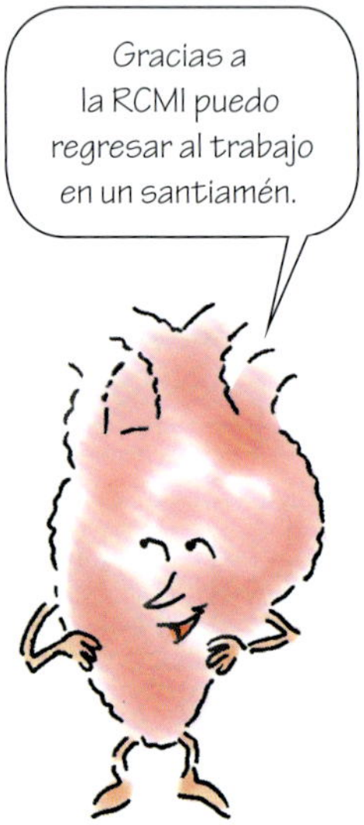

Procedimiento de la RCMI

La RCMI se realiza mediante varias incisiones pequeñas en la cavidad torácica izquierda. La arteria mamaria interna se sutura a la arteria descendente anterior izquierda en la parte frontal del corazón, como se muestra en la imagen. El paciente recibe ventilación sólo en el pulmón derecho, así como fármacos para disminuir la frecuencia cardíaca y el movimiento cardíaco durante la cirugía.

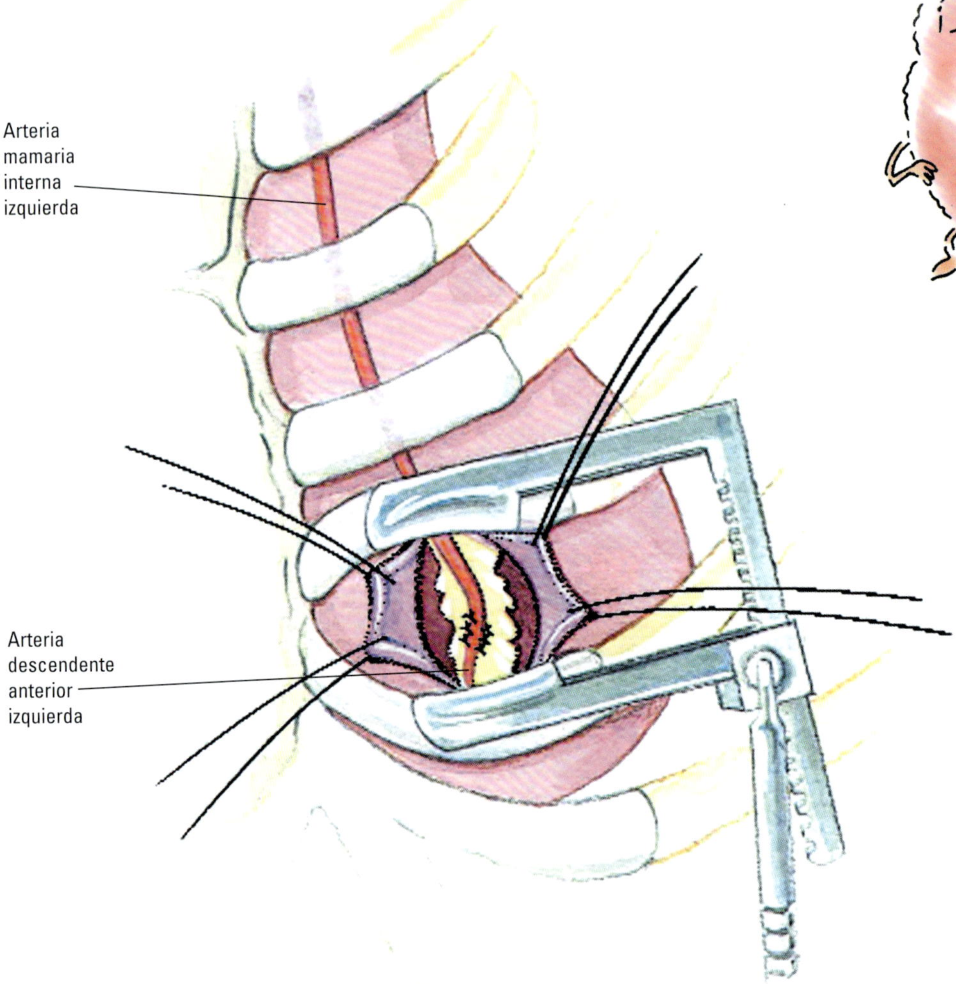

Comparación de los tipos de RCI

Características	RCI con bomba	RCI con corazón latiente	RCMI
Sitio de acceso	♥ Se corta el esternón para llegar al corazón.	♥ Se corta el esternón para llegar al corazón.	♥ Se realizan incisiones en los espacios intercostales para alcanzar la cara anterior del corazón, sin osteotomía.
Indicaciones	♥ Adecuada para enfermedad multivascular, cualquier arteria coronaria.	♥ Adecuada para enfermedad multivascular, cualquier arteria coronaria.	♥ Se emplea en la enfermedad monovascular en las regiones anteriores del corazón, como la arteria descendente anterior izquierda o algunas porciones de las arterias coronaria derecha o circunfleja.
Tipos de injerto	♥ Combinación de injertos arteriales y venosos.	♥ Combinación de injertos arteriales y venosos.	♥ Injertos arteriales (mejores resultados a largo plazo).
Complicaciones	♥ Mayor riesgo de complicaciones posquirúrgicas.	♥ Menos transfusiones sanguíneas, alteraciones del ritmo y renales en comparación con la RCI con bomba.	♥ Menos transfusiones sanguíneas y complicaciones, y recuperación más rápida.
Intubación	♥ Hasta 24 h.	♥ Hasta 24 h.	♥ Por lo general, 2-4 h.
Incisiones	♥ En la pierna para recolección de injerto venoso, posiblemente en el brazo para la recolección de injerto.	♥ En la pierna para recolección de injerto venoso, posiblemente en el brazo para recolección de injerto arterial radial.	♥ Sin incisiones en pierna, posiblemente en brazo para recolección de injerto arterial radial.
Función cardíaca y pulmonar	♥ Corazón y pulmones derivados de forma mecánica, lo que altera las células sanguíneas.	♥ Fármacos y equipo especializados para desacelerar el corazón e inmovilizarlo mientras se mantienen en funcionamiento los sistemas cardiopulmonares y sistémicos.	♥ Fármacos para desacelerar el corazón mientras se mantienen en funcionamiento los sistemas cardiopulmonares y sistémicos.

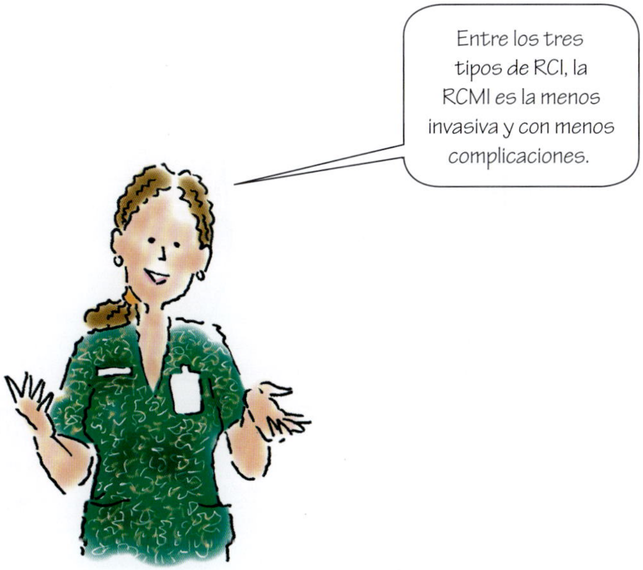
Entre los tres tipos de RCI, la RCMI es la menos invasiva y con menos complicaciones.

Angioplastia coronaria transluminal percutánea

La angioplastia coronaria transluminal percutánea (ACTP), o simplemente *angioplastia*, es una alternativa no quirúrgica para la RCI. Se realiza en los centros de cateterismo cardíaco, con anestesia local, e implica el uso de un catéter con un balón en la punta para dilatar la arteria obstruida. En la mayoría de los casos, los pacientes se recuperan de manera rápida y suelen salir caminando el mismo día y regresar al trabajo en 2 semanas.

La ACTP funciona mejor cuando el acceso a las lesiones es fácil, no hay calcificaciones o éstas son menores de 10 mm, concéntricas y tienen bordes regulares. Las posibles complicaciones incluyen obstrucción arterial aguda y obstrucción tardía.

Comprender la angioplastia

En la ACTP, se introduce un catéter guía en la arteria coronaria. A continuación se hace pasar un catéter con un balón en su punta a través de la obstrucción, el cual se infla y desinfla para comprimir la placa hasta que se libera la luz del vaso.

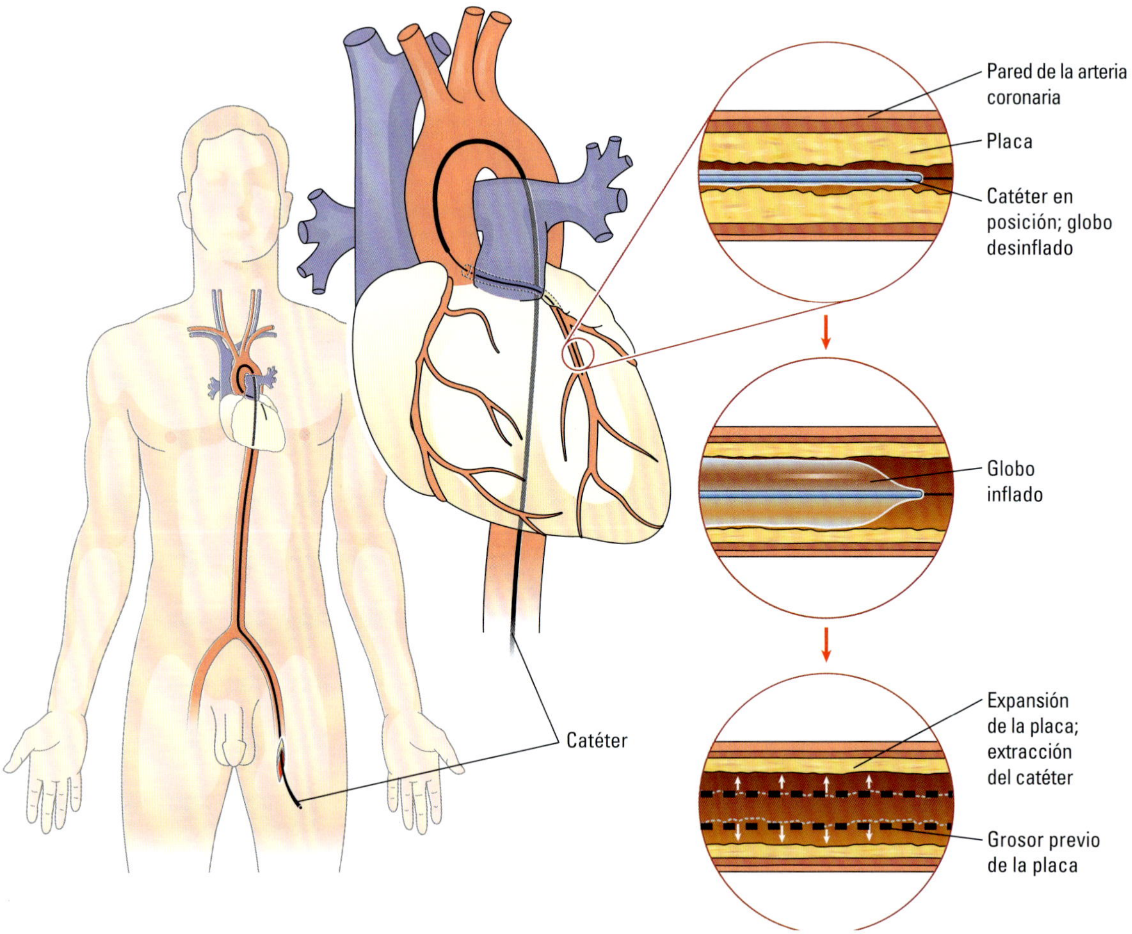

Endoprótesis vasculares

Se puede utilizar una *endoprótesis vascular* (*stent*) para mantener separadas las paredes de un vaso. Algunas endoprótesis se cubren con un fármaco de liberación prolongada para inhibir aún más la unión de fibrina y la formación de coágulos.

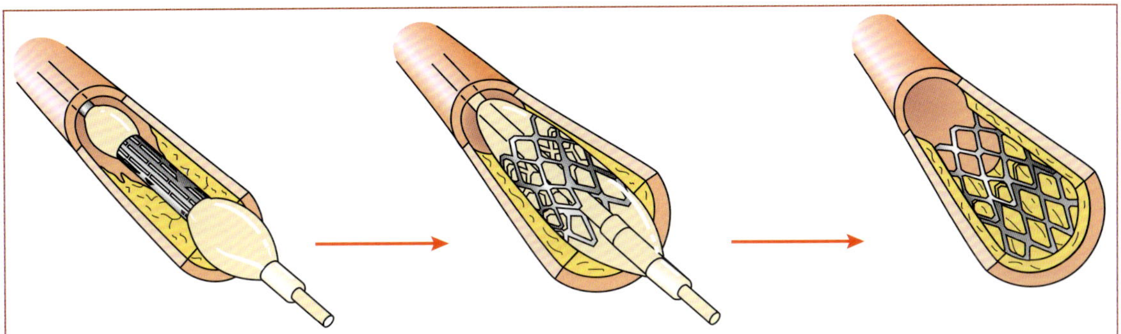

Endoprótesis vascular en la lesión — Endoprótesis vascular expandida — Endoprótesis vascular colocada

Aterectomía

La *aterectomía* es la técnica que utiliza una cuchilla pequeña y rotatoria para eliminar los depósitos lipídicos en las arterias obstruidas. El catéter se dirige hacia la obstrucción y la cuchilla se coloca con precisión en los depósitos grasos. A continuación, los depósitos son "raspados" de la superficie.

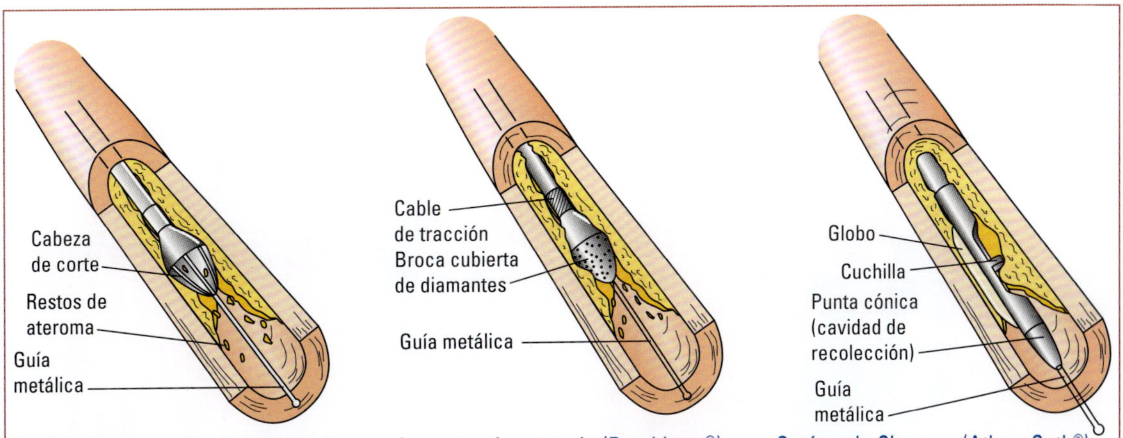

Catéter de extracción intraluminal — Aterectomía rotatoria (Rotablator®) — Catéter de Simpson (AtheroCath®)

Globo de contrapulsación intraaórtico

El globo de contrapulsación intraaórtico (GCI) disminuye temporalmente la carga ventricular izquierda y mejora la perfusión coronaria. Se utiliza en el tratamiento del *shock* cardiógeno causado por infarto de miocardio, *shock* séptico, angina prequirúrgica que no responde al tratamiento, arritmias ventriculares resistentes al tratamiento, rotura de músculos papilares del tabique interventricular e insuficiencia de la bomba.

Comprender el GCI

El GCI se componode de un globo de poliuretano unido a una consola de mando de bomba externa mediante un catéter de gran calibre. Se introduce por vía percutánea en la arteria femoral y se coloca en la aorta descendente, de forma distal a la arteria subclavia izquierda y sobre las arterias renales.

Empuja

Este tipo de bomba externa trabaja en contrapunto con el ventrículo izquierdo al inflarse con helio durante la diástole temprana y desinflarse justo antes de la sístole. A medida que el globo se desinfla, fuerza la sangre hacia la válvula aórtica, por lo que aumenta la presión en el origen de la aorta y la presión diastólica para mejorar la perfusión coronaria. También mejora la circulación periférica mediante el impulso de sangre a través de las arterias braquicefálica, carótida común y subclavia, que tienen su origen en el arco aórtico.

...y jala

El globo se desinfla rápidamente al final de la diástole, lo cual crea un vacío dentro de la aorta. Como consecuencia, descienden la presión y el volumen aórticos para así disminuir la resistencia a la expulsión ventricular izquierda (poscarga). La disminución del esfuerzo, a su vez, reduce las demandas cardíacas de oxígeno y, en conjunto con la mejor perfusión miocárdica, evita o disminuye la isquemia en el miocardio.

Diástole

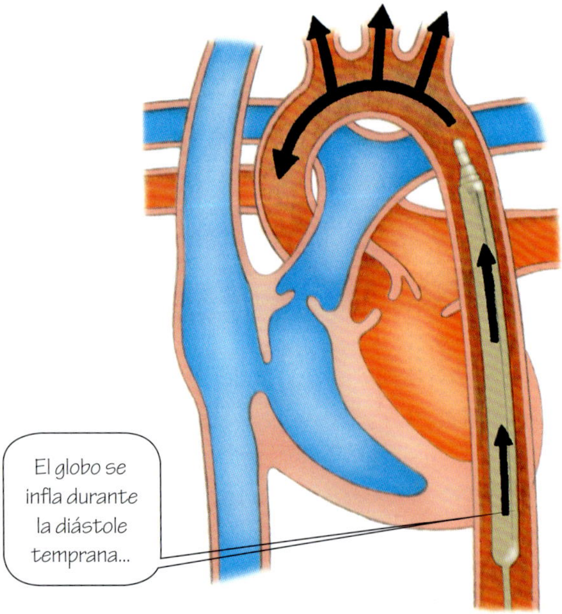

Sístole

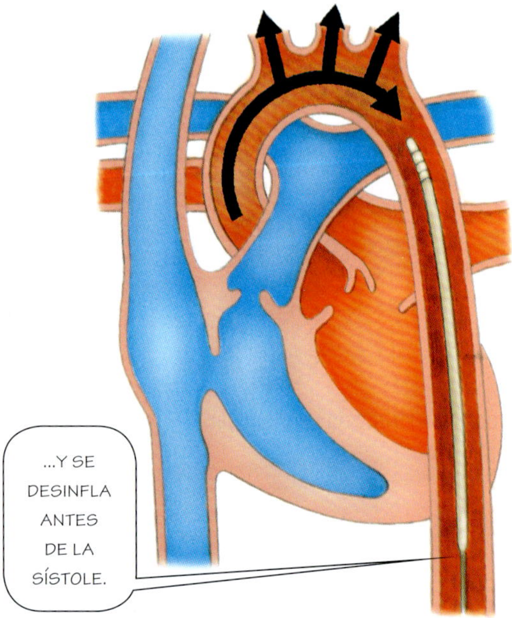

Coordinación del globo de contrapulsación intraaórtico

La contrapulsación intraaórtica se sincroniza con un electrocardiograma o una gráfica de pulso arterial. De manera idónea, la introducción de helio en el globo debe comenzar cuando se cierra la válvula aórtica, en la escotadura dicrota de la gráfica de pulso arterial. El globo debe desinflarse justo antes de la sístole.

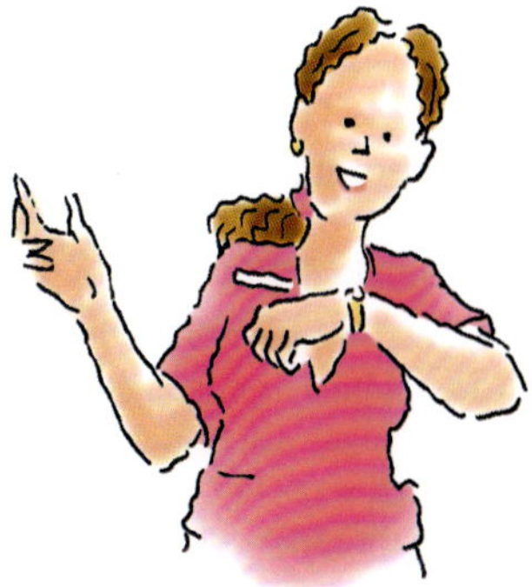

Sincronización exitosa

La coordinación es esencial. Si el globo se infla antes de lo debido, puede causar daño en la válvula aórtica al forzar su cierre; si lo hace de forma tardía, la mayor parte de la sangre expulsada por el ventrículo izquierdo no pasará más allá del globo disminuyendo la eficacia de la bomba.

Si el globo se desinfla después de lo debido, puede causar paro cardíaco debido a que incrementa la resistencia al bombeo del ventrículo izquierdo.

En la cúspide

La contrapulsación intraaórtica incrementa la presión diastólica máxima y disminuye la sistólica máxima y la telediastólica.

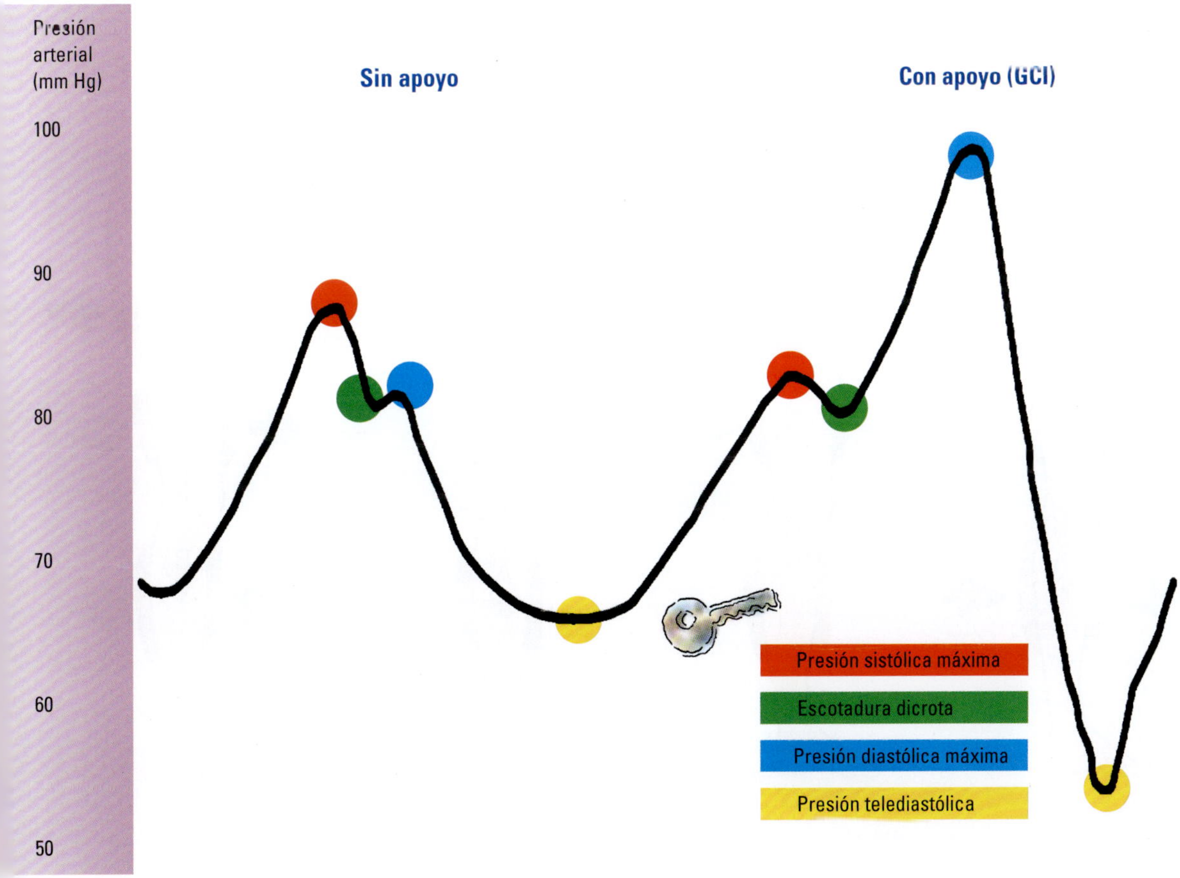

Contrapulsación externa

La contrapulsación externa proporciona alivio del dolor a pacientes con angina estable recurrente cuando los tratamientos convencionales no lo logran. Es una técnica no invasiva que incrementa el flujo de sangre oxigenada hacia el corazón y disminuye la demanda cardíaca. La contrapulsación externa puede reducir el dolor anginoso, aumentar la tolerancia al ejercicio y estimular la circulación colateral.

Procedimiento de contrapulsación externa

Durante la contrapulsación externa se colocan tres manguitos neumáticos en cada lado del paciente, en la pantorrilla, la parte inferior del muslo y la parte superior de las nalgas. Estos tres manguitos se sincronizan con la frecuencia cardíaca y se inflan en secuencia para comprimir ligeramente los vasos sanguíneos en las piernas, lo que fuerza el flujo sanguíneo hacia el corazón.

1 Se inflan los manguitos en las pantorrillas e inician la onda pulsátil retrógrada.

2 Se inflan los manguitos en la parte inferior de los muslos.

3 Se inflan los manguitos en la parte superior de los muslos.

4 Se desinflan todos los manguitos al mismo tiempo.

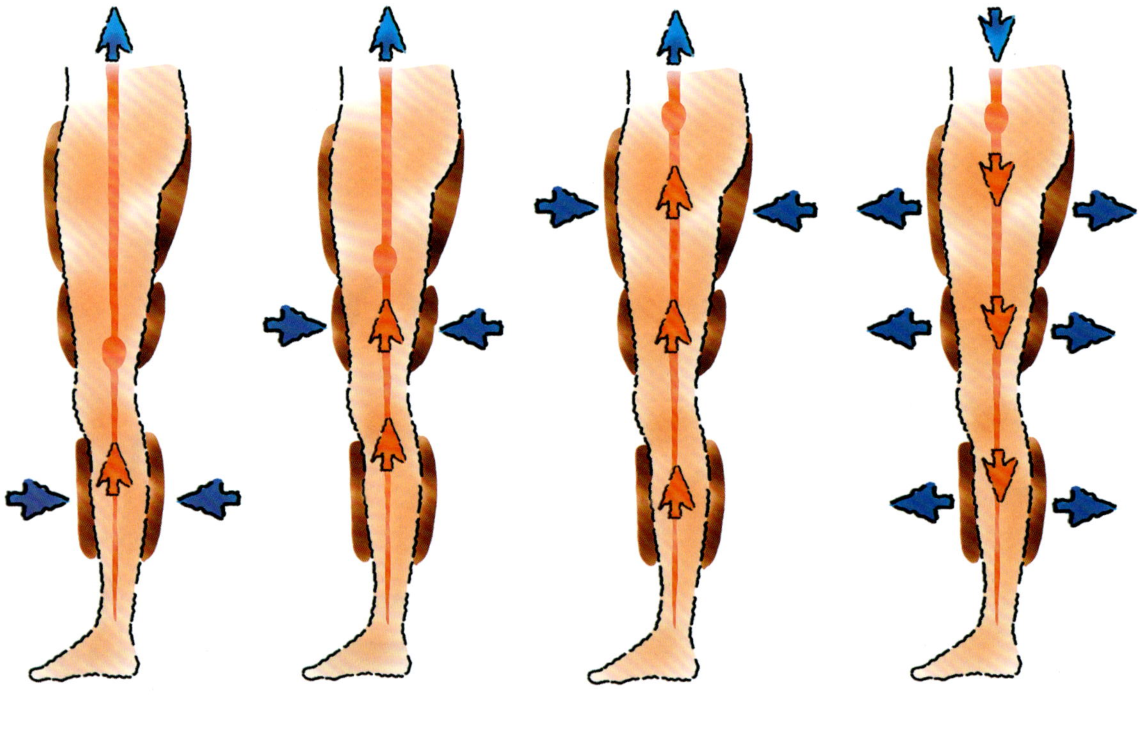

Rehabilitación cardíaca

La rehabilitación cardíaca es un programa con supervisión médica que tiene como objetivo principal mejorar la salud cardíaca de los pacientes con antecedentes de infarto de miocardio, insuficiencia cardíaca, angioplastia o cirugía cardíaca (http://www.heart.org/HEARTORG/Conditions/More/CardiacRehab/What-is-Cardiac-Rehabilitation_UCM_307049_Article.jsp#.WQkpwdy1uss). El objetivo de la rehabilitación cardíaca es vigilar y mejorar el estado cardíaco del paciente, y así lograr revertir el avance de la enfermedad y mejorar la condición física general y la calidad de vida. El éxito de la rehabilitación cardíaca se relaciona directamente con el grado de cumplimiento del paciente. Además de actividad física, la rehabilitación cardíaca incluye:

- Control del estrés
- Dieta, nutrición y control de peso
- Reducción de los factores de riesgo

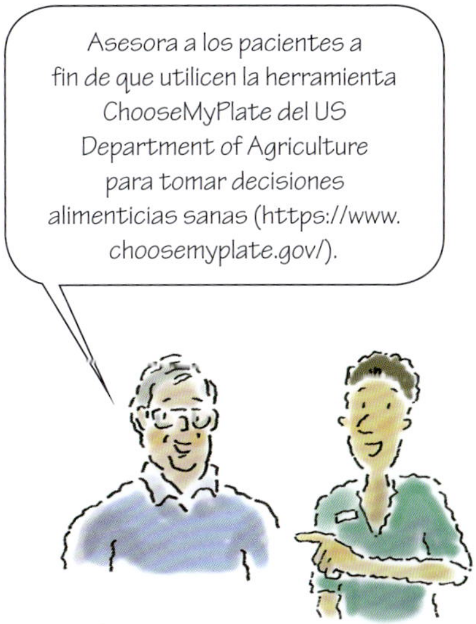
Asesora a los pacientes a fin de que utilicen la herramienta ChooseMyPlate del US Department of Agriculture para tomar decisiones alimenticias sanas (https://www.choosemyplate.gov/).

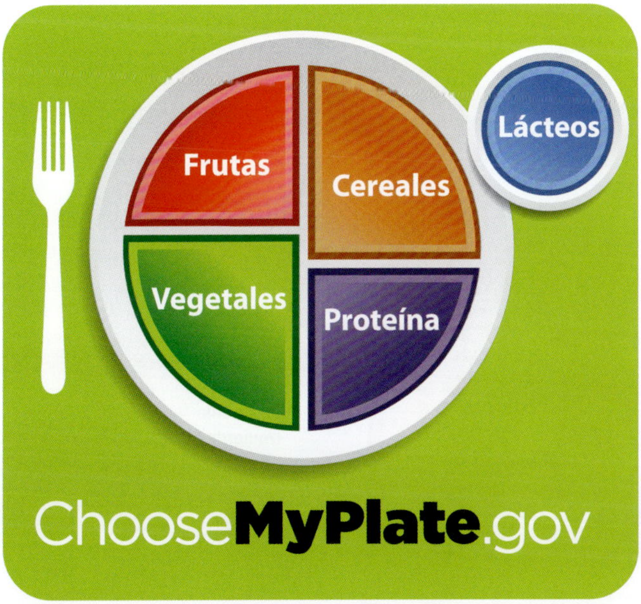

Tratamiento de la miocardiopatía

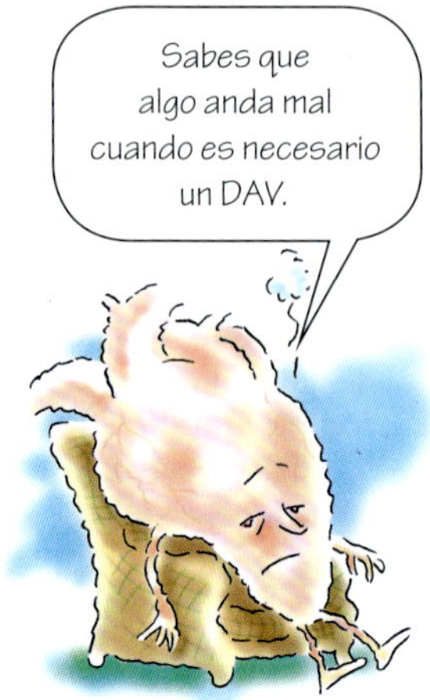
Sabes que
algo anda mal
cuando es necesario
un DAV.

Dispositivo de asistencia ventricular

El *dispositivo de asistencia ventricular* (DAV) es un equipo implantable que consiste en una bomba sanguínea, diversas cánulas y una consola de mando neumática o eléctrica. La bomba se sincroniza con el electrocardiograma (ECG) del paciente y funciona como un ventrículo. Disminuye la demanda cardíaca y aumenta el gasto cardíaco.

Dispositivo de asistencia ventricular izquierdo

A continuación se muestra un DAV izquierdo implantado:

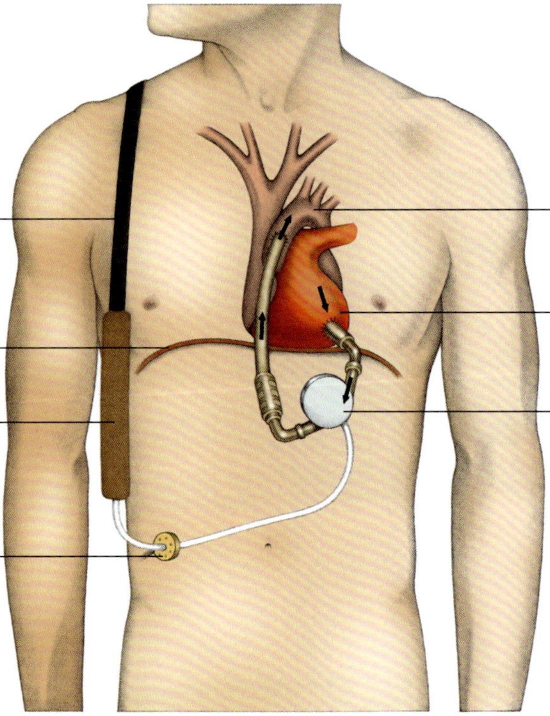

Alternativas de bomba

Los DAV se encuentran disponibles como bombas de flujo continuo o pulsátil. Una bomba de flujo continuo se llena de forma constante para enviar sangre hacia la aorta a una velocidad constante. Una bomba pulsátil puede funcionar mediante dos mecanismos:

1. Puede llenarse durante la sístole y llevar sangre a la aorta durante la diástole.
2. Puede bombear sangre sin correlación con el ciclo cardíaco del paciente.

Posibles complicaciones

A pesar de la administración de anticoagulantes, los DAV pueden causar la formación de trombos y provocar embolias pulmonares o ictus. Otras complicaciones incluyen fallos en el dispositivo (http://www.mayoclinic.org/tests-procedures/ventricular-assist-device/details/risks/cmc-20167078), insuficiencia cardíaca, hemorragia, taponamiento cardíaco e infección.

Un vistazo al dispositivo de asistencia ventricular

Existen tres tipos de DAV:

1

El DAV derecho proporciona apoyo pulmonar tomando sangre desde el ventrículo derecho insuficiente y bombeándola hacia la circulación pulmonar mediante una conexión con la arteria pulmonar izquierda.

2

En el caso del DAV izquierdo, el flujo de sangre va desde el ventrículo izquierdo hacia el DAV, el cual bombea la sangre hacia el cuerpo mediante una conexión con la aorta.

3

Cuando se emplea un DAV tanto izquierdo como derecho, se denomina *DAV biventricular* (*DAVBi*).

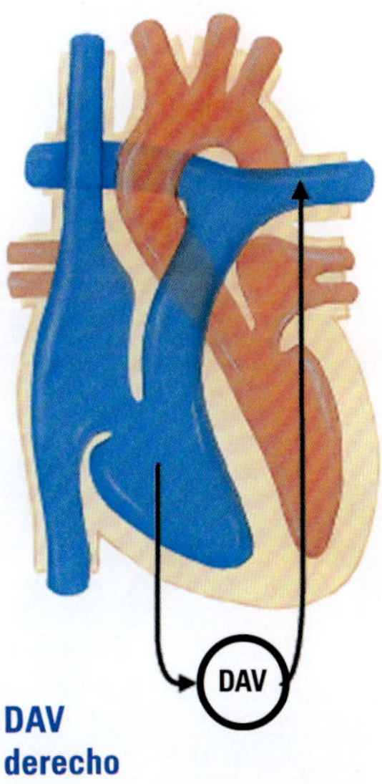

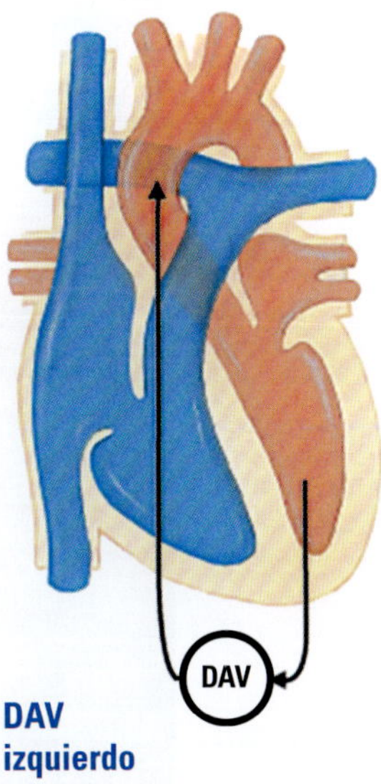

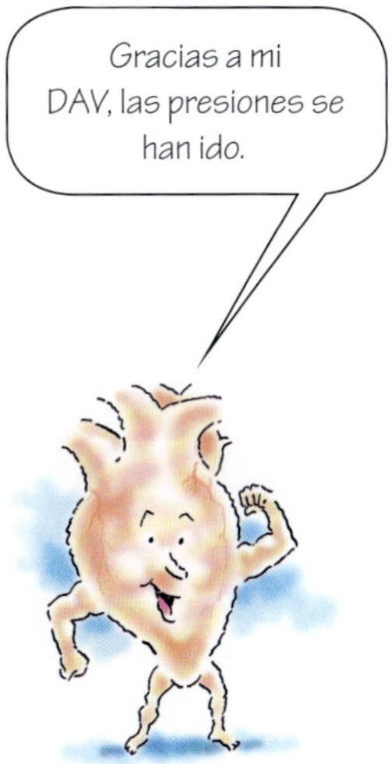

Trasplante cardíaco

En el trasplante cardíaco, el corazón insuficiente de un paciente es reemplazado con el de un donante. El trasplante cardíaco no constituye una cura y se utiliza sólo en casos de enfermedad cardíaca en etapa final en los pacientes con mala calidad de vida y que no se espera que vivan durante más de 6-12 meses.

Los pacientes que reciben un corazón de donante deben tratarse con anticuerpos monoclonales e inmunosupresores potentes para evitar el rechazo, lo cual aumenta el riesgo de infecciones mortales.

En imágenes

Cirugía de trasplante

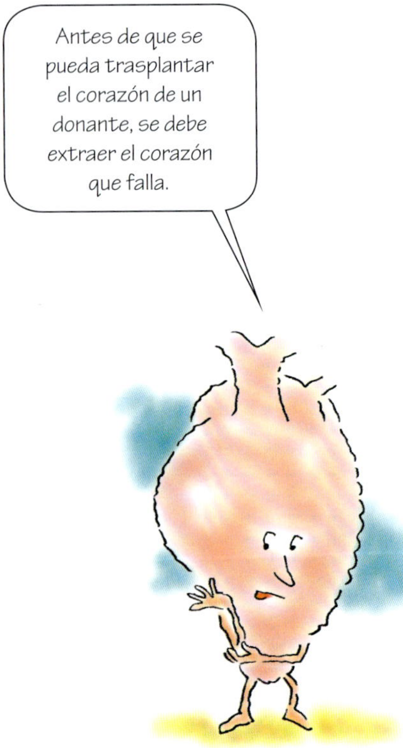
Antes de que se pueda trasplantar el corazón de un donante, se debe extraer el corazón que falla.

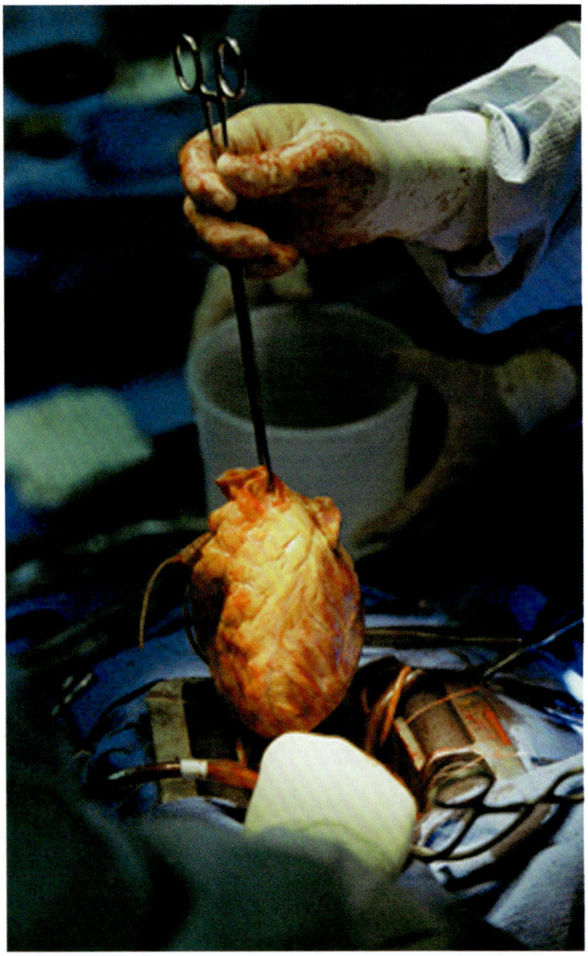

De corazón a corazón

Corazón del donante

El corazón del donante se extrae cuando el cirujano ha realizado las incisiones donde lo marcan las líneas.

Vista anterior

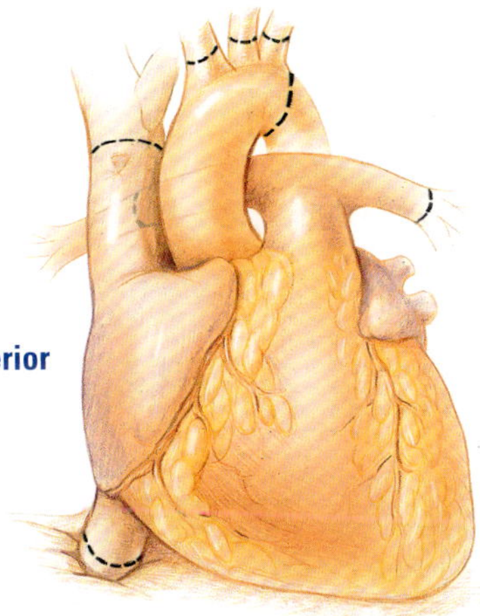

Corazón del receptor

Antes de extraer el corazón, se deben realizar incisiones en los sitios marcados con líneas.

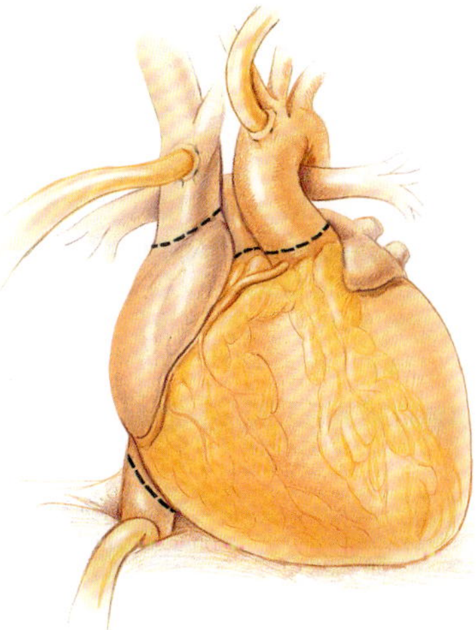

Corazón trasplantado

Se sutura el corazón trasplantado.

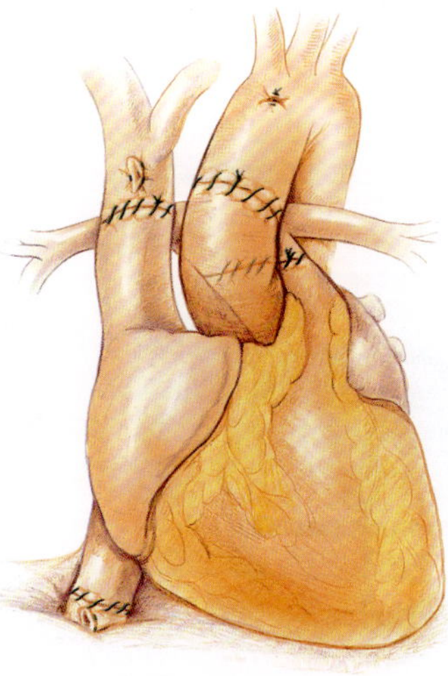

Tratamiento de las enfermedades valvulares

Este tratamiento se utiliza para evitar la insuficiencia cardíaca en pacientes con estenosis o regurgitación valvular con síntomas graves o de difícil control. Según la enfermedad del paciente, es posible hacer uno de tres tipos de cirugía vascular. Cuando la cirugía valvular no es viable, se usa la valvuloplastia percutánea con globo para agrandar la abertura de la válvula cardíaca con estenosis, que mejora su función.

Reemplazo valvular

En el caso del reemplazo valvular, se extrae la válvula natural y se coloca en su lugar una válvula protésica.

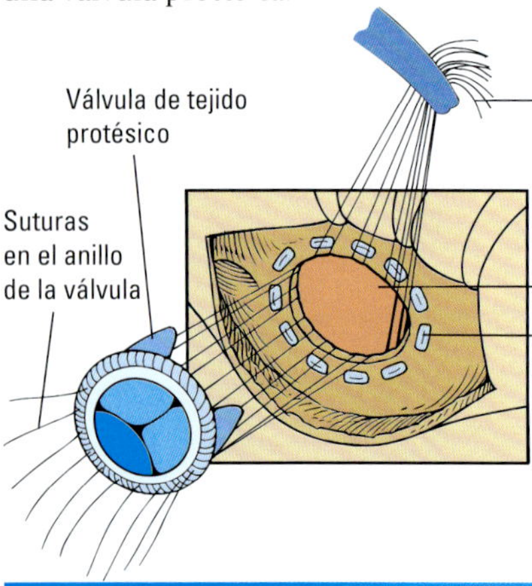

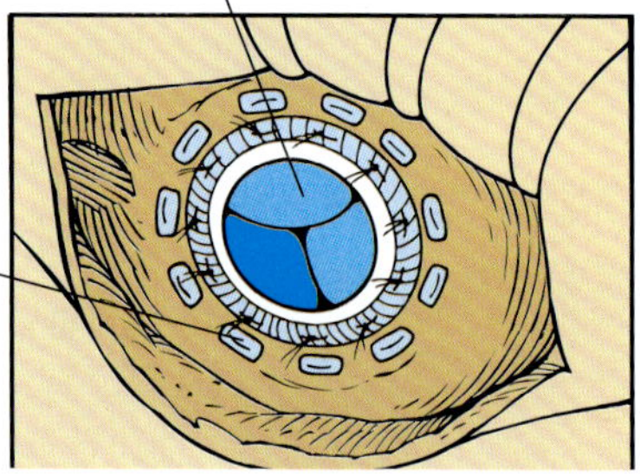

Tipos de reemplazo valvular

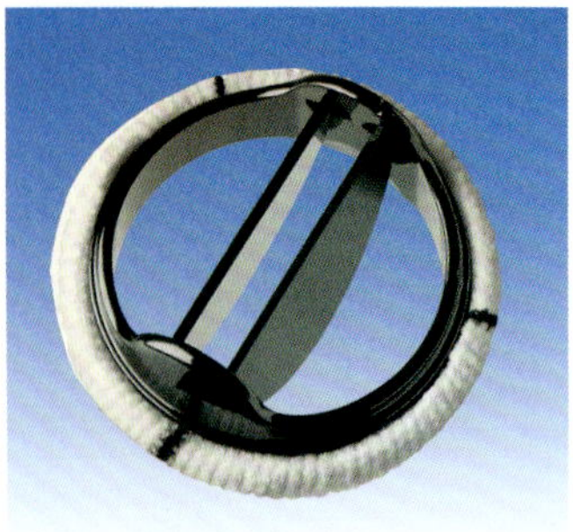

Válvula bivalva (St. Jude, mecánica)

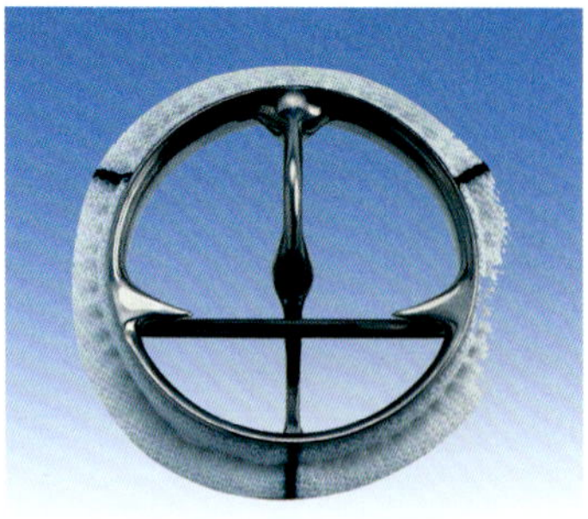

Válvula de disco basculante (Medtronic-Hall, mecánica)

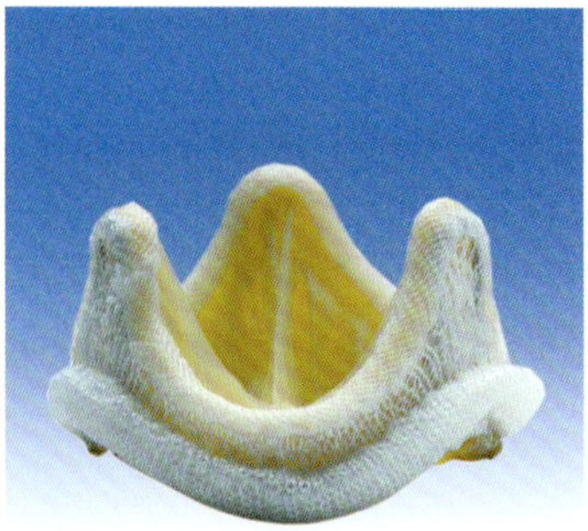

Válvula de heteroinjerto porcino (Carpentier-Edwards, tisular)

Resección y reparación de valvas

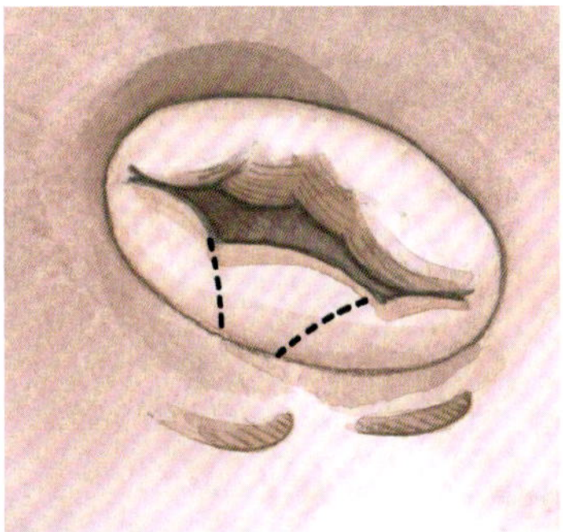

Se extrae la porción que se encuentra entre las líneas punteadas

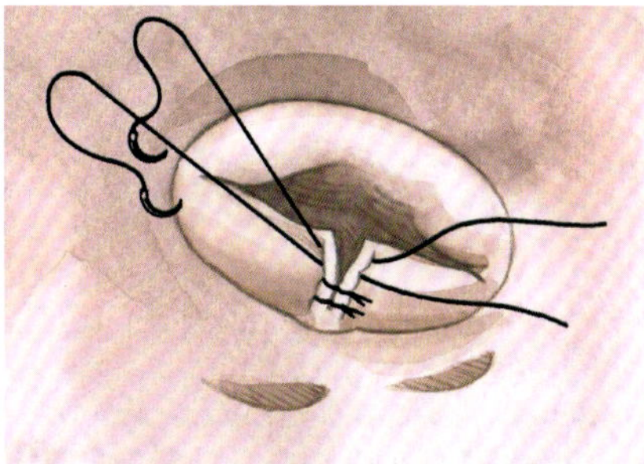

Los bordes se aproximan y se suturan

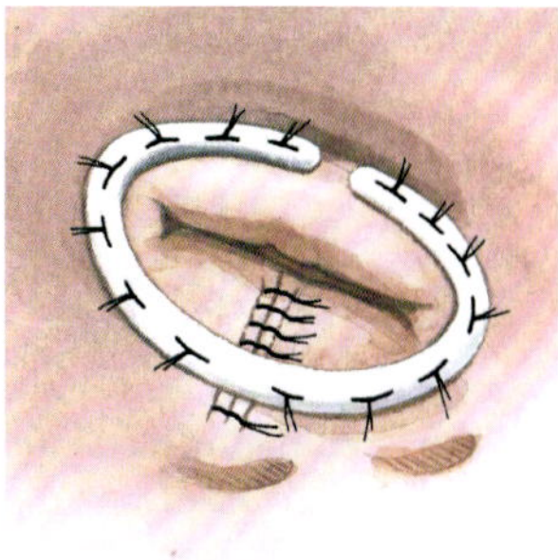

La reparación finaliza con el anillo de anuloplastia

Comisurotomía

En la comisurotomía, se separan las valvas ensanchadas mediante cirugía. El cirujano elimina el tejido cicatricial y los depósitos de calcio en las valvas.

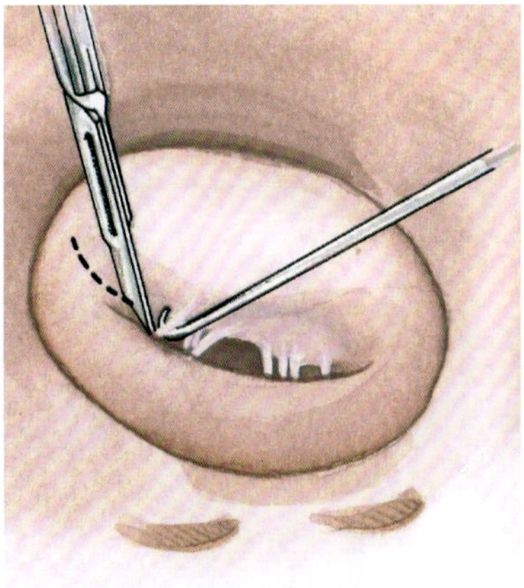

Comisurotomía de la válvula

Valvuloplastia percutánea con globo

Durante la valvuloplastia, el cirujano introduce en la vena femoral un catéter con un pequeño globo a través de la piel y lo desliza hasta que alcanza la válvula enferma. A continuación, se infla el globo, forzando que se abra la válvula.

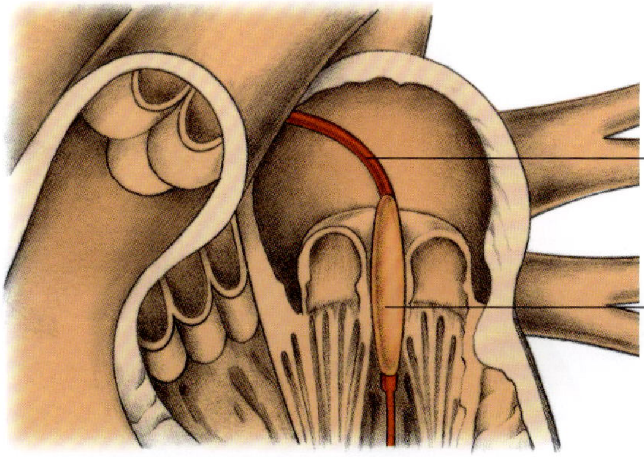

Reparación vascular

La *reparación vascular* es la alternativa quirúrgica que se emplea para el tratamiento de vasos lesionados o con alguna enfermedad. Los tipos de reparación vascular incluyen resección de aneurisma aórtico, derivación con injerto, embolectomía, implante de filtro en la vena cava y endoprótesis cubierta.

Resección de aneurisma aórtico

La resección del aneurisma aórtico implica la extracción del área aórtica dañada. En primer lugar, el cirujano realiza una incisión para exponer el sitio del aneurisma. El cirujano pinza la aorta, extrae el aneurisma y repara la porción de la aorta dañada con un injerto que sutura en el lugar.

Derivación con injerto

La derivación con injerto sirve para hacer un puente sobre una obstrucción arterial debida a arterioesclerosis. Después de exponer la arteria afectada, el cirujano anastomosa el injerto autólogo o sintético para derivar el flujo sanguíneo alrededor del segmento arterial obstruido. Abajo se muestra una derivación femoropoplítea.

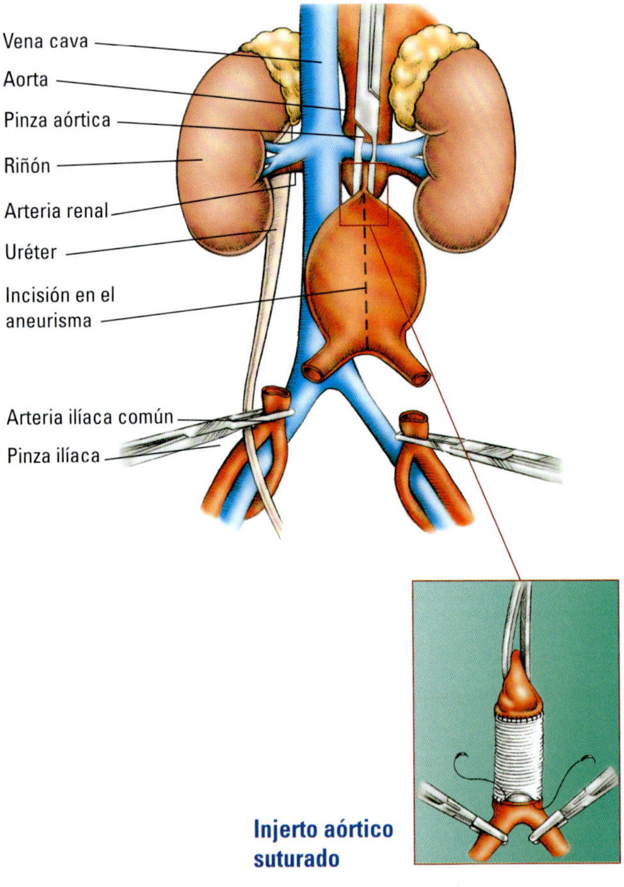

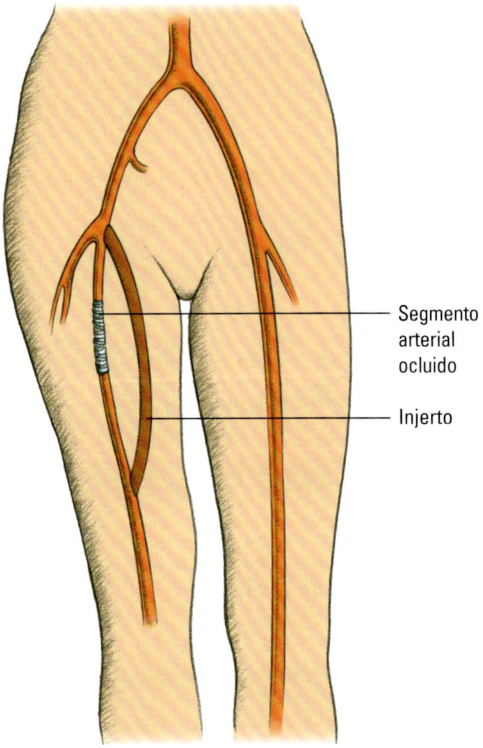

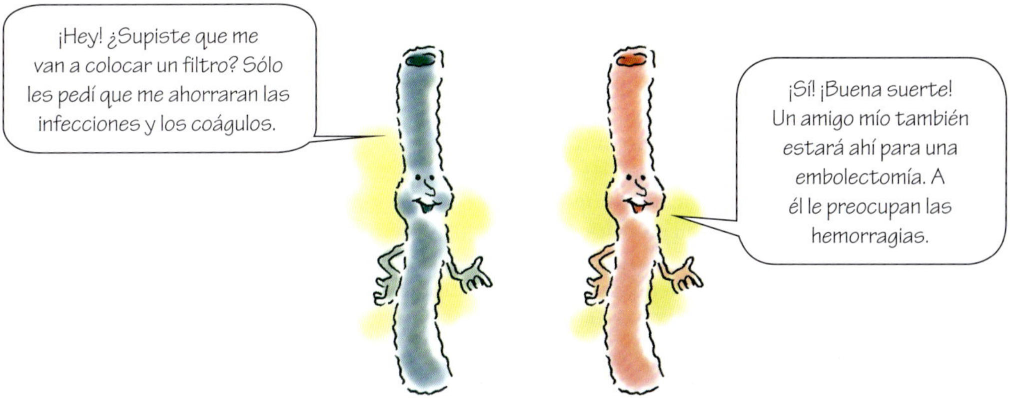
¡Hey! ¿Supiste que me van a colocar un filtro? Sólo les pedí que me ahorraran las infecciones y los coágulos.
¡Sí! ¡Buena suerte! Un amigo mío también estará ahí para una embolectomía. A él le preocupan las hemorragias.

Embolectomía

Para extraer un émbolo de una arteria, el cirujano debe realizar una embolectomía mediante la introducción de un catéter con un balón en su extremo en una arteria y pasarlo a través del émbolo (como se muestra en la imagen inferior izquierda). El cirujano infla el balón y retrocede el catéter para eliminar la obstrucción (como se muestra en la imagen inferior derecha).

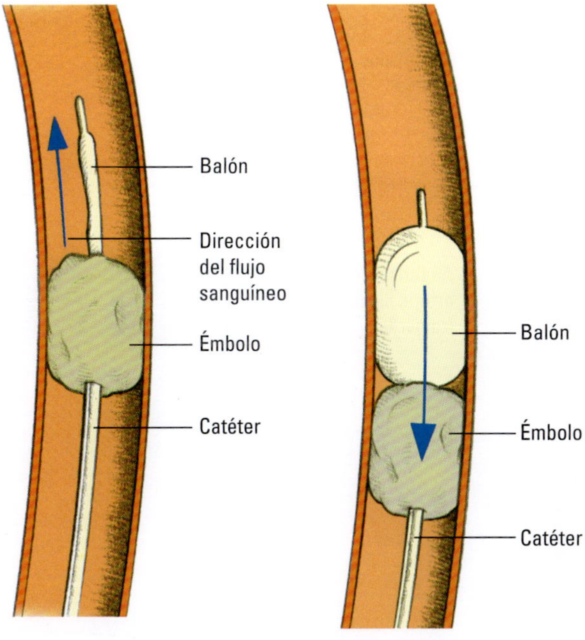

Colocación de filtro de vena cava

Un filtro de vena cava recoge los émbolos en el vaso para prevenir que lleguen a los vasos pulmonares, pero permite el flujo venoso normal.

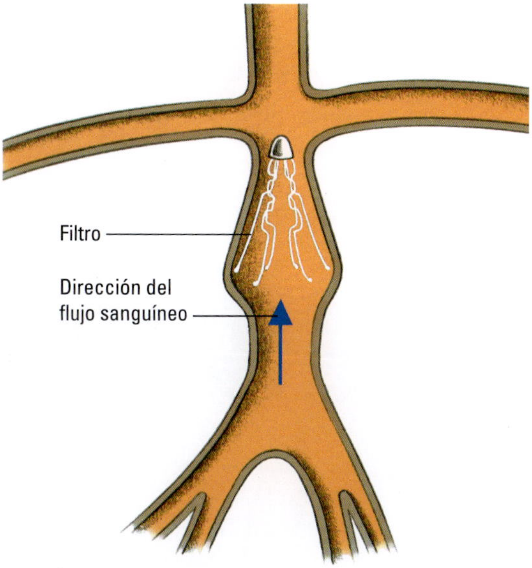

Endoprótesis cubiertas

La colocación de una endoprótesis cubierta (*stent grafting*) es un procedimiento mínimamente invasivo que se realiza para reparar un aneurisma aórtico abdominal y aneurismas en otras arterias mediante el reforzamiento de las paredes vasculares. El cirujano se guía por fluoroscopia para introducir un catéter con un injerto unido a él a través de una pequeña incisión en las arterias femoral o ilíaca. El catéter se introduce en la aorta y se coloca a lo largo del aneurisma por debajo de las arterias renales. La endoprótesis cubierta evita que la sangre entre al aneurisma, pero mantiene el flujo normal en las partes distales. Lo anterior evita que el aneurisma crezca y se rompa. Se indica al paciente que camine dentro de las 24 h posteriores al procedimiento y es dado de alta 1-3 días después del procedimiento.

Endoprótesis cubierta aortoilíaca

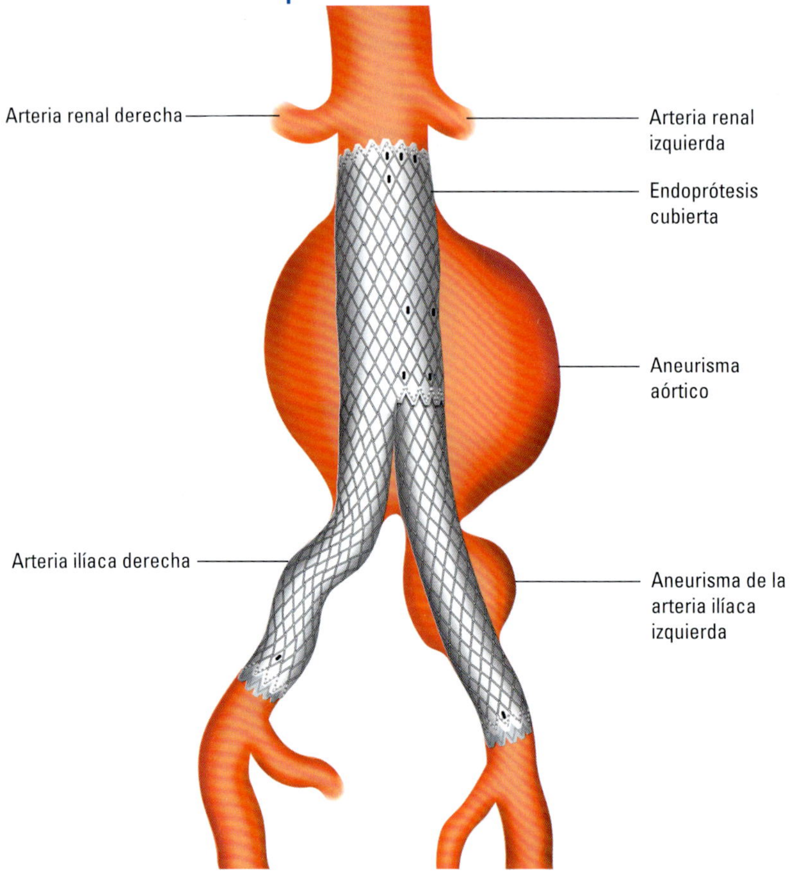

Pericardiocentesis

La *pericardiocentesis* es un procedimiento invasivo que se utiliza para extraer el exceso de líquido que se ha acumulado en la cavidad pericárdica (derrame pericárdico). La acumulación rápida de líquido pericárdico puede necesitar de una pericardiocentesis de urgencia para lograr prevenir que falle la circulación. Debe estar disponible el equipo de urgencias.

El personal médico realiza la pericardiocentesis guiado mediante fluoroscopia dentro del centro de cateterismo cardíaco o con la ayuda de ecografía a la cabecera del paciente. Se emplea una aguja de aspiración pericárdica que cuenta con una llave de paso de tres vías, la cual está unida a una jeringa de 50 mL que sirve para aspirar el líquido de la cavidad pericárdica. Se coloca una pinza de cocodrilo en la aguja y se utiliza un ecocardiógrafo para verificar la posición de la aguja. Al terminar el procedimiento, es posible introducir un catéter y conectarlo a una bolsa de drenaje para la recolección continua de líquido.

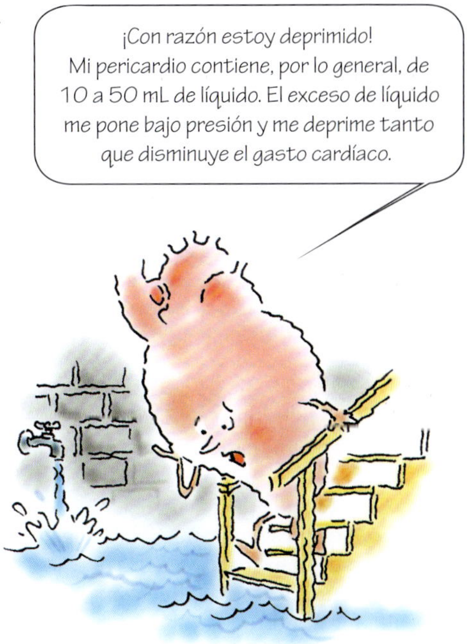
¡Con razón estoy deprimido!
Mi pericardio contiene, por lo general, de 10 a 50 mL de líquido. El exceso de líquido me pone bajo presión y me deprime tanto que disminuye el gasto cardíaco.

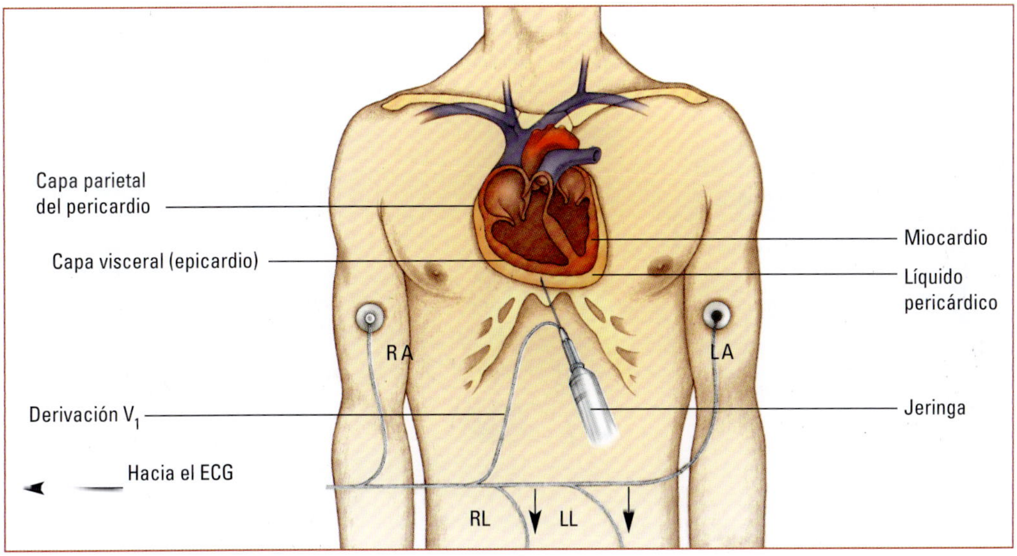

Tratamiento de las arritmias

Marcapasos temporal

El marcapasos temporal se utiliza en casos de urgencia por arritmias, como bradicardia, taquicardia o cualquier otra alteración del sistema de conducción. Los marcapasos temporales contienen generadores de pulso externos con baterías y un sistema de derivaciones o electrodos.

Colocación percutánea de electrodos

En el caso de un marcapasos temporal no invasivo, se colocan dos electrodos en el tórax y la espalda del paciente a nivel del corazón, como se muestra en la imagen. Este tipo de marcapasos puede colocarse rápidamente en caso de urgencia, pero resulta incómodo.

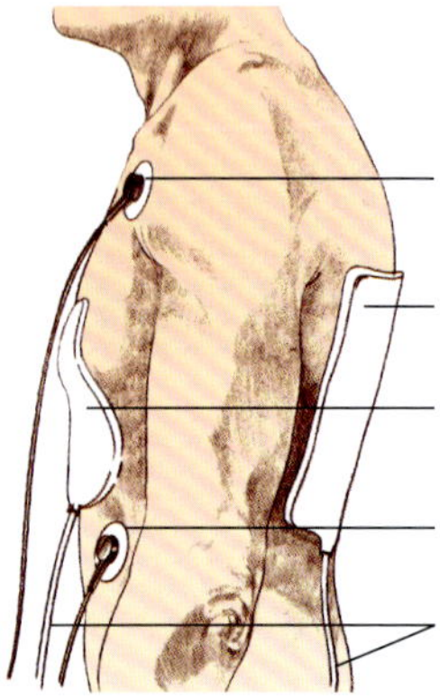

Algoritmo para bradicardia

Bradicardia
Frecuencia cardíaca < 60 latidos/min y estado clínico deficiente

↓

- Mantener abierta la vía aérea, asistir la ventilación según necesidad
- Oxígeno
- ECG (identificar ritmo), presión arterial, oximetría
- Obtener la vía venosa

↓

¿Signos y síntomas de perfusión deficiente causados por bradicardia (alteración del estado mental, dolor torácico persistente, hipotensión u otros signos de shock*)?*

↓

PERFUSIÓN ADECUADA

↓

Vigilancia y monitorización

PERFUSIÓN DEFICIENTE

↓

- Preparar para colocación percutánea de marcapasos; iniciar sin retraso en caso de bloqueo de alto grado (tercer grado o segundo grado de tipo II).
- Considerar la atropina mientras se espera el marcapasos. Puede repetirse hasta una dosis total de 3 mg. Si no hay resultados, iniciar el marcapasos.
- Considerar la infusión de dopamina o epinefrina mientras se espera por el marcapasos o en caso de que éste no sea eficaz.

↓

- Preparar para marcapasos i.v.
- Tratar las causas contribuyentes.
- Considerar interconsulta con un especialista.

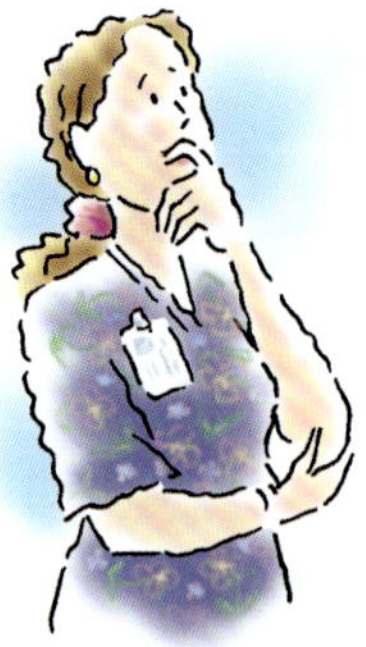

Equipo adecuado

Generador de impulsos

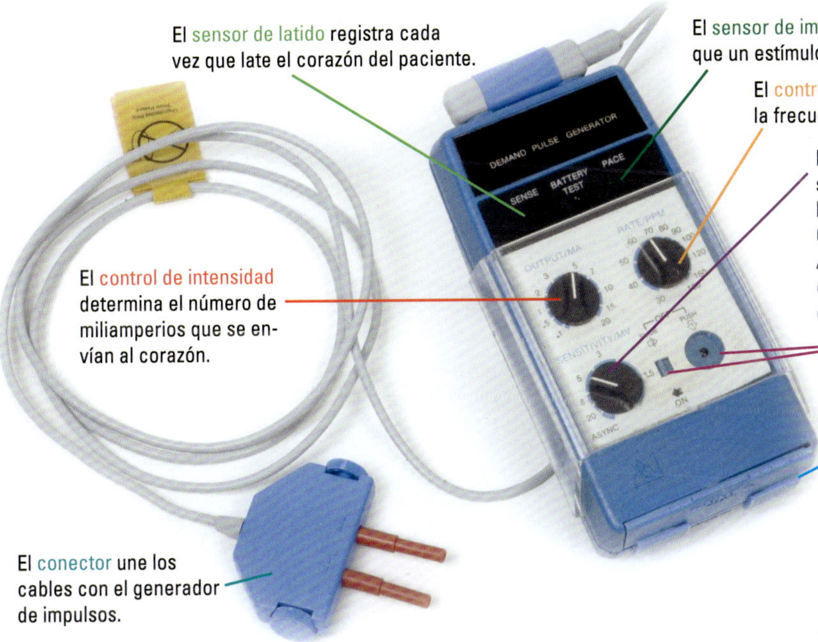

Marcapasos intravenoso temporal

El marcapasos intravenoso proporciona un ritmo más confiable. Este tipo de marcapasos es más cómodo para el paciente, pues el cable de estimulación se introduce en el corazón a través de una vena grande.

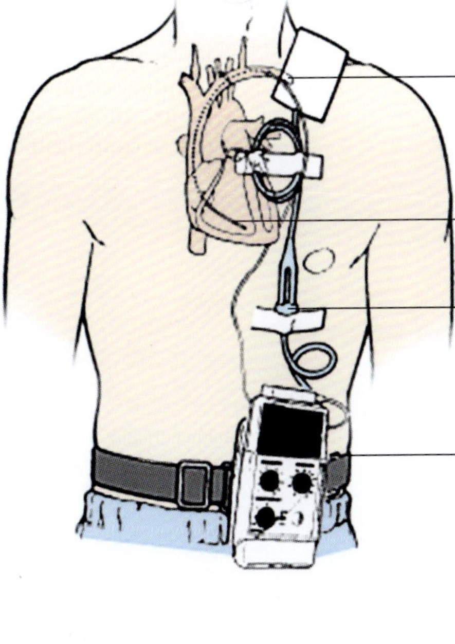

Marcapasos permanente

El *marcapasos permanente* es un dispositivo que se coloca mediante cirugía en una bolsa debajo de la piel del paciente. Los marcapasos se utilizan para tratar bradiarritmias persistentes, bloqueos completos o cardiopatías degenerativas, síndrome de Stokes-Adams, síndrome de Wolff-Parkinson-White y síndrome del seno enfermo. Los electrodos del marcapasos pueden colocarse en las aurículas, los ventrículos o en ambos (de cavidad doble o de estimulación secuencial auriculoventricular). Los marcapasos biventriculares también se encuentran disponibles para la resincronización cardíaca en los pacientes con insuficiencia cardíaca.

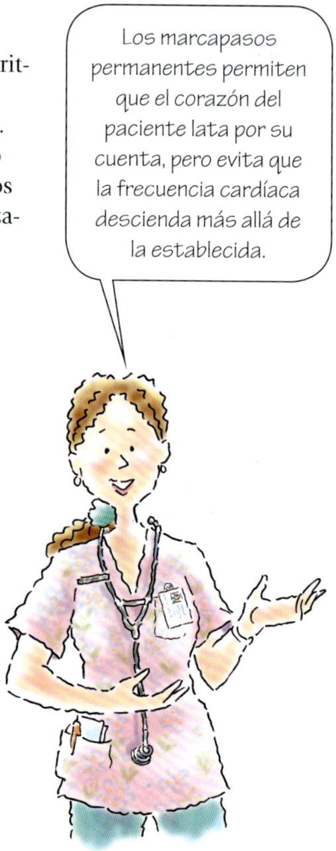
Los marcapasos permanentes permiten que el corazón del paciente lata por su cuenta, pero evita que la frecuencia cardíaca descienda más allá de la establecida.

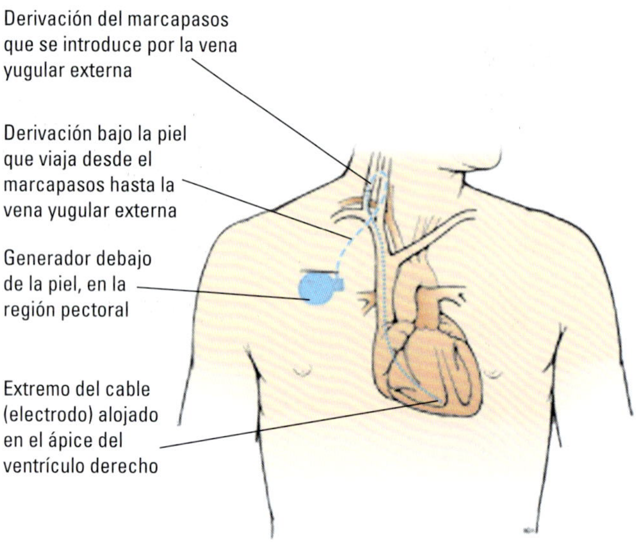

Marcapasos biventricular

El marcapasos biventricular utiliza tres derivaciones: una para estimular la aurícula derecha, otra para el ventrículo derecho y otra para el ventrículo izquierdo. La derivación izquierda se coloca en el seno coronario. Ambos ventrículos se estimulan al mismo tiempo, lo que causa que se contraigan de forma simultánea y mejore el gasto cardíaco.

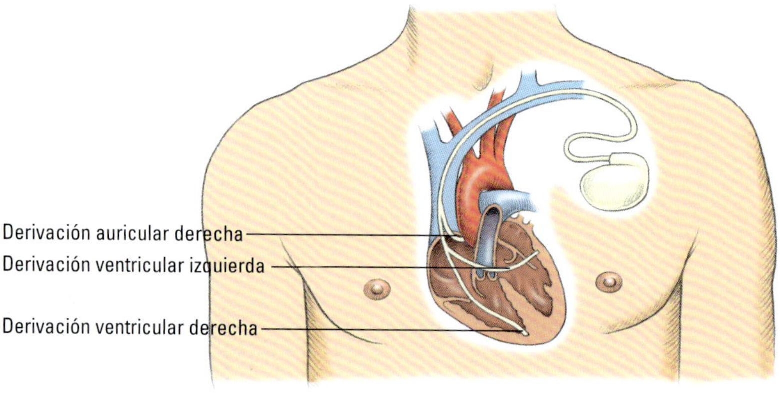

Comprender los códigos del marcapasos

A S P

Primera letra

Identifica las cavidades cardíacas estimuladas:

V = Ventrículo
A = Aurícula
D = Doble (ventrículo y aurícula)
O = Ninguna

Segunda letra

Indica la cavidad donde el marcapasos percibe la actividad eléctrica:

V = Ventrículo
A = Aurícula
D = Doble
O = Ninguna

Tercera letra

Muestra la respuesta del marcapasos a la actividad intrínseca que detecta en la aurícula o ventrículo:

T = Activación (*triggers*)
I = Inhibición
D = Doble (puede inhibir o activar la estimulación según el tipo y sitio de activación intrínseca)
O = Ninguna (el marcapasos no modifica su respuesta según la actividad intrínseca)

Para recordar

Las letras del código del marcapasos ayudan a comprender lo que realiza. Para recordar este aspecto del código del marcapasos, recuerda la víbora **ÁSP**id de Cleopatra:

Asistencia de la cavidad

Detección (**S**ensed) en la cavidad

Respuesta del marcapasos (**P**acemaker response) a la actividad intrínseca del corazón

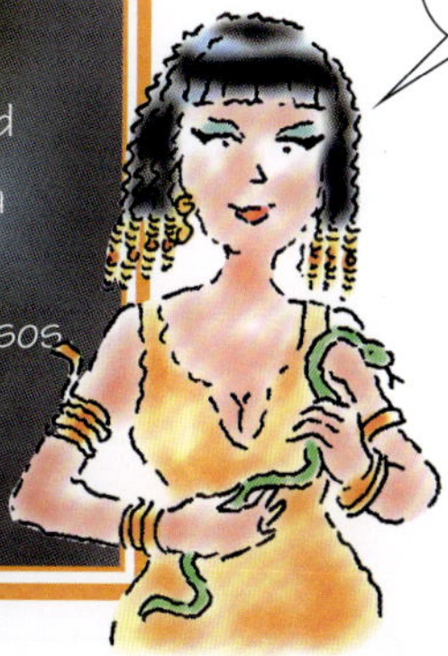
Detecta los códigos más frecuentes: *VVI* indica la estimulación en una sola cámara, mientras que *DDD* indica la estimulación en ambas.

Espigas de marcapasos

Los estímulos del marcapasos, aquellos que viajan desde el dispositivo hasta el corazón, son visibles en el ECG del paciente en forma de espigas. Ya sean pequeñas o grandes, las espigas aparecen sobre o debajo de la línea isoeléctrica. Este ejemplo muestra una espiga arterial y una ventricular.

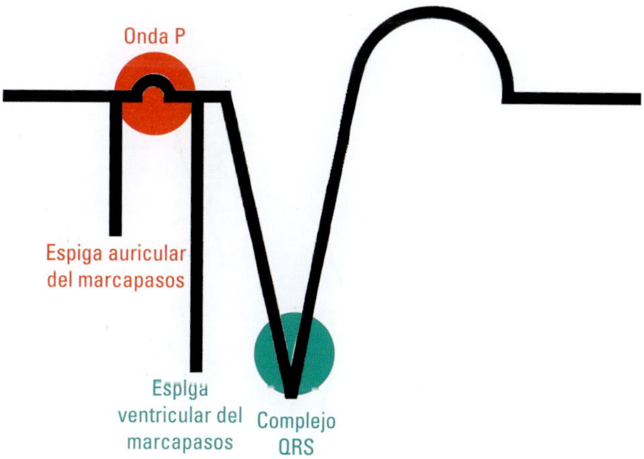

Cardioversión sincronizada

La cardioversión sincronizada, llamada *contrachoque sincronizado*, es un procedimiento de urgencia o electivo que se utiliza para corregir taquiarritmias. Se dirige una corriente eléctrica hacia el corazón con mucha menor intensidad que la que se emplea en la desfibrilación. La descarga se sincroniza con la cresta de la onda R, lo cual causa la despolarización inmediata e interrumpe los circuitos de reentrada para permitir que el nodo SA retome el control.

Si el ritmo cardíaco del paciente cambia a fibrilación ventricular durante la cardioversión, los programas pueden cambiarse de "sincronizado" a "desfibrilar" y el paciente puede recibir una descarga tan pronto como se cargue el equipo. El modo sincronizado debe volverse a elegir después de cada descarga de cardioversión, pues la mayoría de los desfibriladores se ajustan automáticamente al modo desincronizado.

Elección del nivel de energía correcto para la cardioversión

Al elegir el nivel de energía para la cardioversión, intenta con el nivel más bajo en un inicio. Si la arritmia no se corrige, repite el procedimiento utilizando el siguiente nivel de energía hasta que se corrija la arritmia o llegues al nivel más elevado.

Dosis de energía monofásica para la cardioversión

Taquicardia ventricular monofásica inestable con pulso	Taquicardia supraventricular paroxística inestable	Fibrilación auricular inestable con respuesta ventricular rápida	Aleteo auricular inestable con respuesta ventricular rápida
100 J	**50** J	**100** J	**50** J
200 J	**100** J	**200** J	**100** J
300 J	**200** J	**300** J	**200** J
360 J	**300** J	**360** J	**300** J
	360 J		**360** J

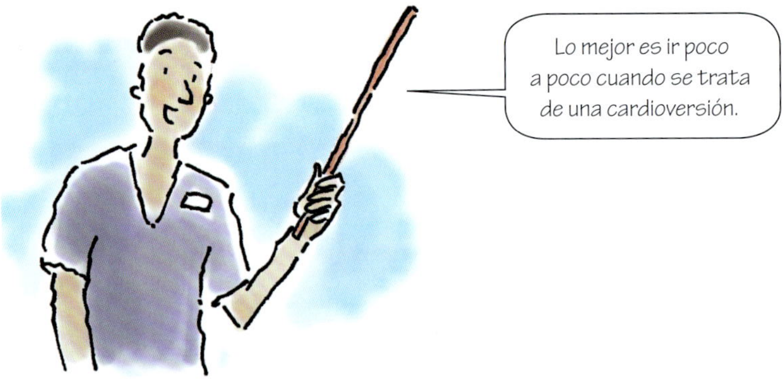
Lo mejor es ir poco
a poco cuando se trata
de una cardioversión.

Algoritmo para la taquicardia

1
Taquicardia con pulso

2
- Evaluar y ofrecer ABC según la necesidad.
- Oxígeno.
- ECG (identificar el ritmo), presión arterial, oximetría.
- Identificar y tratar las causas reversibles.

Persisten los síntomas

3
¿El paciente se encuentra estable?
Los signos de inestabilidad incluyen alteración del estado mental, dolor torácico, hipotensión u otros signos de *shock.*

Inestable

4
Realizar cardioversión inmediatamente
- Colocar una vía i.v., sedar al paciente si está consciente y no retrasar la cardioversión.
- Considerar la interconsulta con un especialista.
- Si se presenta paro cardíaco con ausencia de pulso, pasar al algoritmo en la p. 256.

Estable

5
- Obtener la vía venosa.
- Obtener ECG de 12 derivaciones (si está disponible) o tira de ritmo.

¿El QRS es corto?

Corto (< 0.12 s)

6
Acortamiento del QRS*
¿El ritmo es constante?

Constante

7
- Maniobras de estimulación vagal.
- Administrar adenosina, 6 mg en bolo i.v. Si no hay conversión de la arritmia, usar uno de 12 mg; se puede repetir una vez más.

8
¿Se corrige el ritmo?
Nota: considerar la interconsulta con un especialista.

Se corrige

9
Si el ritmo se corrige, probablemente sea taquicardia supraventricular de reentrada (TSV)
- Vigilar en caso de recurrencia.
- Tratar la recurrencia con adenosina o fármacos bloqueadores del nodo AV de larga duración, como diltiazem o β-bloqueadores.

No se corrige

10
Si el ritmo NO se corrige, probablemente se trate de aleteo auricular, taquicardia auricular ectópica o taquicardia de la unión
- Control de la frecuencia (diltiazem, β-bloqueadores; utilizar estos últimos con cautela en caso de enfermedad pulmonar o insuficiencia cardíaca).
- Tratar las causas de base.
- Considerar la interconsulta con un especialista.

Irregular

11
Taquicardia irregular con complejo acortado
Probablemente fibrilación auricular, aleteo auricular o taquicardia auricular multifocal
- Considerar la interconsulta con un especialista.
- Control de la frecuencia (diltiazem, β-bloqueadores; usar estos últimos con cautela en caso de enfermedad pulmonar o insuficiencia cardíaca).

Alargado (≥0.12 s)

12
Alargamiento del QRS*
¿El ritmo es constante?
Se recomienda consultar a un especialista.

Constante

13
Taquicardia ventricular o ritmo indeterminado
- Amiodarona, 150 mg por vía i.v. para 10 min. Repetir según la necesidad; dosis máxima = 2.2 g/24 h.
- Preparar para realizar cardioversión selectiva.

Si TSV aberrante
- Adenosina (ir al recuadro 7).

Irregular

14
Si hay fibrilación auricular aberrante
- *Véase* el recuadro 11 (*Taquicardia irregular con complejo acortado*).

Si hay fibrilación auricular con extrasístole (FA + WPW)
- Consultar al especialista.
- Evitar los fármacos que bloquean el nodo AV (adenosina, digoxina, diltiazem, verapamilo).
- Considerar los antiarrítmicos (amiodarona 150 mg i.v., para10 min).

Si TV polimórfica recurrente
- Consultar especialista.

***Si* torsades de pointes**
- Magnesio (carga de 1-2 g para 5-60 min, continuar con infusión).

*Nota: si el paciente es inestable, pasar al recuadro 4.

Desfibrilador cardioversor implantable

Los desfibriladores cardioversores implantables (DCI) se utilizan para la estimulación antiarrítmica, la cardioversión y la desfibrilación. Algunos desfibriladores tienen la capacidad de estimular la aurícula y, después, el ventrículo, y pueden llevar a cabo la estimulación biventricular. Se colocan una o varias derivaciones en el endocardio de las cavidades correspondientes. La derivación se conecta a un generador en el lado derecho o izquierdo del tórax superior, cerca de la clavícula.

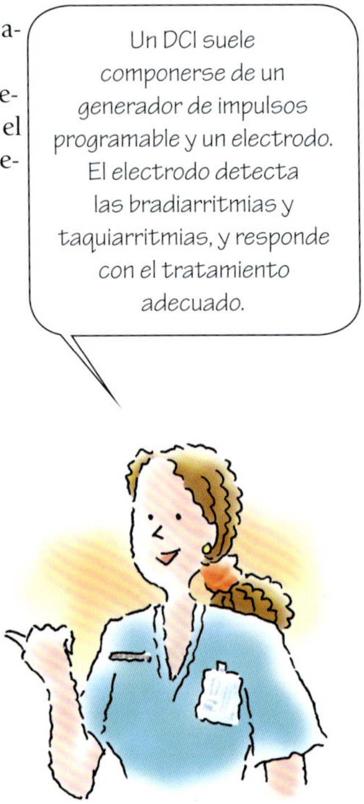
Un DCI suele componerse de un generador de impulsos programable y un electrodo. El electrodo detecta las bradiarritmias y taquiarritmias, y responde con el tratamiento adecuado.

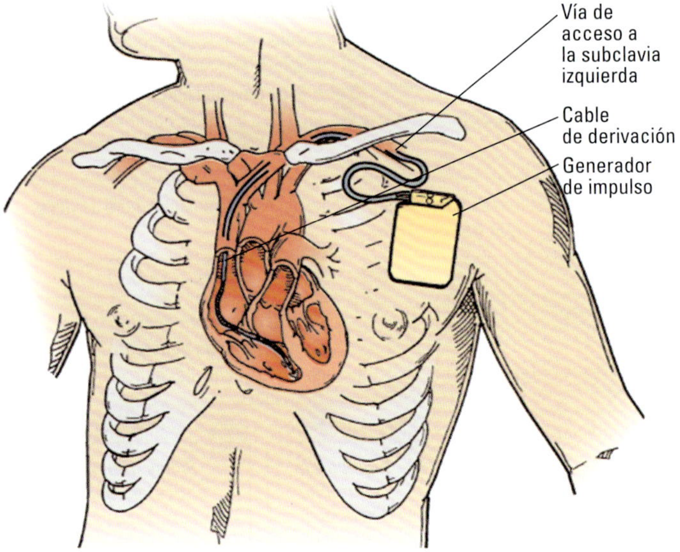

Tipos de terapia con DCI

Los DCI pueden ofrecer diversas terapias de acuerdo con el tipo de arritmia que se detecta y la forma en que está programado el dispositivo. Entre estos tratamientos se incluye la estimulación antitaquicárdica, cardioversión, desfibrilación y estimulación en caso de bradicardia.

Terapia	Qué hace
Estimulación antitaquicárdica	Se utiliza una serie de impulsos eléctricos pequeños y rápidos para interrumpir la taquicardia ventricular (TV) y regresar al corazón a su ritmo normal.
Cardioversión	Descarga de baja o alta energía (hasta 35 J) que se sincroniza con la onda R para detener la TV y regresar el corazón a su ritmo normal.
Desfibrilación	Descarga de alta energía (hasta 35 J) en el corazón que se emplea para detener la fibrilación ventricular y regresar el corazón a su ritmo normal.
Estimulación en caso de taquicardia	Los impulsos eléctricos estimulan el corazón cuando su ritmo natural es muy lento. La mayoría de los DCI pueden estimular una cavidad (estimulación VVI) a una frecuencia constante. Algunos sistemas pueden percibir la actividad intrínseca y estimular ambas cavidades (estimulación DDD).

Ablación con radiofrecuencia

Este procedimiento se utiliza para el tratamiento de arritmias en pacientes que no responden a los fármacos antiarrítmicos o la cardioversión. Durante el procedimiento, se introduce un catéter especial en una vena y se dirige hacia el corazón. Después de identificar la fuente de la arritmia, la energía de radiofrecuencia elimina los impulsos eléctricos o la vía de conducción anómalos. El tejido que se elimina no puede conducir más impulsos eléctricos.

Tipos de ablación

Ablación del nodo auriculoventricular

Si se origina una arritmia rápida debajo del nodo AV, se puede eliminar el nodo para evitar que los impulsos lleguen a los ventrículos. Posiblemente se necesite un marcapasos para estimular los ventrículos.

La ablación con radiofrecuencia se dirige al nodo AV.

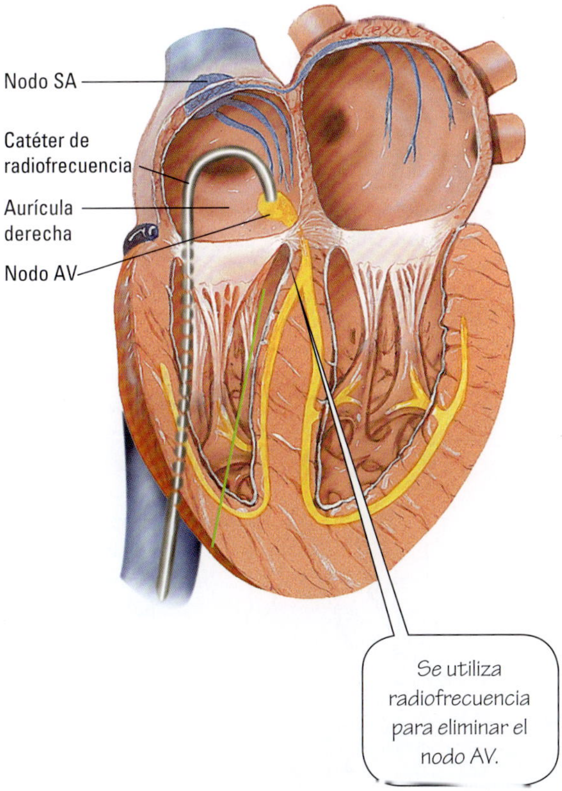

Ablación de la vena pulmonar

Si la vena pulmonar es el origen de la arritmia, como en la fibrilación auricular, se utiliza energía de radiofrecuencia para destruir el tejido en la región de la aurícula que se conecta con la vena pulmonar. La cicatriz que se forma impide que se desencadenen impulsos dentro de la vena pulmonar, para así prevenir la arritmia.

El catéter de radiofrecuencia se dirige hacia la base de la vena.

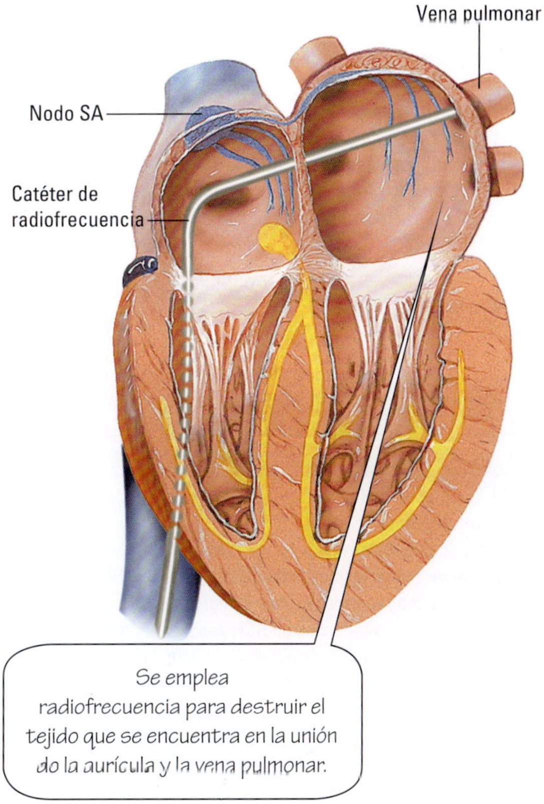

Algoritmo del paro

1 **Comenzar maniobras de reanimación**

2 **Verificar el ritmo**
¿Ritmo desfibrilable?

Sí → 3; No → 9

3 **FV o TV**

4
- Descarga (bifásica: 120-200 J; monofásica: 360 J).
- Reiniciar reanimación cardiopulmonar (RCP) de inmediato (cinco ciclos)

5 **Verificar el ritmo**
¿Ritmo desfibrilable?

Sí → 6; No → 12

6
- Continuar RCP mientras se carga el desfibrilador.
- Dar una descarga (bifásica: misma potencia que la anterior o mayor; monofásica: 360 J).
- Reiniciar la RCP de inmediato (cinco ciclos).
- Epinefrina 1 mg por vía i.v. o intraósea (i.o.). Repetir cada 3-5 min o administrar una dosis de vasopresina de 40 U por vía i.v. o i.o. para reemplazar la primera o segunda dosis de epinefrina.

7 **Verificar el ritmo**
¿Ritmo desfibrilable?

Sí → 8; No → 12

8
- Continuar RCP mientras se carga el desfibrilador.
- Dar una descarga (bifásica: misma potencia que la anterior o mayor; monofásica: 360 J).
- Reiniciar la RCP de inmediato.
- Considerar antiarrítmicos; administrar durante la RCP.
- Considerar magnesio, una dosis de carga.
- Al terminar los cinco ciclos de RCP, pasar al recuadro 5 (En cuanto se instale una vía aérea avanzada, brindar compresiones cardíacas sin pausas para ventilación).

9 **Asistolia o actividad eléctrica sin pulso**

10
- Reanudar inmediatamente RCP durante cinco ciclos.
- Epinefrina, 1 mg por vía i.v. o i.o. Repetir cada 3-5 min o administrar una dosis de vasopresina de 40 U por vía i.v. o i.o. para reemplazar la primera o segunda dosis de epinefrina.
- Atropina, 1 mg i.v. o i.o. en caso de asistolia o actividad eléctrica sin pulso. Repetir cada 3-5 min (hasta tres dosis).
- Proporcionar cinco ciclos de RCP.

11 **Verificar el ritmo**
¿Ritmo desfibrilable?

No → 12; Sí → 13

12
- En caso de asistolia, pasar a caja 10.
- En caso de actividad eléctrica, verificar pulso. Si no hay pulso, pasar al recuadro 10.
- Si hay pulso, comenzar los cuidados posreanimación.

13 **Pasar al recuadro 4**

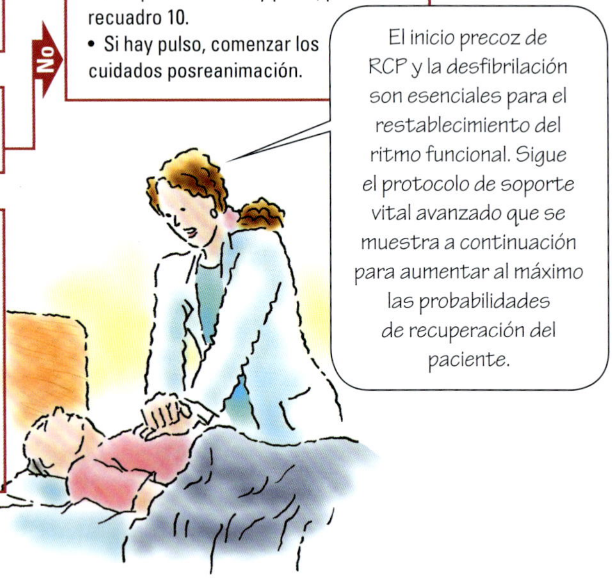

Reanimación cardiopulmonar

La reanimación cardiopulmonar (RCP) eficaz requiere compresiones fuertes y rápidas en el sitio correcto y que permitan la expansión completa del tórax. Si se presenta un segundo reanimador, las compresiones deben ser continuas y la ventilación debe administrarse a una velocidad de 8-10 respiraciones/min durante las compresiones.

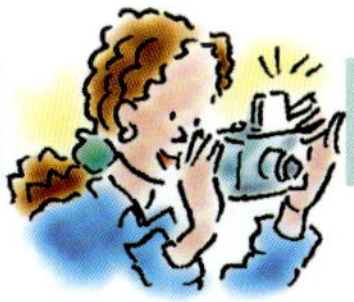

En imágenes

Administración de RCP con un reanimador

1

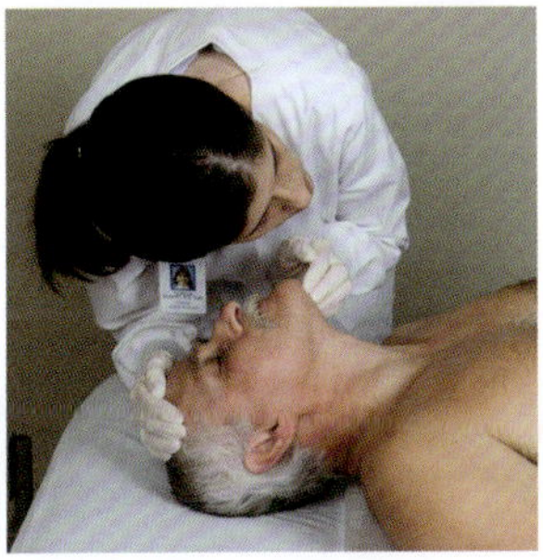

Después de iniciar el sistema médico de urgencias o solicitar un desfibrilador cuando el paciente no responda, coloca al paciente en decúbito supino sobre una superficie firme y abre su vía aérea. Después, verifica durante 10 s que exista respiración apropiada.

2

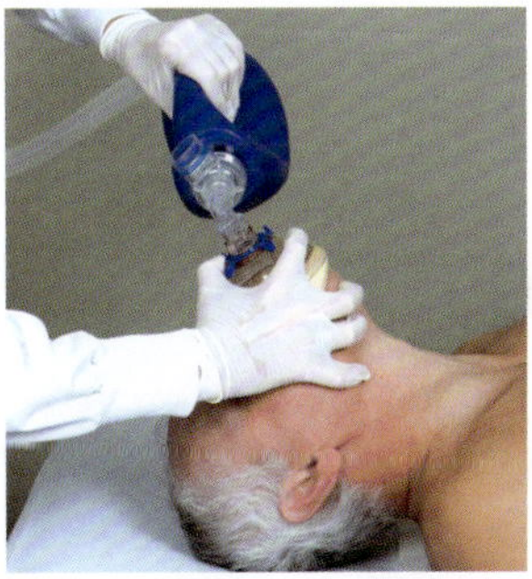

Administra ventilación con dos respiraciones que causen que el tórax se expanda, cada una de 1 s de duración. Si no hay resultados, reubica la vía aérea y vuelve a intentarlo.

3

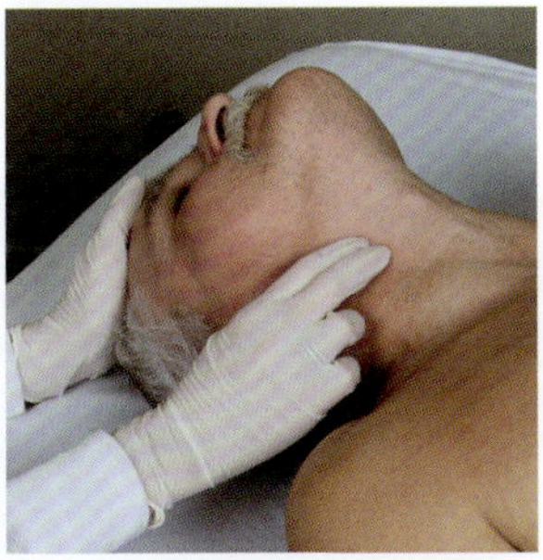

Palpa el pulso carotídeo durante más de 10 s. A menos que palpes inequívocamente un pulso, comienza las compresiones.

4

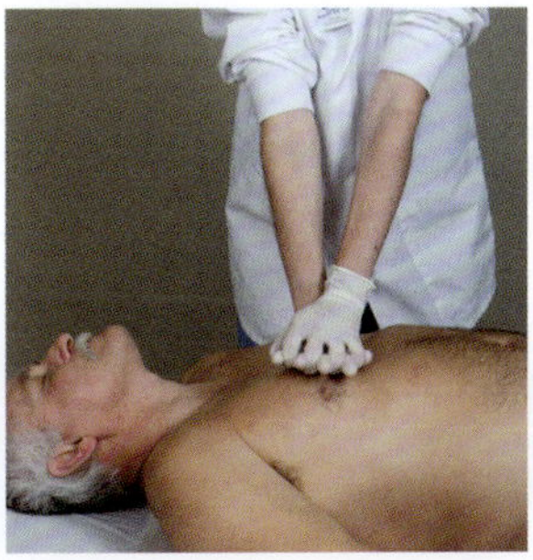

Coloca las manos una sobre la otra en el tercio inferior del esternón, entre los pezones, con los brazos estirados. Comprime el tórax 5 cm (un tercio de su profundidad) a una frecuencia de 100-120 compresiones/min, mientras mantienes tus manos sobre el tórax. Permite que el tórax se expanda por completo en el mismo período. Continúa durante 30 compresiones, brinda dos ventilaciones y vuelve a iniciar las compresiones rápidamente hasta completar cinco ciclos (2 min) antes de volver a revisar el pulso (http://eccguidelines.heart.org/wp-content/uploads/2015/10/2015-AHA-Guidelines-Highlights-English.pdf).

Desfibrilación

Durante la desfibrilación, un par de parches electrodo dirigen la corriente eléctrica hacia el corazón del paciente para producir la despolarización del miocardio. En consecuencia, se estimula al nodo SA para que retome su actividad eléctrica. Debido a que algunas arritmias pueden causar la muerte, el éxito de la desfibrilación depende de la identificación y tratamiento precoces.

Colocación de los parches

Durante la desfibrilación, coloca los parches como se muestra. Durante la cirugía cardíaca, se colocan parches más pequeños directamente sobre el miocardio.

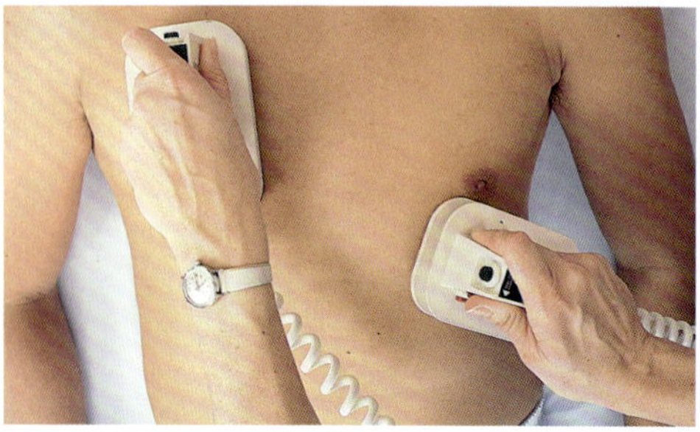

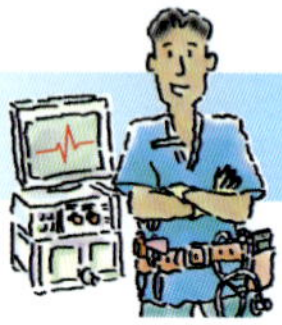

Equipo adecuado

Desfibrilador

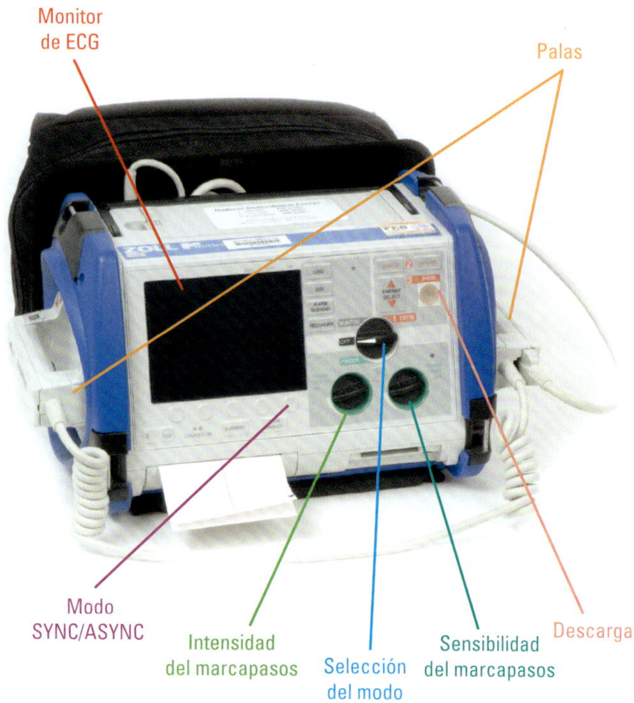

Cómo realizar la desfibrilación

Para realizar la desfibrilación externa en un adulto, proporciona una descarga. El número de joules dependerá del equipo que se utilice:

- Monofásica: 360 J.
- Bifásica: revisar el manual de uso.
- Desfibrilador externo automático: establecido por el equipo.

Si el paciente no tiene pulso después de la desfibrilación, reinicia rápidamente la RCP durante 2 min y vuelve a intentar la desfibrilación.

Desfibrilación externa automática

El desfibrilador externo automático (DEA) tiene un sistema de análisis del ritmo cardíaco que interpreta el ritmo cardíaco del paciente y ofrece al operador las instrucciones paso a paso para continuar. Este dispositivo está diseñado para que las personas sin conocimientos sobre la RCP ni capacitación en la DEA puedan comenzar los cuidados de emergencia hasta que se presente el equipo médico.

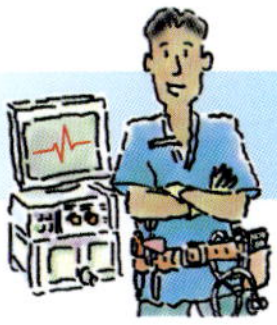

Equipo adecuado

Desfibrilador externo automático

El DEA tiene un "modo rápido" que analiza el ritmo cardíaco del paciente, el cual permite visualizar el ritmo cardíaco presionando un botón después de colocar los electrodos. Después, el desfibrildador solicita de forma audiovisual que se administre la descarga.

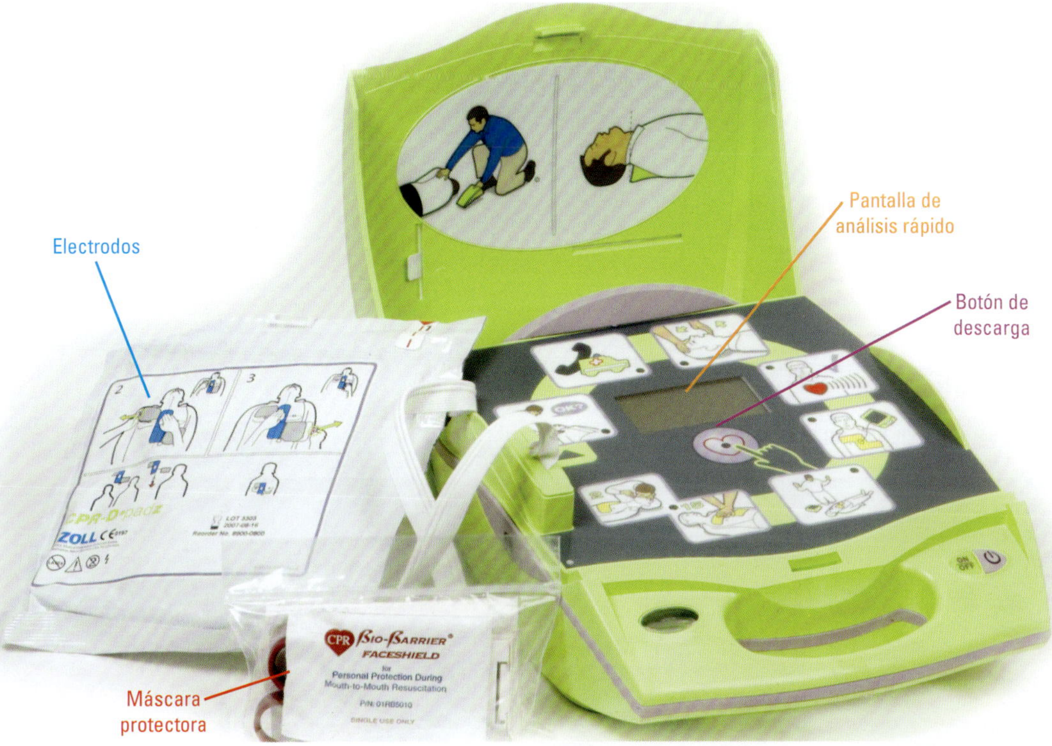

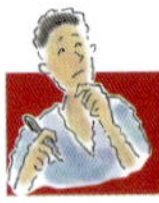

Preguntas de autoevaluación

En pares

Relaciona los instrumentos de la derecha con los procedimientos en los que se utilizan.

1. ____________

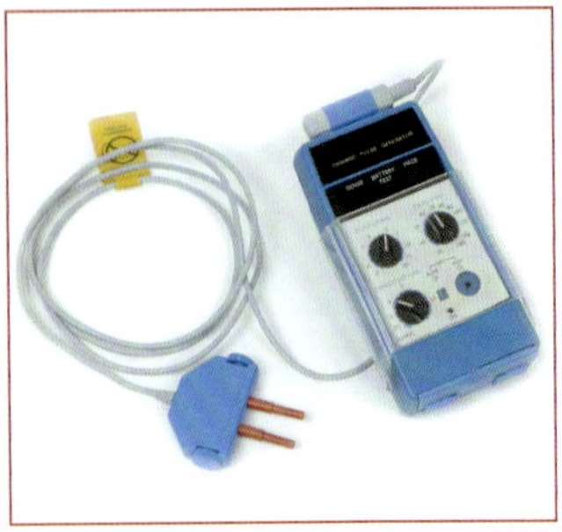

2. ____________

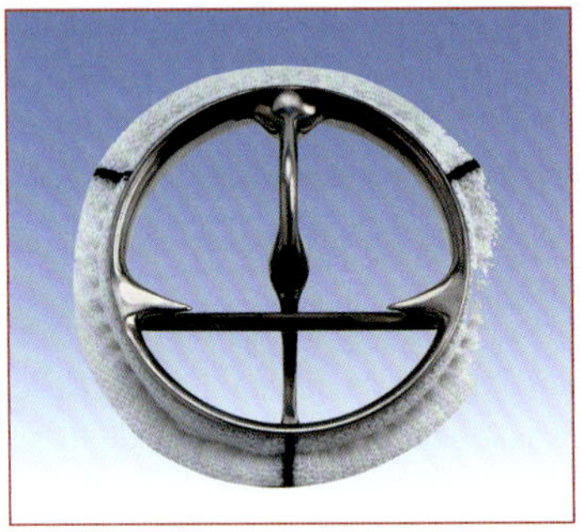

3. ____________

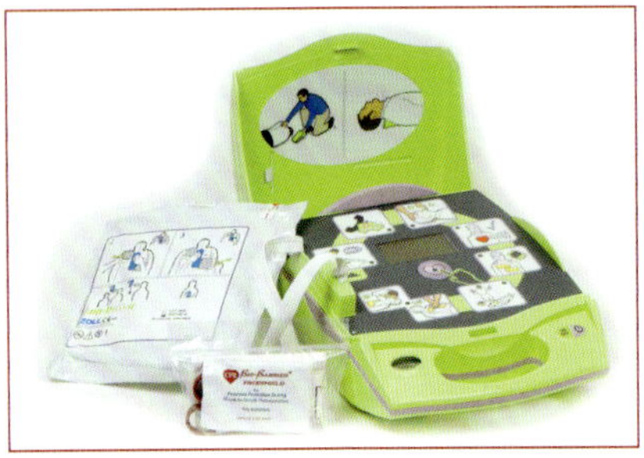

A. Marcapasos temporal

B. Desfibrilación externa automática

C. Reemplazo valvular

Final de fotografía

Enumera estas fotografías en el orden correcto para realizar la RCP.

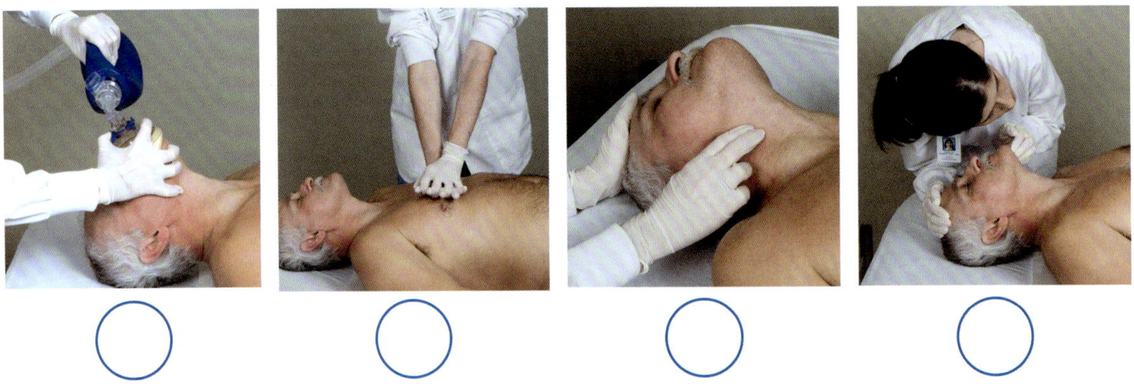

Respuestas: En pares: 1A, 2C, 3B. Final de fotografía: 2, 4, 3, 1.

Bibliografía

Montalescot, G., Sechtem, U., Achenbach, S., Andreotti, F., Arden, C.,, ... Zamorano, J.L. 2013 ESC Guidelines on the Management of Stable Coronary Artery Disease: The Task Force on the Management of Stable Coronary Artery Disease of the European Society of Cardiology. *European Heart Journal* 34: 2949–3003, 2013.

https://www.drugs.com/drug-class/aldosterone-receptor-antagonists.html

http://www.mayoclinic.org/diseases-conditions/high-blood-pressure/in-depth/diuretics/art-20048129

https://www.uptodate.com/contents/treatment-of-resistant-hypertension

http://www.healthline.com/health/anticoagulant-and-antiplatelet-drugs#overview16

http://www.heart.org/HEARTORG/Conditions/More/CardiacRehab/What-is-Cardiac-Rehabilitation_UCM_307049_Article.jsp#.WQkpwdy1uss

https://www.choosemyplate.gov/

http://www.mayoclinic.org/tests-procedures/ventricular-assist-device/details/risks/cmc-20167078

http://eccguidelines.heart.org/wp-content/uploads/2015/10/2015-AHA-Guidelines-Highlights-English.pdf

Índice alfabético de materias

D

E

F